人人伽利略系列 34

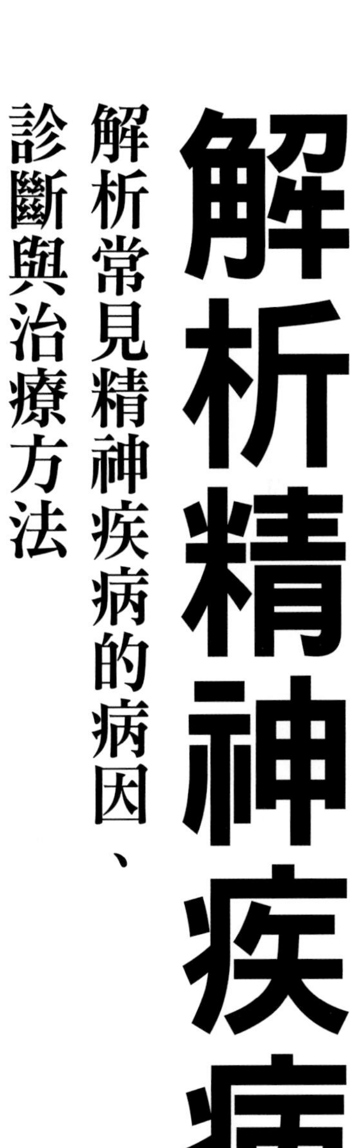

解析精神疾病

解析常見精神疾病的病因、診斷與治療方法

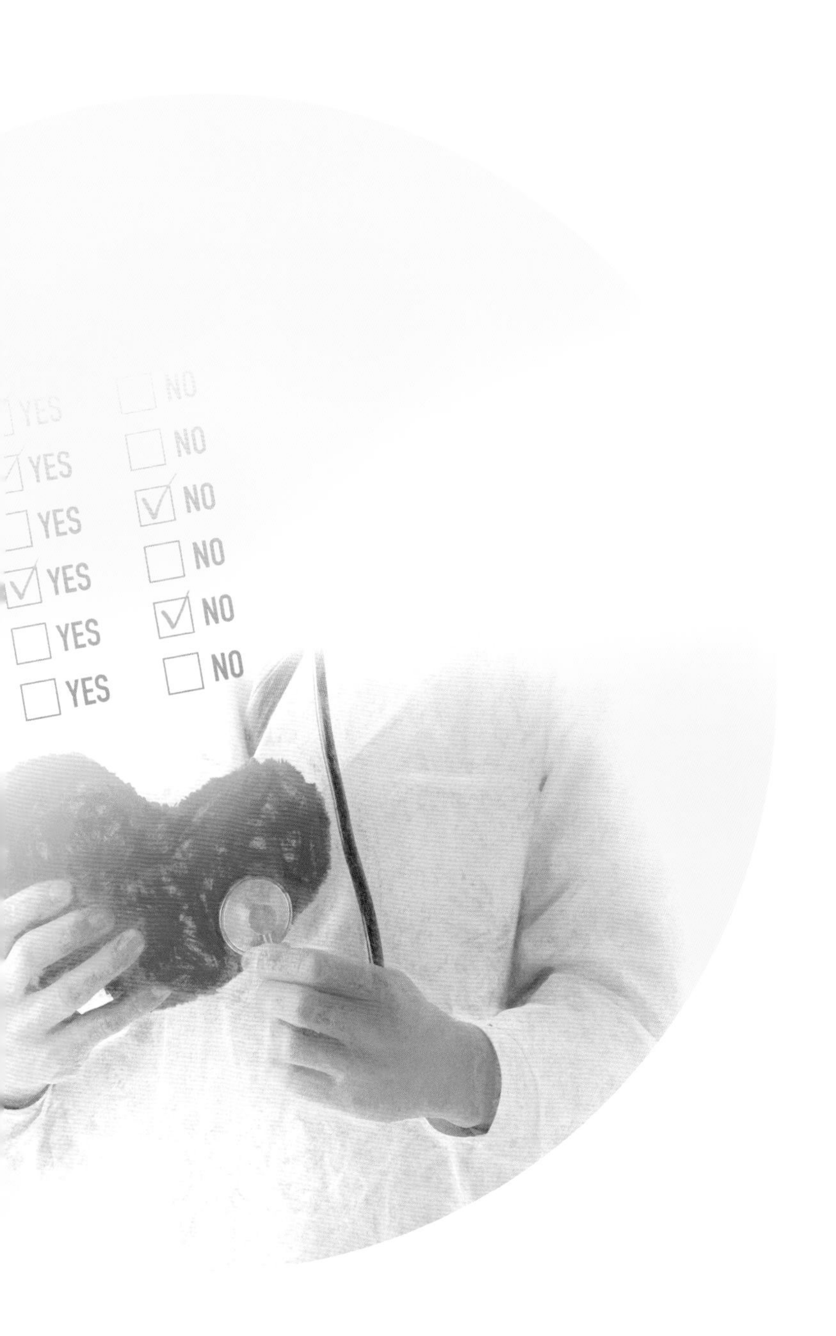

人人出版

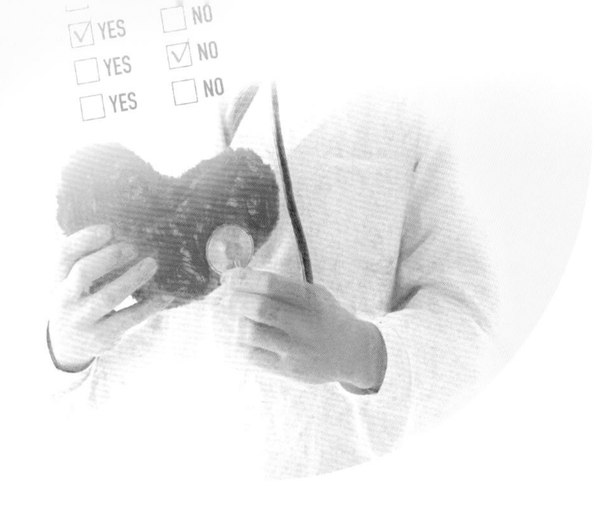

人人伽利略系列34

解析常見精神疾病的病因、
診斷與治療方法

解析精神疾病

協助　假屋暢聰

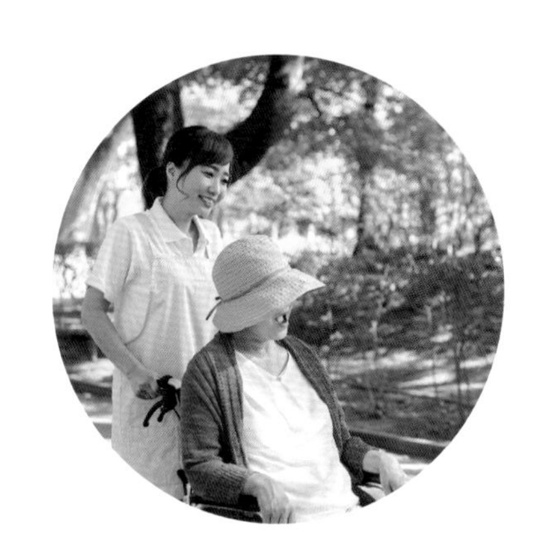

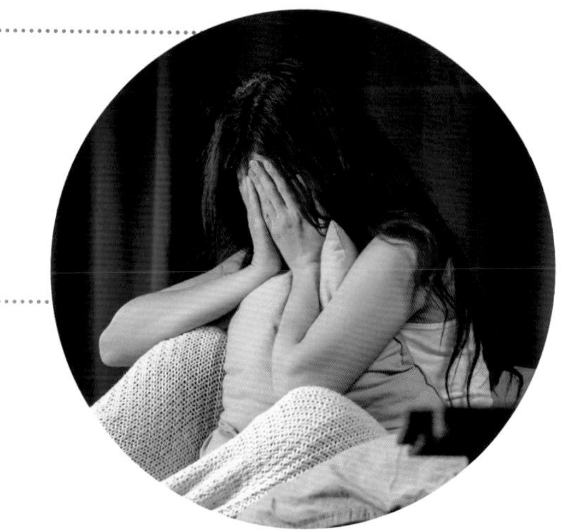

1 心理疾病—症狀與原因

撰文 假屋暢聰／針間博彥／齋藤 環
協助 蟹江絢子／松永壽人／飛鳥井望／林 直樹／松下幸生／松本俊彥／鶴身孝介／櫻井 武／今井淳司／岩波 明／針間克己／齊藤卓彌

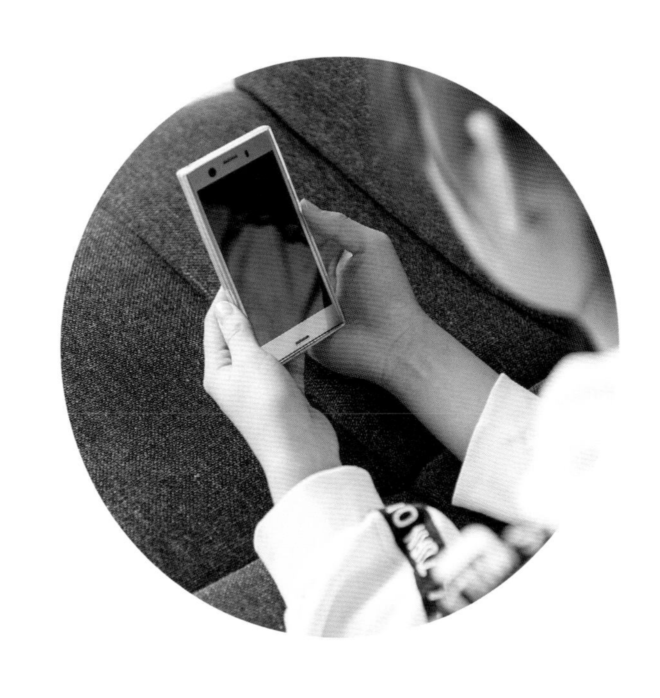

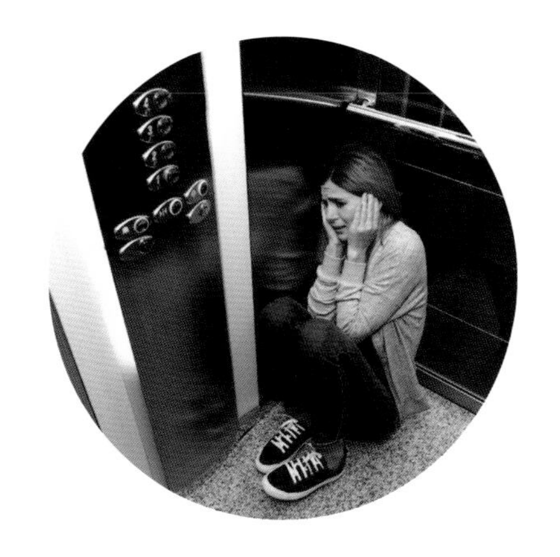

2 現代社會常見的心理問題

協助 齋藤正彥／岩波明／小野和哉／松本俊彥

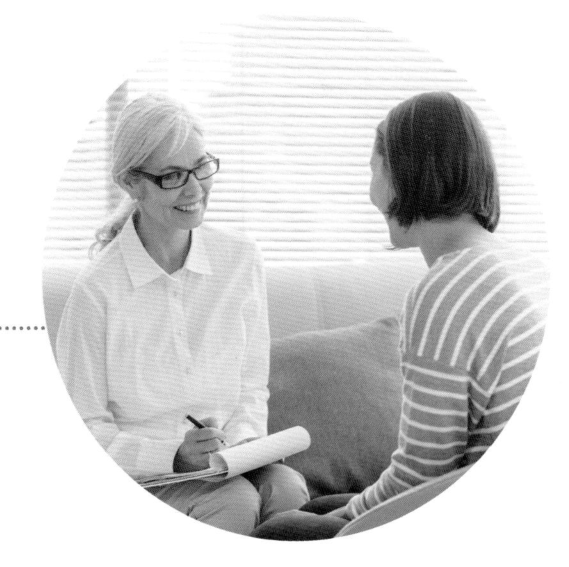

3 心理疾病—治療方法

協助 松田 修／齋藤正彥

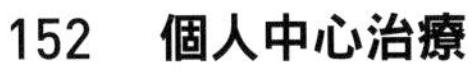

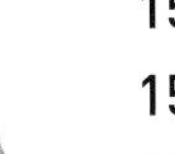

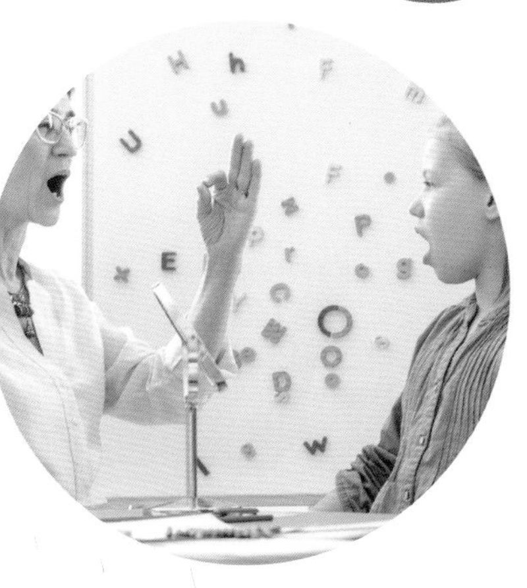

Prologue
序

監修　假屋暢聰　Maynds Tower Mental Clinic院長
協助　齋藤正彥　日本東京都立松澤醫院院長

現代社會充滿許多壓力，憂鬱症、睡眠疾患等「心理疾病」充斥在社會的每一處。本書將介紹各種不同的心理疾病。

不僅是台灣，日本的精神疾患患者人數也有增加的趨勢（見下圖）。尤其是情感疾患（mood disorder）和精神官能症（neurotic disorder，指焦慮症、強迫症）等，有許多因壓力而發作的精神疾患。

然而，由於醫療體制的變化，使得治療環境大幅改變。

過去日本積極採取的方針，是將精神科醫院蓋在遠離市中心的地方，讓患者住進醫院。不過，考量到患者康復後回到社會的長期目標，將患者隔離並不會往好的方向發展。

日本政府於2004年制定政策，建議患者留在居住地生活，以定時前往綜合醫院或診所回診的方式治療疾病。具體而言是改善診療報酬（類似台灣的健保點數），使醫師更容易開設診所。由於這種變遷，過去沒有精神科醫院的市中心及患者居住地，也開設了診所，打造出讓患者方便接受診察的環境（見右頁上方圖表）。

在這種變遷中，尤其是情感疾患、精神官能症等住院患者的比例，比起固定回診患者數的比例要降低許多。

精神疾患患者總人數的變遷（各疾病分類）

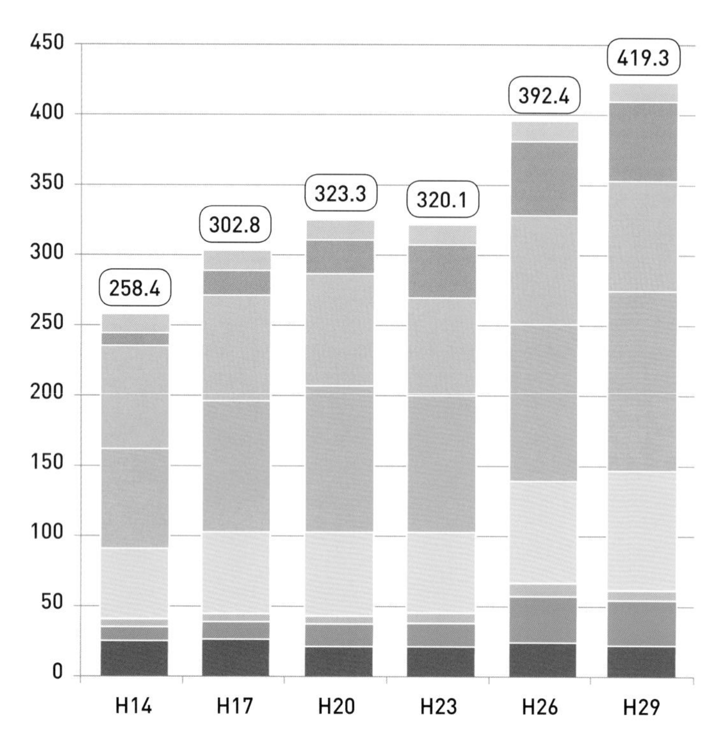

圖表為日本2002年至2017年精神疾患患者人數的變遷。整體患者數有增加的趨勢。若觀看各疾病細項，大多是情感疾患和精神官能症。同時，隨著高齡化社會的進展，阿茲海默症造成的失智症人數逐漸在增加中。而由於推廣、改善生活習慣，血管型失智症並沒有增加。不過，「其他精神及行為疾患」的項目增加了。這個項目內增加的患者數，**主要是發展障礙**，由於大眾對於這個疾病的認知度愈來愈高，患者人數便因此開始增加。另一方面，思覺失調症、癲癇等遺傳因素大的精神疾患患者數，並沒有大幅變化。圖表是依據《患者調查（厚生勞動省）》的資料製作。

精神科醫師的執業場所（醫院與診所）

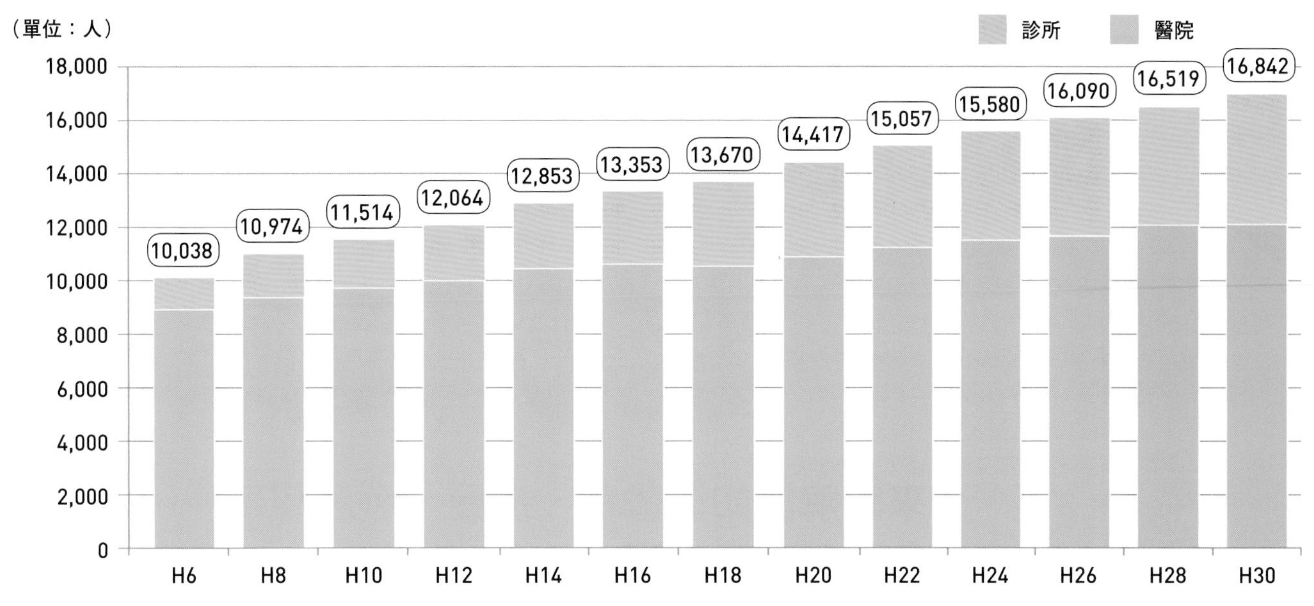

圖表為1994年至2018年，在日本醫院與診所執業的精神科醫師（2006年之前主要診療科別為精神科、心療內科、神經科的醫師。2008年以後主要診療科別為精神科、心療內科的醫師）人數的變遷，醫院與診所的不同之處請見下表。能讓更多患者方便看醫師的場所（居住地），診所的數量也變多了。可看出從「長期讓患者住院的方針」轉變成「讓患者在地區生活、定期回診的方針」。圖表是依據《醫師、牙科醫師、藥劑師統計（厚生勞動省）》的資料製作。

精神科、精神神經科、心療內科、神經內科、腦神經內科的不同

精神科、精神神經科	精神科與精神神經科相同。乃諮詢憂鬱症，思覺失調症，精神官能症等疾病的門診。
心療內科	由於心理性的因素，出現胃潰瘍、氣喘等身體症狀，主要治療對象為心身疾病。不過，雖然取這種名稱，實際上有許多治療心理疾病的醫療機構。有些並沒有看所有的心理疾病，只看輕度憂鬱症、精神官能症等部分的心理疾病。台灣比較類似的機構為「身心內科」，不過台灣「精神科」、「身心科」基本上通用。
神經內科、腦神經內科	帕金森氏症、腦血管疾病、手腳麻痺和震顫等，腦部、脊髓、神經和肌肉的疾病。雖然冠上這種名稱，實際上也有機構在看心理疾病。同時，在精神科和神經內科亦可以看失智症和癲癇。

診所、醫院、政府機構的不同

精神科診所	沒有住院病床（有些診所備有19床以下的病床）。可看憂鬱症、焦慮症、失智症、思覺失調症等精神科的各種疾病。
精神科醫院	備有20床以上的病床，接受患者住院。可看憂鬱症、焦慮障礙、失智症、思覺失調症等精神科的各種疾病。有些醫院也進行急診、兒童身心問題或成癮等專業領域的醫療行為。
綜合醫院的精神科	綜合醫院有許多門診，也接受精神科的診療。想確認身體與身心疾病時可選擇這裡。
保健所（保健中心）	各地區的保健所（保健中心）提供各種疾病和生活的問題的諮詢服務，包含心理問題。不曉得是否應該去看精神科時，或有患者的家人、朋友需要諮詢時，可選擇這裡。
精神保健福祉中心	提供心理問題專業諮詢服務。也接受專業性的諮詢，如「酒精或藥物成癮」、「繭居」、「發展障礙」、「失智症」等。有些地區的名稱是「心理健康中心」。各都道府縣與政令指定都市（指法定人口50萬人以上的指定都市）皆會設置一個以上。台灣對應的機構是各地區的「心理衛生中心」。

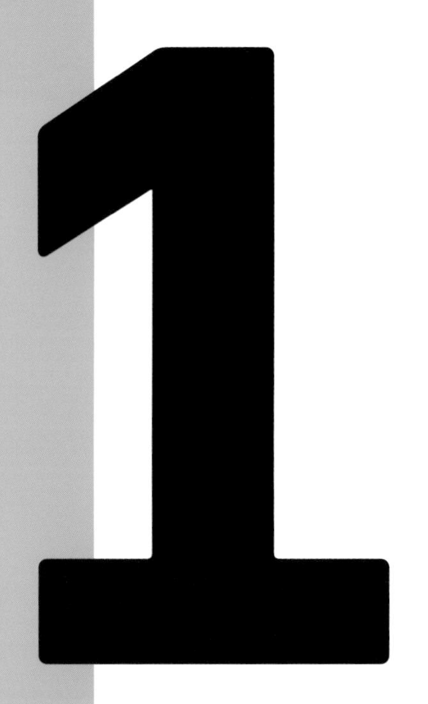

心理疾病
—症狀與原因

來瞭解諸如憂鬱症、成癮、發展障礙……
各種心理疾病吧！

監修・撰文
（撰文為第34～41頁，第68～79頁以外）

假屋暢聰
Maynds Tower Mental Clinic院長

最近情緒和感覺總是跟以前不太一樣，或是以前就有令人在意的怪癖的話，可能有人就會開始懷疑，到底單純是情緒或性格的問題，還是心理疾病造成的呢？本章將基於最新的診斷基準，介紹各種心理疾病的症狀、病因和治療方法。

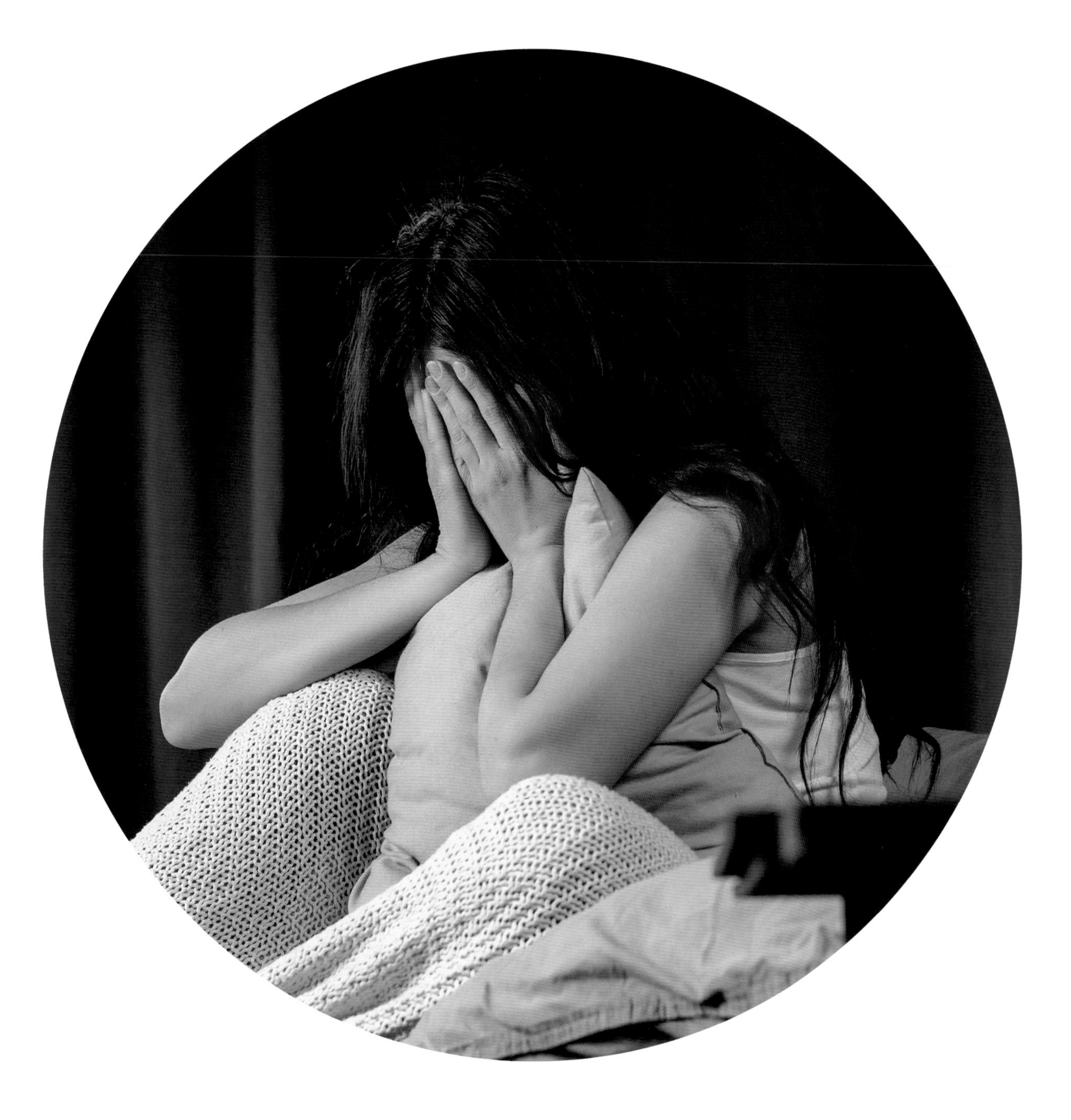

憂鬱症、雙極性疾患

常見的精神疾患

持續存在情緒低落和悲戚感等憂鬱，與爽朗和興奮等高漲情緒這兩種極端的情緒。

協助 蟹江絢子 日本國立精神・神經醫療研究中心認知行動療法中心
認知行動療法部醫師

這是我們生活周遭常見的精神疾患之一，過去稱為「情感疾患」，主要特徵是出現「躁狂」與「憂鬱」的極端情緒。大致上分成躁期與鬱期皆有的「躁鬱症」（雙極性疾患）與只有鬱期的「憂鬱症」，兩者皆為情感疾患，雖然都會出現憂鬱症狀，但基本上是不同的疾病。

2013年，精神疾患的全球性診斷標準睽違19年修訂，即美國精神醫學學會的《精神疾病診斷與統計手冊》（DSM-5）。在這之中，將雙極性疾患與憂鬱症明確區分成「雙極性疾患」、「憂鬱疾患」（depressive disorders）。雙極性疾患則是被定義在思覺失調症與憂鬱症之間。

憂鬱症和雙極性疾患自古代以來便為人所知。西元前9世紀，古希臘的荷馬（Homer）和前4世紀的希波克拉底（Hippocrates）都曾記錄這種疾病。同時，舊約聖經中也有這類患者的記述。

一般認為憂鬱症、雙極性疾患為情緒和情感上的異常。情緒和情感是人類重要的精神活動之一，如「朝向愉快與不愉快的方向思考」、「自律神經的狀態反映在心理上」、「讓人際關係變美好，建立人與人之間的連結」，功能極為廣泛。雖然情緒和情感有著各式各樣的型態，但此處所指的異常並非暫時性的，而是長期延續，接下來以大方向解說「躁狂」與「憂鬱」吧！

躁狂與憂鬱的不同

所謂躁鬱狀態，是會一直持續特定的病態情緒。

首先，憂鬱狀態中會出現情緒低落、悲哀感等憂鬱的情緒支配身心，甚至可見動機和專注力降低、自我評價低落以及喪失自信、行動和思想的停滯。而從情緒低落所衍生出強烈的罪惡感、無價值感、絕望感、自殺意念和對未來毫無希望的悲觀看法。同時，偶爾也隨之出現焦慮感、煩躁等焦躁的感受。

另一方面，躁狂狀態則會有爽快感、幸福感、亢奮感，認為自己身體非常健康且狀況良好等躁狂情緒高漲。再來是會出現躁狂症狀，例如覺得必須採取某種行動的意志過強、注意力無法集中在一處、四處搖擺不定、自我評價提升，許多想法逐一浮現，無法停止。這種狀態下的精力、時間浪費或單方面的行為，會讓患者容易與他人出現摩擦。同時，與爽快情緒產生對照，有時對一點小事就會產生強烈的反應，呈現容易生氣的情緒狀態。

在這種狀態中，由於躁狂情緒，可見活動量增加與活動速度的提升。同時，也出現精力和活動力高昂、社交性提升、喋喋不休、過度親近他人、性活力高昂、睡眠需求降低。而且躁狂狀態越強烈，也會呈現興奮狀態。

憂鬱症和雙極性疾患皆易在年輕世代發病

日本的憂鬱症終生盛行率（lifetime prevalence）為3～7%。一般來說，女性罹患比率相對較高。表面上來看，在醫院接受治療的病患中，有很高比例是憂鬱症患者，然而實際情況是，只有一部分發病的憂鬱症患者有接受治療。由於這樣無法處理隨之引起的自殺和酒精成癮等問題，因此若罹患憂鬱症，必須盡早接受治療。

相對地，日本雙極性疾患的終生盛行率為0.7%。一般來說，男女沒有太大差異。大部分顯現出躁狂狀態的患者都有接受治療。

根據美國的調查，憂鬱症在20多歲時發病的比例最高。不過，也有案例是高齡才首次發病。雙極性疾患的發病年齡，比憂鬱症稍微年輕一些。目前並無報告指出，種族和民族會對發病率造成影響。

原因是神經元的減少和萎縮

現在也正在研究如何以微觀尺度觀察憂鬱症在腦內的情況。推測這種疾病是因為像血清素這種神經傳導物質單胺（monoamine）減少，導致神經元的作用數量減少，遂引起神經元的萎縮等症狀。而且，會對壓力產生反應的皮質醇（cortisol，腎上腺皮質激素）等分泌增加的同時，內分泌系統的反應性也會降低。除外，從腦部影像診斷可看出大腦皮質的活動全面性降低。

一般認為憂鬱症和雙極性疾患的病因與遺傳性要素有關。尤其雙極性疾患明顯與遺傳有關。除了對家人和親戚的研究，在以養子和雙胞胎為對象的研究中，也確認雙極性疾患和憂鬱症與遺傳因素的相關性。

憂鬱症發病的契機，大半是經歷過與重要之人的離別或失去重要物品。出生後憂鬱症發展的情況也廣為人知。現已證實，誕生後過早與父母分離的嬰兒，更容易罹患憂鬱症。

在動物實驗中，反覆從動物身上奪去其控制感，動物會產

兩種憂鬱症病程

單極性憂鬱症

發病的過程中，在同樣的週期出現同樣程度病況的類型。
也有案例是一生中只發病過1次。

輕鬱症

長期持續憂鬱狀態的類型

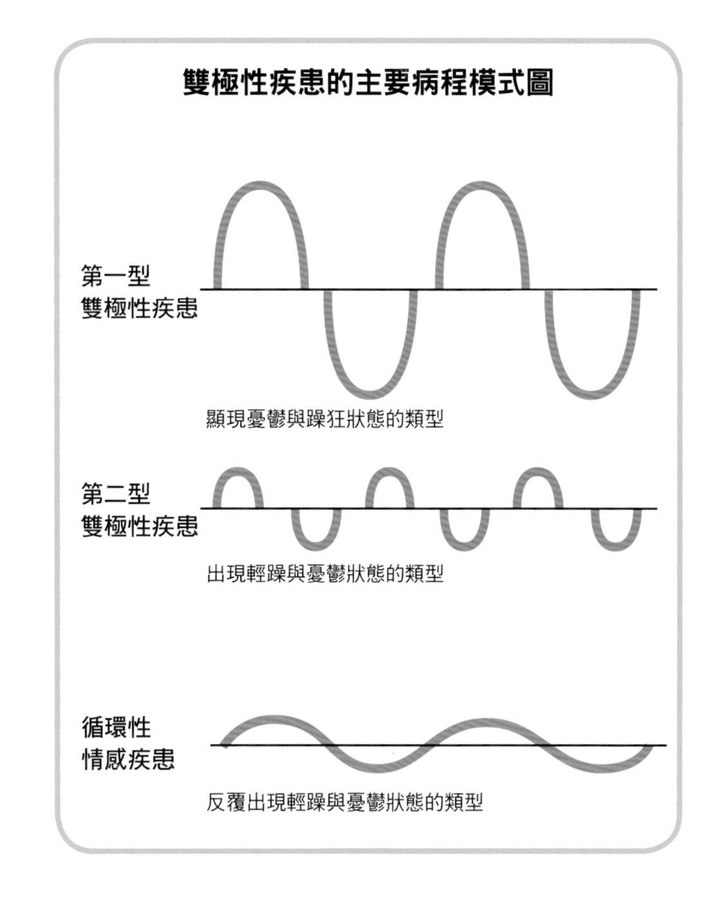

column

憂鬱症與自殺率

憂鬱症廣為人知的地方在於案例會暴露在強烈的自殺風險中。雖然憂鬱症這種精神疾患有時會自然緩解，不過仍需要讓患者接受治療的原因是憂鬱症偶爾會帶來自殺念頭，增加自殺的風險。根據國外的文獻，因為精神疾患而自殺的案例中，憂鬱症和雙極性疾患等（過去稱為情感疾患）就占了36%。因此，早期診斷、治療憂鬱症，是防止自殺最有效的方法。將此當作實際案例來研究，可列舉日本新潟縣進行憂鬱症的早期診斷、採取治療的範例。根據這種做法，據說自殺率能夠降到2分之1以下。自殺與憂鬱症就像這樣彼此緊密結合，只要治療憂鬱症就可減少自殺率，相對的若不進行治療，自殺的可能性就會增加。

生與人類憂鬱症類似的狀態，這種實驗稱為「習得無助」（learned helplessness），一般認為人類的憂鬱症也是在同樣過程中發病。也就是說，遭受強大壓力而陷入無法對外界順利反應的無精打采狀態，就會引發憂鬱症。

有時也會想尋死和意圖自殺

情緒高漲，精神上或身體上的活動量、活動速度增加的情況持續至少好幾天，才會被判斷為狂躁狀態；而判斷為憂鬱狀態的依據，則是憂鬱情緒及精神活動遲滯需要持續一定的期間（例如2週）。憂鬱症其他的診斷標準，還有想尋死和意圖自殺，或自律神經系統出現睡眠疾患、食慾不振或體重減少等症狀。而憂鬱症中，有時會出現一大早清醒、早晨症狀惡化而在一天內變化或體重減少等特徵。這種憂鬱狀態的特徵與其說是受到外部的影響，不如說是性格產生的內因性狀況所造成。

有時也會出現妄想。然而，憂鬱症和雙極性疾患等出現的妄想，大多隨著情緒出現。意即憂鬱症會出現失去所有財產的貧窮妄想，或是已經染上重病、再也無法復原的慮病妄想（hypochondriacal delusion）；而躁狂狀態典型的是誇大妄想，如自己擁有龐大財產等特別的能力。

治療1年後有50%的人完全復原

憂鬱症患者中，每5人中有2人在發病後的3個月內開始恢復，每5人中有4人在1年內開始恢復。而已知有50%的憂鬱症患者，在開始治療前已經至少經歷過1次憂鬱症。憂鬱症有自然緩解的傾向，意思是沒有接受治療而恢復的情況並不少見。

治療後經過1年，有50%的人完全復原。且報告指出，5年後有85～90%的人恢復。許多沒有恢復的患者，憂鬱症會轉變成慢性狀態的輕鬱症（dysthymia）。若不持續用藥物治療，25%在治療後半年，30～50%在2年內，50～75%在5年內將復發。

相對地，雙極性疾患在許多情況下只會發作憂鬱狀態。只有躁狂狀態，沒有憂鬱狀態的雙極性疾患占全體10～20%。若不治療，躁狂狀態會持續3個月，但只要治療就可抑制在幾週內。50～60%的躁狂狀態能夠用碳酸鋰等藥物抑制。若反覆復發，緩解的期間就會逐漸變短。

40～50%的雙極性疾患患者，曾在2年內有躁狂復發的經驗。雙極性疾患是極易復發的疾病。已知年輕時發病、曾有工作適應不良的經驗、酒精成癮等，復發時出現憂鬱症狀等

其他類型的憂鬱與雙極性疾患

輕鬱症	呈現長期（例如2年以上）幾乎沒有間斷的憂鬱症狀之精神疾患。
循環性情感疾患	長期（例如2年以上）幾乎沒有間斷，輕度（其程度無法診斷為憂鬱症和躁狂症）憂鬱與躁狂狀態交替出現而診斷出的精神疾患。這可視為雙極性疾患的輕度、慢性型，而憂鬱症的輕度、慢性型則是輕鬱症。
季節性憂鬱	這是一種出現於特定季節（大多為冬天）的憂鬱症。目前已知，季節的氣候條件變動幅度大的高緯度地區，比接近赤道的低緯度地區更容易發病。
假性憂鬱症	這是指食慾不振、腹瀉或頭痛等身體症狀為主要前兆，憂鬱症狀不明顯的憂鬱症。實際上，可將此視為憂鬱症。雖然沒有記載在DSM-5上，不過是在臨床可見到的疾患案例。

Q&A

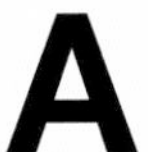

我最近工作忙碌，睡不好，早上也無法神清氣爽地起床。一整天都不太舒服，因為一點小事就很煩躁。

A

這些症狀是憂鬱狀態中經常出現的精神症狀。反過來說，應該任何人都曾經有這種經驗。說到底，應該沒有人到目前為止都未曾經歷過憂鬱的情緒吧？因此，問題在於憂鬱的程度，以及對日常生活造成的影響有多嚴重。這個案例就是出現心情煩躁、身體不舒服、睡眠品質差、工作效率降低，在職場和家庭的人際關係出現摩擦。

請問您的工作是否過於忙碌了呢？在不需要工作的假日，是否能不去思考工作的事情，盡可能享受興趣和娛樂呢？若對這些問題感到疑問，被診斷為憂鬱症的可能性就會增加。現在重點在於這種狀態持續的時間。若持續2週以上，就必須思考是否對生活整體造成重大影響。若是這樣的話，請去看醫生，精神科的治療會為您帶來幫助。

的情況，則病程會惡化。長期的預後方面，整體的15%為良好，45%雖然常復發但良好，30%的病程是部分緩解，10%是慢性化。

憂鬱症和雙極性疾患等治療中，一般都是用心理治療與藥物治療的組合。心理治療中，尤以介入患者的心理衛教、生活環境的支持性心理治療特別重要，為基本的療法。另外還有改善憂鬱認知的認知行為治療法。

另外，針對藥物治療無法充分改善的憂鬱症，「跨顱磁刺激」（transcranial magnetic stimulation）此種新方法就備受矚目。這是在腦部的背外側前額葉施加磁性刺激，讓神經元活動產生變化的治療方法。優點是與藥物獲得同樣成效，

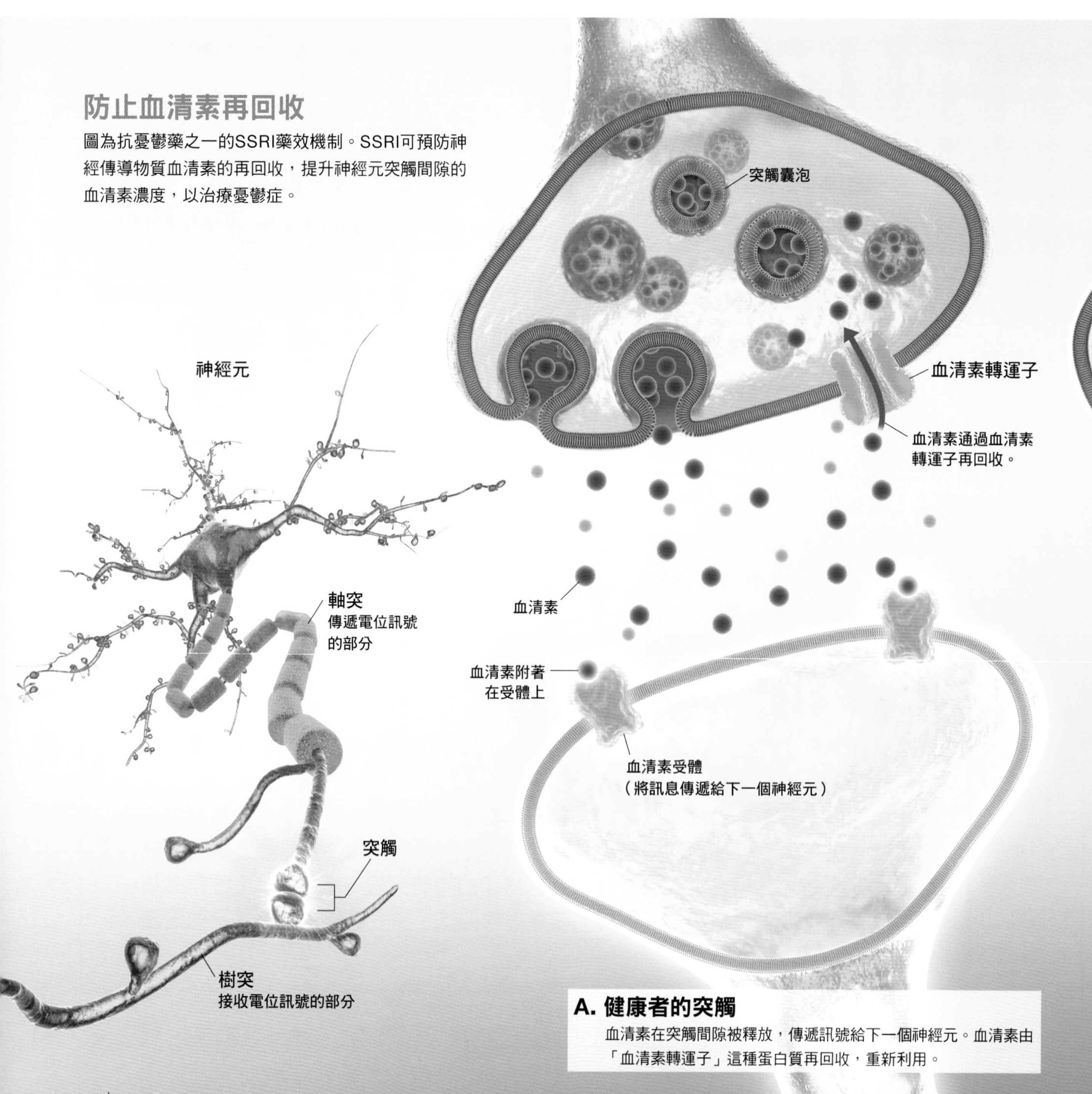

防止血清素再回收

圖為抗憂鬱藥之一的SSRI藥效機制。SSRI可預防神經傳導物質血清素的再回收，提升神經元突觸間隙的血清素濃度，以治療憂鬱症。

A. 健康者的突觸

血清素在突觸間隙被釋放，傳遞訊號給下一個神經元。血清素由「血清素轉運子」這種蛋白質再回收，重新利用。

副作用少，相對可在短期結束治療。

藥物治療除了傳統的抗憂鬱藥物，最近愈來愈常使用副作用較少的選擇性血清素再回收抑制劑（SSRI）。對於有強烈自殺念頭等需要盡早改善的情況，也會使用電痙攣治療。若出現門診治療也無法控制病情的情況，就需要住院。比起憂鬱狀態，躁狂狀態的患者接受治療的傾向較低，多數時候，患者是有必要住院治療的。對於易復發的病例，雙極性疾患用碳酸鋰和抗精神病藥物進行維持治療；憂鬱症則是用抗憂鬱藥物進行維持治療。

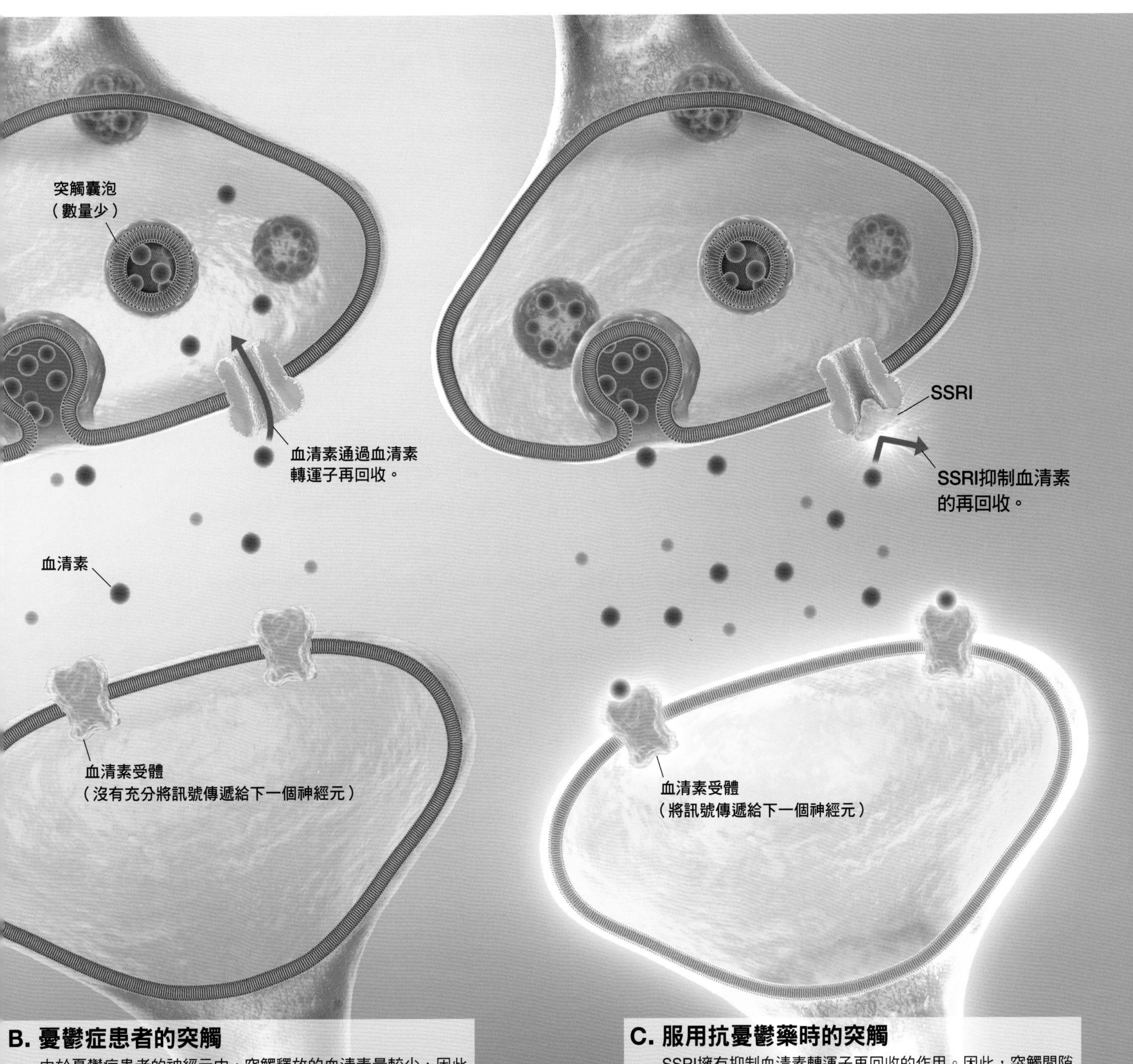

B. 憂鬱症患者的突觸

由於憂鬱症患者的神經元中，突觸釋放的血清素量較少，因此神經元之間的訊號傳遞並不充分，對神經元的活動造成影響。

C. 服用抗憂鬱藥時的突觸

SSRI擁有抑制血清素轉運子再回收的作用。因此，突觸間隙的血清素濃度提升，神經元之間的資訊傳達效率也提升。

column

經期前情緒障礙症

這是憂鬱疾患群中，為女性特有、由月經週期引起的疾患。應該很多人都聽過：「這個時期的女性總是很煩躁，心情鬱悶。」不過，真正被診斷為「經期前情緒障礙症」(premenstrual dysphoric disorder)的人只有少數。這種疾患會在下列症狀之中出現五種以上：在月經開始前的最後一週有明顯情緒起伏不定、顯著煩躁、顯著憂鬱、顯著焦慮（緊張），興趣衰退、專注力降低、倦怠感、食慾的變化，過度睡眠或失眠，出現無法控制自己的感覺或其他身體症狀（乳房脹痛、關節痛等）。症狀自月經開始後，數天內就會減輕，在月經結束那一週消失。除此之外，長達一年的月經期間都有出現這些症狀，且對工作、學校等社會活動和人際關係造成嚴重影響，這些都是診斷的標準。

這種經期前情緒障礙症患者，只要有過初潮，無論到幾歲都有可能發病。不過研究指出，愈接近停經，症狀就會愈惡化。這種疾患發病的要素，跟壓力、季節變化以及女性的社會角色有關。並無研究指出遺傳帶來的影響。

column

治療憂鬱症的實際案例

在科技業工作的男性上班族A（38歲），為了趕上交貨期限，持續2個月的假日都在工作，卻陷入全身無力、無法上班的狀態。他跟妻子說：「我一直以來都很努力，現在卻再怎麼樣都無精打采。工作壓力大到令我焦慮，無法安心入睡。過去再辛苦我都一直忍耐，但現在已經受不了了。」A在公司的健康管理室得到建議，前往精神科看診，被診斷為憂鬱症。於是他暫時休假，接受藥物治療服用抗憂鬱劑，6週後就回去上班了。而且回到職場後，持續服用抗憂鬱藥物並調整工作節奏，擬定投入興趣等預防復發的對策。接著在半年以後，保持生活節奏，由於沒有再次出現憂鬱症狀，便停止服用抗憂鬱藥物了。

憂鬱症在心理健康上是重大的問題

近幾年，憂鬱症成為職場心理健康的重大問題已經顯而易見。不僅因為憂鬱症的高罹患率，而且它是勞動者長期休假和離職的首要原因，而在自殺的原因中，憂鬱症也是精神疾患中比例最高的。因此，憂鬱症帶來了龐大的經濟損失。憂鬱症的早期發現與引入順暢的治療體制，是現在職場健康管理最優先的課題。

column

夫妻其中一人「憂鬱」時的應對法

一般會認為最早注意到家人有憂鬱症狀的，應該會是最親密的家人。不過正因為是家人，即使生活態度出現異常，也會找理由說服自己。例如丈夫週末一整天都在睡覺，妻子會認為「因為都在加班的關係吧。」或即使食慾不振也可能會認為「或許只是夏天沒食慾。」不會認為丈夫的異狀是疾病。若身體狀況不好，首先會跟自己說才對。這種想法也是難以注意到身邊的人出現憂鬱症的理由之一。

有時患者本人也會因為不想承認自己有憂鬱症，不想讓家人擔心而對家人隱瞞。比如，即便家人詢問「是不是得了憂鬱症？」也回答沒這回事，說出各式各樣的藉口。家人不應該聽信這種藉口，必須正視諸如此類的憂鬱症狀：「平日早上很難起床，晚上也睡不著」、「沒工作的日子，一整天都在睡覺」、「不吃東西」、「不想洗澡，不打理自己」、「表情僵硬，變得不常笑」，確實向對方傳達這是憂鬱症。

如果邀請對方「看醫生」而被拒絕的話，請試著問對方看看：「你覺得該怎麼做才能改善症狀？」將患者提出每天服用營養劑、請假等方法，設一個期限讓對方實際實踐看看。不過這種時候，要和對方約好若沒有改善，就得上醫院。之後仍沒有改善的話，便按照約定帶他去醫院。重要的是務必履行約定。

去看醫生時，若時間允許，建議1位家人事前先去門診掛號。如此一來，便能夠確認那位醫師與患者是否合適，那位醫師或許會教導家人如何跟患者相處。

對憂鬱症患者搭話時，他們容易把對別人跟自己說的話，當作批評或否定意見。因此在跟他們說話時，重要的是簡潔明瞭，避免對方誤解。

不得不將憂鬱症的家人獨自留在家，需要外出時，該怎麼做才好呢？若有自殘或自殺的危險性時，絕對不可以留他一個人在家。同時，無法用餐、入浴，無法按醫囑服用藥物，無法管理金錢時，也不可以讓他獨處。

若患者還是需要出門，只要患者能夠擁有「現在幾點？」「這裡是哪裡？」「我是誰？」這類事實認識，讓他外出也沒關係。不過，如果出現突然衝到馬路上或生氣等衝動型的行為，就危險了。就算患者的情況不需要如此擔心，但由於他的注意力下降，剛開始需要有人陪同，確認他是否能夠注意安全。

關於兼顧工作與照護憂鬱症患者這點，基本上，邊工作邊照顧憂鬱症患者非常辛苦。患者長期休假時，照顧者盡可能請假陪在對方身邊比較好。無法請假時，必須請其中一人的雙親前來幫忙。若沒辦法請假，也沒有幫手，患者有衝動行為的話，就需要住院。若是白天一個人獨處也不會出事的患者，可從職場打電話或傳簡訊，詢問患者是否吃飯或服藥了，確實掌握患者的狀況，並給予相關指示。

最後，對於照顧者的情緒抒發，雖然許多人認為就算心生不滿，也不可以對病人發洩情緒，但偶爾情緒上來也無可奈何。只要之後能讓患者了解「不是因為你的錯才發生這種事」即可。也有方法是讓患者暫時住進醫院經營的壓力照護中心，或者拜託雙親、兄弟姊妹、朋友照顧患者，總之偶爾轉換心情吧，一個人將所有事全部攬在身上是最不好的行為。

《準憂鬱族群 這種人很危險》［假屋暢聰 著，ccc media house2008年發行］變更部分內容

台灣的「憂鬱症」諮詢機構

社團法人臺灣憂鬱症防治協會	http://www.depression.org.tw/index.asp 為依法設立之非營利的社會團體。宗旨是推動台灣與鬱症和相關疾患之防治及心理衛生健康促進之工作及研究發展，聯繫會員情感並與國內外鬱症防治相關團體聯繫及合作。服務內容有：1.推展鬱症防治相關心理衛生工作及研究。 2.舉辦鬱症防治之學術性及教育性訓練。 3.出版鬱症防治雜誌及刊物。 4.參加國際間鬱症防治相關工作。 5.接受相關機構之委託，辦理鬱症防治相關事項。 6.及其他與鬱症相關之防治工作之指導、監督。
董氏基金會	https://www.jtf.org.tw/psyche/about/intro.asp 董氏基金會心理衛生中心一直進行初級預防的推動工作，自1990年起，分別進行：（1）兒童成長活動（2）心理健康促進活動。工作目標： 1.教育民眾認識及正視憂鬱症，尋求專業協助，減低因憂鬱症所帶來的社會資源損失或浪費。 2.對憂鬱症患者及家屬給予支持與協助。 3.提醒民眾重視情緒紓解及自我情緒覺察，以達預防重於治療的成效。
衛生福利部	https://www.mohw.gov.tw/cp-4255-48244-1.html 衛生福利部於2005年12月開辦安心專線，提供民眾24小時全年無休的電話心理諮詢服務。安心專線（可直接利用市話及手機撥打1925）提供心理諮詢服務並即時搶救因壓力或憂鬱的自殺企圖者。

瞭解日本「憂鬱症」相關的制度

自立支援醫療制度	此制度的補助對象是因精神疾患而定期回診接受治療的人。只要通過申請，就能領取 1 成醫療費用的補助。依所得限制每個月的補助費用上限。有效期間為 1 年，可透過繼續申請以更新期限。申請窗口為居住地的鄉鎮市區。
精神障礙者保健福祉手冊	被診斷為精神疾患的人所持能證明一定程度障礙的手冊。分為1～3級，只要通過申請，就能接受稅制上的各式各樣優惠措施，如扣除所得稅和住民稅，利息不課稅等等。雖然各地區多少有差異，但享有福利如東京都可半價搭乘路線公車，手機的基本費用與通話費用可折扣等。申請窗口為居住地的鄉鎮市區。有效期間為 2 年，可透過繼續申請以更新期限。
障礙年金制度	分為國民年金保戶的障礙基礎年金，與厚生年金保戶的障礙厚生年金。障礙基礎年金分1～2級，障礙厚生年金分1～3級，只要通過申請即可按照等級收到年金。障礙基礎年金每年約80萬日圓，障礙厚生年金的金額則依保戶收入而不同。欲申請障礙基礎年金可到居住地鄉鎮市區的國民年金課；障礙厚生年金則可到年金事務所和共濟組合申請（以公教人員為主的社會保險組織）。
高額醫療費制度	醫療保險分為上班族及家人受保的健康保險，與自營業者加入的國民健康保險，此制度雙方皆可適用。支付龐大醫療費用時，可退還超過一定金額的費用。原則上是先支付醫療機構本人該負擔的全額，2、3 個月後退還。但是若支付有困難，便可使用高額醫療費貸付制度（適用對象為健康保險的保戶）、高額療養費受領委任付款制度（適用對象為國民健康保險保戶）。高額醫療費貸付制度指本人能向醫療機構負擔的最大金額，超過的金額，由保險直接支付給醫療機構。健康保險的窗口是健康保險組合或全國健康保險協會，國民健康保險的窗口是鄉鎮市區的國民健康保險課。
傷病手當金（健康保險）	給付對象為健康保險的保戶，國民健康保險的保戶並不適用。因疾病無法工作，沒有薪水的情況下，從停工第 4 天支付，最多到 1 年半，支付約 6 成薪水。若薪水減少，金額低於傷病手當金的情況，則支付差額。不過，若接受勞災保險等其他公家補償，原則上就不會支付。窗口為健康保險組合或全國健康保險協會。
任意繼續制度（健康保險）	給付對象為健康保險。只要離職前曾加入 2 個月以上的保險，離職後即可領取與在職中同樣內容的保險給付，最多 2 年。窗口為健康保險組合或全國健康保險協會。
療養補償給付（勞災保險）	認定為勞災（因工作而受傷、生病）的情況，平時需要治療和照護的醫療，到痊癒為止，可領取物資上的給付。雖然基本上得在勞災指定醫院就診，不過在其他醫院就診的話，要先自費支付後再申請。窗口為勞災指定醫院或勞動基準監督署。
休業補償給付，休業特別支付金（勞災保險）	認定為勞災（因工作而受傷、生病）的情況，將支付薪水的60%為停職補助給付，20%為停職特別給付金，總計可領取80%。給付期間為停工第 4 天到痊癒為止，不過超過 1 年 6 個月仍沒有痊癒，或留有後遺症的情況，將轉換至傷病補償年金。窗口是勞動基準監督署。

出處：《準憂鬱族群 這種人很危險》[假屋暢聰 著，ccc media house2008年發行]變更部分內容

憂鬱症（Depressive Disorders）

鬱症的鑑別診斷
（Differential Diagnosis for Major Depressive Disorder）

鬱症的特徵是低落心情或興趣或愉悅減少的發作，持續至少2週，並有特徵性伴隨症狀（如睡眠、食慾、或活動量的改變；疲勞；專注力困難；無價值的感受或過度的罪惡感；自殺意念或行為），它必須與下列狀況鑑別…	與鬱症相反…
第一型雙相情緒障礙症或第二型雙相情緒障礙症	包括至少一次躁症發作或輕躁症發作。若曾有躁症發作或輕躁症發作，即不應診斷為鬱症。鬱症可容許存在一些躁症或輕躁症症狀（即症狀比躁症或輕躁症所需的數目較少或時間較短），而值得運用伴隨混合特質的特性說明。
另一身體病況引起的憂鬱症	需要存在一種病因學的身體病況。若鬱症樣發作是一種身體病況的直接生理作用所造成，則不作鬱症的診斷。
物質／醫藥引發的憂鬱症	是一種物質或臨床藥物的直接生理作用所造成。若鬱症樣發作是一種物質（包括臨床用藥）的直接生理作用所造成，則不作鬱症的診斷。
持續性憂鬱症（輕鬱症）	特徵是鬱悶的心情，幾乎整天都是如此，鬱悶的日子更多，至少2年。若鬱症與持續性憂鬱症的準則都符合，二者可同時診斷。
經期前情緒低落症	特徵是在月經開始前最後一週出現不樂心情，而在月經開始後幾天開始改善，並且在月經結束的1星期程度變輕或消失。鬱症的發作則與之不同，時序上並未連結到月經週期。

侵擾性情緒失調症	特徵是一再出現以口語及／或行為表現的嚴重脾氣爆發，伴隨在脾氣爆發之間持續整天的易怒或憤怒心情，幾乎每天都如此。鬱症則與之不同，易怒僅限於鬱症發作之時。
思覺失調症、妄想症、或類思覺失調症	特徵是精神病性症狀，可以伴隨鬱症發作。若無鬱症發作與精神病性症狀同時發生，或即使有而且同時發生，鬱症發作只出現一小段時間，診斷即思覺失調症、妄想症、或類思覺失調症。若精神病性症狀只發生於鬱症發作之時，診斷即伴隨精神病特質的鬱症。
情感思覺失調症	特徵是鬱症發作的時期與思覺失調症的症狀活躍期重疊，且妄想或幻覺在沒有鬱症發作之時仍發生至少2星期，而鬱症發作在疾病的總期間的大部分時間都存在。若精神病性症狀只發生於鬱症發作之時，診斷應是伴隨精神病特質的鬱症。
另一身體病況引起或物質／醫藥引發的認知障礙症或輕型認知障礙症	特徵是有證據顯示由於一種身體病況的生理效應或物質使用的持續效應，使得一或多個認知領域的表現從原先水準下降。
伴隨憂鬱心情的適應障礙症	特徵是反應於壓力源發生的憂鬱症狀，但不符合鬱症的準則。
傷慟	反應於所愛的人死亡而發生，通常比鬱症發作輕微。在傷慟時的主要情感表現是空虛和失落的感受，而在鬱症發作則為持續的憂鬱心情及體驗快樂的能力下降。此外，傷慟時的心情不樂在幾天到幾週即可能減少，且傾向於隨著想到逝者或目睹遺物才心情起伏，而鬱症發作的低落心情則更持續也未連結到特定想法或過度專注的意念。
非病理性悲傷	特徵是持續時間短，很少伴隨症狀，亦無重大功能損害或痛苦。

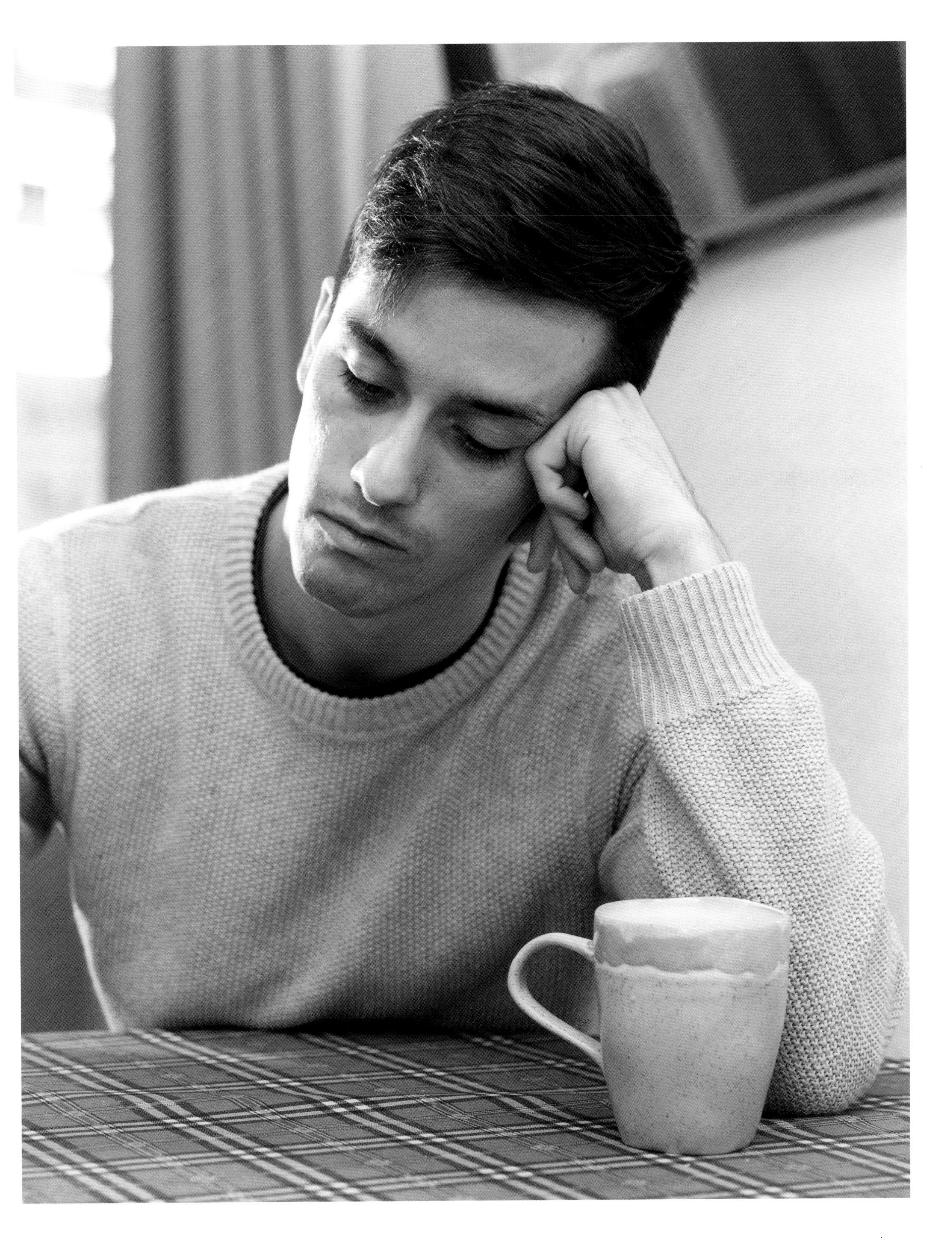

焦慮症

主要症狀為焦慮的精神疾患

極度焦慮的恐慌，或因焦慮而反覆做出無意義的行為。

協助 松永壽人 日本兵庫醫科大學精神科神經科學講座主任教授

「焦慮」指患者容易因感覺模糊、不確定性而不愉快且痛苦的疾病，這也是患者經常造訪醫院的理由。

焦慮也會出現在多種心理疾患上，如思覺失調症、雙極性疾患、酒精戒斷症狀、人格疾患等。

正常的焦慮與病態的焦慮

在評估焦慮時，首先必須要區分病態與正常狀態所顯現的焦慮。

正常焦慮在碰到產生威脅的狀況，會傾向積極應對。但病態焦慮時，則因其強度與持續時間過度，反而不利於我們應對威脅。

例如幼兒和雙親分離時的焦慮，和第一次上學時的焦慮，皆是正常狀態的情緒反應。

而病態焦慮根據特徵分類為「恐慌發作」、「預期性焦慮」（anticipatory anxiety）、「恐懼」（有特定對象的焦慮）。

生活上的壓力、與重視的人分離而引起恐慌發作

恐慌症（panic disorder）的主症狀是恐慌發作及其相關焦慮。恐慌發作的特性是伴隨身體症狀，像是冒汗、心跳過快、呼吸急促、心悸、腹瀉、暈眩、反射亢奮、血壓上升、失神、四肢顫抖、心浮氣躁、有尿意、胃不舒適等非常多種，以自律神經症狀為主。

大部分恐慌發作的時候，焦慮亦會急遽增加，持續10分鐘左右。這種焦慮感具有言語無法表述的特性，偶爾會強烈到引發死亡恐懼的程度。

身體症狀則會出現心悸和冒汗、專注力降低，有些患者發作時甚至會暈倒。雖然20～30分鐘後就會逐漸好轉，但也有持續1小時的案例。

雖然症狀會逐漸消失，但即使沒有發作時，患者也會持續擔心何時再發作，出現預期性焦慮。

歐美各國恐慌症的盛行率推測為2～3%，女性比男性多2倍。在任何年齡層皆會發生，不過在青春期後期和成人早期最常發病。一般認為，恐慌症的發病與遺傳因素相關。

研究指出，發病時期的患者時常感到生活帶來的壓力，尤其經歷過與重視的人事物分離的人，比較容易發病。而且患者本人也認為那是非常重大的事件。

患者的交感神經系統容易亢奮，不習慣接受刺激的生理特性，也會因為生活壓力而變得更嚴重。另外，也發現杏仁核異常活化，與前額葉皮質、海馬迴的連接發生異常。治療是為了要抑制杏仁核的活化，並恢復神經間的網絡連結。

約10～65%的恐慌症患者會出現憂鬱症。同時，恐懼症（phobia）、強迫症、藥物依賴也經常會併發恐慌症。

30～40%的患者藉由治療消除症狀，即使約50%的患者仍留有症狀，也不會影響到生活。不過，10～20%的患者停留在沒有完全康復的狀態。

Q&A

Q **好幾年前，我在車站的電扶梯跌倒、受傷了。在那之後，就心生恐懼而無法搭乘電扶梯。朋友說我或許生病了，真的是這樣嗎？**

A 只從這樣簡單的描述，無法判斷是否為精神疾患。這種症狀確實是恐懼症狀，然而是否為有治療必要的精神疾患，必須瞭解症狀的程度及其對日常生活造成多大的影響。

譬如，遇到必須拿著沉重行李搭電扶梯的狀況，若因為無法搭乘而動彈不得，或由於無法搭電扶梯而不能前往車站或百貨公司、只要想到電扶梯就會感到焦慮的情況，就必須考慮是否需要進行恐懼症或創傷後壓力疾患的診斷。

恐慌症主要的治療方法是藥物治療，有70～80%的患者症狀因而得到緩解，成效佳。選擇性血清素再回收抑制劑（SSRI）和正腎上腺素與血清素再回收抑制劑（SNRI）是建議使用的首選藥物。不過，也有案例是因為副作用而無法繼續服藥，此時用苯二氮平類（benzodiazepines）藥物及含有β阻斷劑成分的心律錠（propranolol）可有成效。雖然這些藥物對輕度到中度症狀的患者有成效，但對於重度的焦慮症患者，建議用二苯並氮平類（dibenzothiazepine）、血清素－多巴胺拮抗劑（SDA），多受體作用抗精神病藥（MARTA）和多巴胺系統穩定劑（DSS）。由於咖啡因會誘發焦慮，因此不應該攝取。

認知行為治療（cognitive behavioral therapy）也是有成效的治療法，其中經常用到的系統減敏法（systematic desensitization），經過階段性暴露在會產生焦慮、恐懼的現象中以達到治療效果。認知行為治療中，會教導患者認識焦慮發作與身體症狀之間的關連，也會訓練患者如何減輕焦慮，像是呼吸法等使患者放鬆。有必要時，需合併應用這些治療，不要只倚賴藥物治療。

反覆受到刺激引起焦慮，恐懼症發作

對於特定事物懷有不合理的恐懼，會盡可能地避開，這種恐懼就是「恐懼症」。恐懼症害怕的對象有許多種，如社交場合、動物、災難等。

先來確認「焦慮」與「恐懼」的不同之處。

焦慮是預期即將到來的威脅，恐懼是對於現實或迫切威脅的情緒反應。若以時間軸、空間軸的觀點來考量，恐懼明顯位於軸內，而焦慮則是模糊不定的。

患者在反覆面對會引發焦慮的刺激之下，學到迴避這些刺激的行動而促使恐懼症發作。

此外還有一種廣場恐懼症（agoraphobia），其中一個成因是因為個人對離開重要、可信任的對象而不安，自我極度不安則是臉紅恐懼症（blushing phobia）與羞愧感的主因。

由於恐懼症常見於家族中，因此一般認為與遺傳因素相關。同時，已知與雙親離別、死別，家庭內部的暴力等都會增加兒童的恐懼症。

腦內產生「恐懼」時活動的部位

傳遞至腦部的感覺資訊，經過視丘傳遞至杏仁核。根據杏仁核的作用，
決定該資訊是否與「恐懼」相關。

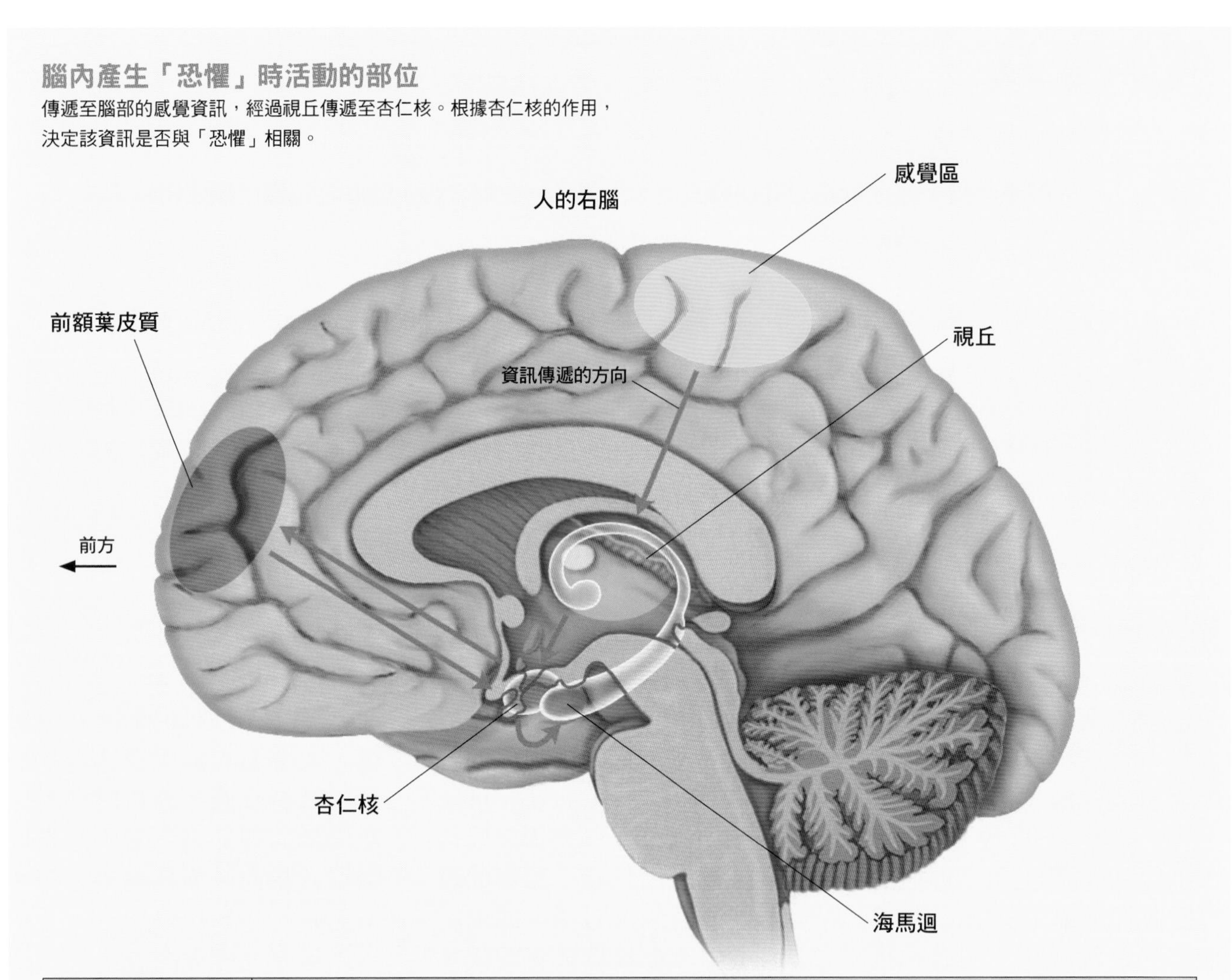

前額葉皮質	此部位與理智、決策和情緒控制相關。負責彙整各種資訊、思考等高等功能。
感覺區	此部位處理皮膚和肌肉等處傳來的感覺資訊。感覺區在大腦的分布位置很廣，在此只著色這一小部分。
視丘	此部位為感覺資訊中繼站。感覺資訊會先聚集於視丘，再送往對應處理的部位。
海馬迴	此部位與記憶的形成和再生相關。也與恐懼記憶的增強相關。
杏仁核	此部位掌管情緒（喜怒哀樂）。已知用電刺激，會誘發恐怖和憤怒的情緒。

在腦內形成恐懼的機制

上圖表示恐懼情緒在腦內處理的模樣。首先，與事件相關的感覺資訊（疼痛、聲音和影像等），匯集到腦部中心的「視丘」，資訊再從此處傳遞至「杏仁核」，此處是掌管喜怒哀樂等情緒的部位。從杏仁核將資訊傳遞至與記憶的固定和再生相關的「海馬迴」，以及司掌情緒控制和決策理智等的「前額葉」。這種資訊傳遞的結果，令我們感到恐懼，並將那段記憶烙印在腦海裡。

焦慮疾患的種類

社交恐懼症	對於在社會情境或在該場所中從事活動，有顯著且持續性的恐懼，或對會引發恐懼症狀的事物出現顯著恐懼。由於這種恐懼，會對日常生活、職場機能、社會機能、社會活動、社會關係產生影響。
廣場恐懼症	對於在可能難以逃跑的場所，或難以獲得援助的場所感到焦慮。廣場恐懼症容易產生的典型狀況如獨自一人外出、在人群中、排隊、待在橋上、搭乘公車、電車或乘坐汽車移動時。
特定的恐懼症	主症狀是對特定的對象，抱持顯著且持續性的恐懼，或對於會誘發恐懼症狀的事物感到顯著恐懼。對日常生活、職場機能、社會機能、社會活動、社會性關係產生影響。
廣泛性焦慮疾患	至少連續6個月持續過度焦慮與擔心，且並非源於一般身體疾患和物質產生的顯著痛苦和障礙時，便會被診斷出焦慮疾患。

廣場恐懼症患者會想避開人潮眾多處和密閉空間，社交恐懼症則恐懼他人和公共場所

廣場恐懼症是對於無法立刻逃跑的狀況（例如廣場）感到恐懼。

因此患者會避免前往人群眾多、擁擠的店舖、電梯和飛機等密閉的空間，造訪這些地方時，會尋求家人和朋友的陪伴。若症狀變得更嚴重，患者一個人將會無法獨自外出。

在難以離開的場所，恐怕會因恐慌而使廣場恐懼症發作。30～50%的廣場恐懼症會併發恐慌症。

社交恐懼症患者，對遇見不認識的人、被他人評價等社交性情境感到恐懼，在人前演講等公共場合感到難為情，或對不確定的事物感到恐懼。

探究恐懼的原因和影響，進行治療

恐懼症的患者，總是對特定對象和狀況感到恐懼，與對象接觸就會感到焦慮。而為了避免這種焦慮和恐懼的對象，便會對患者的生活造成影響。

根據恐懼的對象，分成以下四種：

①動物型
②自然環境型（颱風、地震等）
③血液、打針、傷口
④情境型（汽車內部等）

女性較常出現對特定對象的恐懼。

恐懼症在許多情況，經常併發憂鬱症、酒精成癮症和其他焦慮症。

治療恐懼症時，要找出恐懼的原因及其影響，幫助患者面對恐懼症。行為治療如訓練洪水法（flooding）、放鬆法和呼吸法，讓患者沉浸在焦慮的狀況下，並加以克服；認知治療是明確掌握問題與目標，教導患者面對焦慮的方法，以上皆對恐懼症的治療有效。而藥物治療則採用抗憂鬱藥物、SSRI、抗焦慮藥物等治療焦慮症狀。

社交恐懼會使用抗焦慮藥物和SSRI等抗憂鬱藥物治療。同時，透過認知治療和放鬆法，進行行為治療，如階段性減輕焦慮的系統減敏法。

強迫症

反覆進行明知為不合理的行為

為消除強迫意念湧現、造成焦慮而進行的強迫行為。

協助 松永壽人 日本兵庫醫科大學精神科神經科學講座主任教授

在強迫症（obsessive compulsive disorder）中，會出現讓人感到焦慮的強迫意念，與為了消除這種意念而發生的強迫行為。有時只發生其中一種，有時兩種會在同時發生。

強迫意念指想法反覆出現在腦海，即使嘗試停止思考，也無法控制。患者腦中盡是特定的意念，經常同時體驗恐懼、焦慮、不快。此疾患的特徵是患者本身也知道這是不合理的念頭。

強迫行為指即使患者本身認知到這是不合理而且是不必要的行為，但是為了消除強迫意念，還是會反覆且刻意不斷重複相同的行為。例如「清潔強迫」是無論把手洗得多乾淨，仍然覺得骯髒而繼續洗手；「確認強迫」是外出時，在意家門是否有鎖上，會反覆確認好幾次等；因擔憂「萬一變成這樣該怎麼辦」而採取的預防性行為，不過，這種預防方法實在做得過火，看不出實際上有什麼效果，有如「強迫儀式」一樣。

當患者的強迫行為受到阻礙時，他們會產生強烈的焦慮。

雖然其他人不會發現強迫意念，但還是會注意到患者的強

Q&A

Q **請問每當我要外出時，總是非常擔心是否有鎖門，都會確認好幾次。這符合強迫症的確認強迫嗎？**

A 這個案例的行為本身就是一種確認性強迫。不過謹慎的人做出這種確認行為，絕非不自然。為了要評估是否為強迫症的確認行為，必須考慮嚴重程度和對日常生活產生影響的程度。

比如，花好幾十分鐘反覆確認門窗是否有關好，因此在約定的時間遲到了，或因反覆進行這樣的行為反而感到焦慮和自我厭惡變嚴重的情況，即可說是病態。相對來說，在一定次數的確認後即可抑制不安，能夠放心外出，則不一定要認為這樣是病態的。

迫行為。由於許多患者對強迫行為感到羞恥而努力隱瞞，反而在症狀惡化後才被注意到。

對哪些事物感到強迫呢？

強迫意念根據內容大致上可分成七種：

①侵害。腦中經常浮現這些擔憂，如走在路上是否會傷害擦肩而過的人，是否會因為自己的過錯而引起火災，是否會刺傷朋友，開車是否會輾到人，地板是否會踩空而跌倒等。

②汙染。腦中經常浮現這些擔憂，如其他人碰過的物品上有細菌，會感染細菌，或在其他人之後上廁所，性病會透過馬桶傳播，染上AIDS等。另外，在意灰塵和汙垢，覺得非常骯髒。

③對稱性。書架上的書排列不整齊，衣櫃裡的衣服沒有整齊收好，書桌上的文具沒有整齊排列等，經常在意這些事。同時，穿衣服時也有決定好的順序。

④性。腦中經常浮現這些擔憂，如自己是否為同性戀，手足是否為同性戀，是否會和寵物性交等。也有症狀是一看見異性，裸體的想像就在腦海中揮之不去。

⑤儲物。收集各式各樣的物品，例如繩子或塑膠袋，有無法丟棄物品等症狀。

⑥身體。腦中經常浮現這些擔憂，如覺得自己鼻子塌，眼睛小，腳太粗，手太胖，胸部太小等。

⑦宗教。腦中經常浮現這些擔憂，如不小心做出罪孽深重的行為，自己被神拋棄了，必須接受懲罰，無法前往天國或極樂世界，只能前往地獄。

強迫意念和強迫行為每天會持續1小時以上，導致睡眠時間減少，無法做日常的家務，上班時也常陷入思考而無法順利完成工作，使日常生活的行為受到影響而筋疲力盡。另外，也有患者大量使用衛生紙和洗手乳，經濟因而陷入困難。

強迫症約從15～25歲左右開始發病，幾乎所有患者都在30歲之前發病。一般人口的終生盛行率為2～3%。男女之間的盛行率雖然沒有差異，不過男性有發病年齡較低的傾向。

強迫症的病因尚未確定。由於使用選擇性血清素再回收抑制劑（SSRI）有成效，因此認為與血清素有關。另外也有研究指出患者腦部的尾核（caudate nucleus），眼窩額葉皮質的糖代謝亢進，因此也有人認為是基底核的功能不全造成，另一種說法是因前額葉過度活動所致。由於這種疾患經常在家族內發生，因此一般認為遺傳性因素有一定程度的影響。

大約40%的強迫症患者會併發憂鬱症。而其他容易併發的症狀，還有社交恐懼症、酒精相關疾患、飲食障礙、恐慌症等等。

大約20～30%的患者可透過治療改善。同時，40～50%患者有中等程度的改善，剩下20～40%的患者因無法改善而惡化。

患者對強迫行為不加以批判，或年紀輕輕就發病、強迫行為怪異，或併發人格疾患或憂鬱症的情況，經常意味後續病況無法改善，會長期維持嚴重的症狀。

強迫症的治療方法採行為治療與藥物治療併用。透過想像式暴露治療、系統減敏法、洪水法等治療，暴露在懼怕的狀況、事件和刺激下，並阻止隨後的強迫行為。

藥物治療中，氟伏沙明（fluvoxamine）、帕羅西汀（paroxetine）、舍曲林（sertraline）等SSRI藥物有成效。其他如三環抗憂鬱劑的氯米帕明（clomipramine）也是有效的藥。

接下來繼續介紹與強迫症類似的疾病。

身體臆形症

在與他人比較時，過度在意外表上非常細微的不同之處，將其視作身體上的缺陷、缺點、異常。一般人口有1～3%會出現此疾患，男女的盛行率沒有差異，會於青少年期或成年後發病。成為慢性病的傾向強烈，每個時期的嚴重程度有所變化。約75%患者不會結婚，即使結婚了也容易離婚。有些患者會成為繭居族，有些則會反覆接受美容整形手術，卻無法滿意手術結果，同時患有憂鬱症及社交恐懼症的機率也很高。

藥物治療與認知行為治療顯示對這種疾患有效。一般認為對藥物有反應的患者，症狀為輕症，或對自己缺陷的執著較低。若症狀為中等程度以上，便難以區別現實與妄想，首先使用SSRI，若成效不佳，便併用第二世代抗精神病藥物如利培酮（risperidone）、奧氮平（olanzapine）、阿立哌唑（aripiprazole）等，認為有望出現成效。

在認知行為治療中，矯正患者對自我缺陷認知的扭曲，對行為進行矯正，如透過鏡子確認自己沒有缺陷。而美容整形有時會發生外科手術的併發症，因此並不推薦。

儲物症

此狀態指收集且無法丟棄那些幾乎沒價值和不需要的物品。許多當事人認為自己是收藏家，占一般人口的5%。囤積的物品大多為衣服、報章雜誌等，衣服未穿過的情況也很常見。最近，愈來愈常有透過網路購買物品也不拆封，連同紙箱占據整個房間的情況。

患者主張無法丟棄的理由：「囤積的物品全都是身體的一部分，丟棄物品等同於失去身體。」居住空間失去房間原有的功能，看在他人眼中就有如在垃圾山裡睡覺的空間，亦有案例是衛生方面也出現問題，併發因垃圾、灰塵等引起的過敏性疾患。約30%的強迫症患者出現儲物症。

在輕症的案例中，SSRI有成效。實際上的案例是搬家的時候一口氣將垃圾處理掉，或是透過照顧服務員的協助，有效丟棄那些物品。

拔毛症

反覆進行拔毛的病態行為，甚至到引起他人注意的程度。在拔毛前會有緊張感，由於可藉由拔毛獲得滿足感與解放感而反覆進行。拔毛的部位有頭髮、眉毛、睫毛、體毛、腋毛、陰毛等。70～90%的患者為女性，在兒童期發病。

與其他強迫症一樣，用行為治療與藥物治療的組合進行治療。藥物治療用SSRI與氯米帕明。亦有報告指出乙醯半胱胺酸（acetylcysteine）有效。

摳皮症

與拔毛症一樣，由於反覆剝落身體各部位的皮膚和指甲等處，造成身體損傷、皮膚受傷等疤痕、指甲變形等，一般人口的1～3%患有此病。最常剝除的部位是臉，雖然是為了要摳去青春痘或傷口，但由於反覆做這種行為，皮膚症狀反而變得更加嚴重。用鑷子、指甲、髮夾、刮鬍刀、小刀等傷害手指、手臂、腳、身體等部位。治療方法與拔毛症一樣。

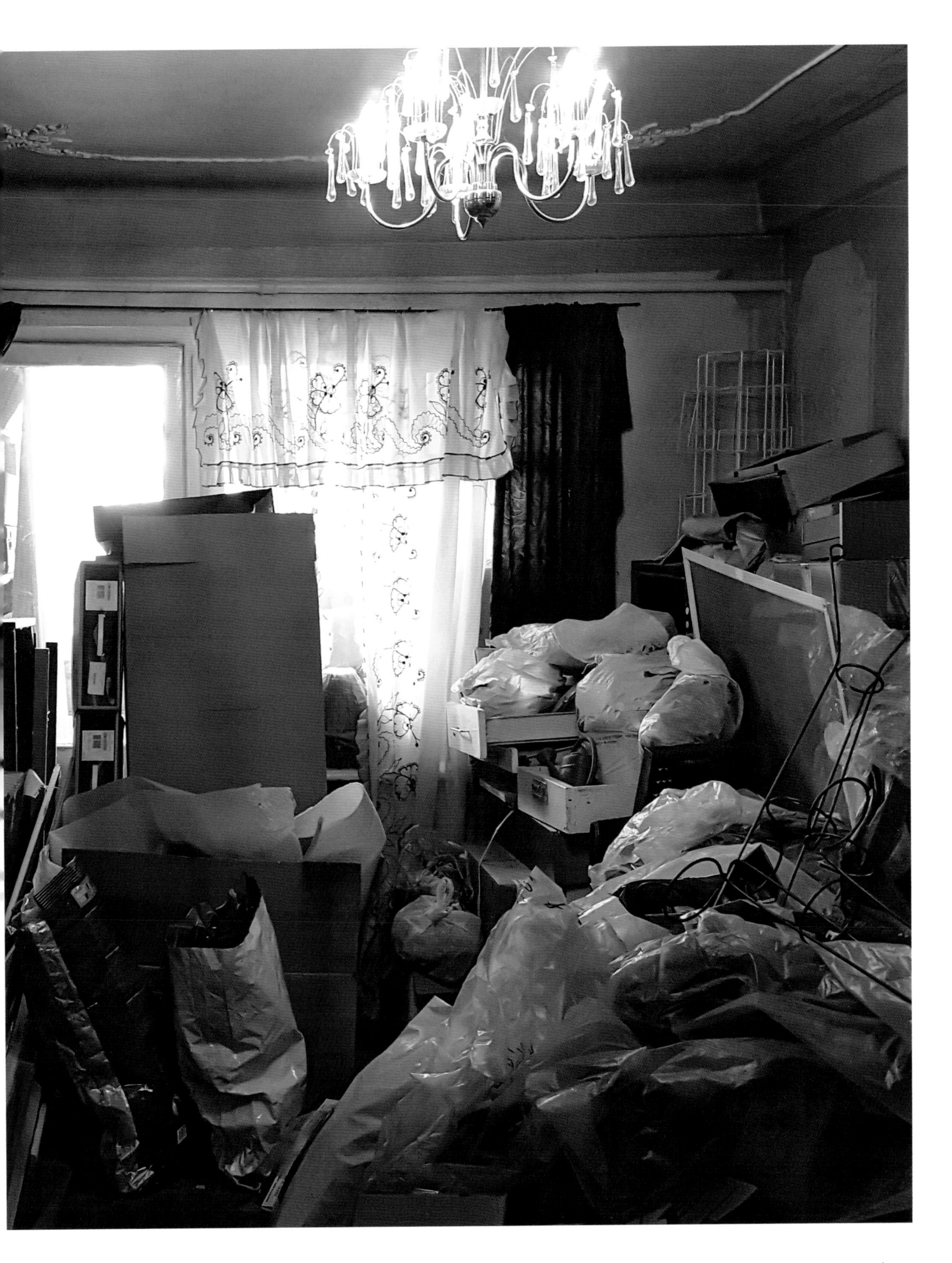

心理創傷、壓力相關疾患

失去生活動力，也會產生繭居等症狀

由於戰爭或重大災害等衝擊性的經驗而產生心理創傷，進而發病。

協助 飛鳥井 望 日本青山會青木醫院院長

「急性壓力疾患」（acute stress disorder）、「創傷後壓力疾患」（post-traumatic stress disorder，PTSD）指經歷戰爭、重大災害或被捲入犯罪中等原因，而造成心理創傷（psychological trauma）的症狀。

日本311大地震和福島核電廠事故的受災戶和當事人之中，有許多人因為這種疾病而感到痛苦。

接著逐一說明各種疾患。

首先急性壓力疾患是指遭遇心理創傷後，3天～1個月內仍持續存在症狀的疾患。與後述的PTSD相同，會出現如瞬間重歷其境（flashback）、惡夢、避開引發創傷之事物和情境，出現失眠和反應過度敏感，對周圍現實感減弱等症狀。症狀持續1個月以上，便診斷為PTSD。

日本發生災害後令人重新看待PTSD

PTSD指歷經戰爭或重大災害造成心理創傷，經過潛伏期後，偶爾會發作的疾患。

此疾患的盛行率占一般人口約7%。參加過越戰的退役軍人，有15%診斷出患有PTSD。

若提到日本近幾年的案例，2018年7月13日豪雨集中下在西日本地區，岡山縣遭受莫大損害，日本醫師會派遣日本醫師會災害醫療團隊（JMAT）前往當地協助救援。面對連日的炎熱造成中暑、傳染病，還有深層靜脈栓塞（deep venous thrombosis）、PTSD等擬定對策，指出健康管理的重要性。

另外，2018年9月6日在北海道發生震度7的地震，由於地震的恐怖和不習慣避難所的生活，兒童因而出現壓力引起的症狀，這種情況恐怕有助長

column

日本311大地震的PTSD體驗

遭受重大災害和事故的被害人或其家人中，有不少人因PTSD而苦。回顧日本發生過的事故和災害，1995年3月20日發生的東京地鐵沙林毒氣事件，對299名被害人進行調查，結果顯示即使該事件已經過了20年，仍有約3成的人深受PTSD所苦。另外，2001年2月10日的「愛媛丸」事件，船隻在夏威夷歐胡島海域與美國的核子動力潛艇相撞，造成35名船員中有9名行蹤不明，倖存者中有12名診斷出PTSD。而對於2011年3月11日發生的日本311大地震，也進行PTSD的調查。2014，東北大學對於在宮城縣沿岸生活的3744人進行調查，結果判定其中約5%疑似因為大地震才導致PTSD。

PTSD的可能。例如，有受災的兒童無法在地震發生當時睡覺的臥室中入眠，因此便開始在受災地提供兒童心理照護的活動。

由於2018年日本不斷的發生重大災害，PTSD不斷的經由媒體報導，而成為家喻戶曉的疾患。

一般認為，引發PTSD的是超出一般人生經驗的重大外傷經歷，如戰爭、戰鬥、傷害事件、強姦、災害、虐待等。與PTSD類似症狀的患者，會暫時在診所接受診斷；正確來說，也有人並不是PTSD，而是適應疾患（adjustment disorder）。例如，在職場遭受職權騷擾而引起憂鬱症，或過分勞動而引起適應疾患，變得無法搭乘通勤時的電車，或前往公司附近就會引起身體症狀或恐慌發作，只要看見與職權騷擾的加害人輪廓類似的人就會瞬間重歷其境。而另一個PTSD的常見例子，就是燙傷。已知80%遭受燙傷的兒

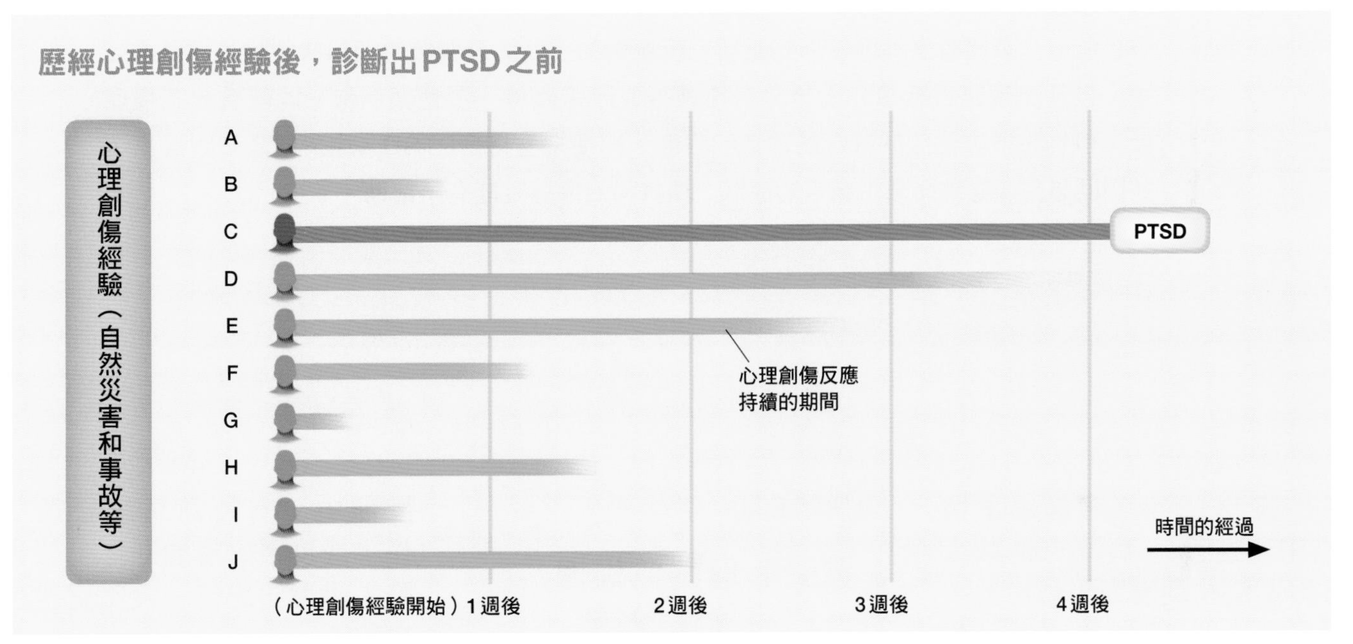

蒙受自然災害和事故等心理創傷後，心理創傷反應持續超過1個月便可診斷為PTSD。是否產生心理創傷與心理創傷反應持續時間，個別差異極大。一般而言PTSD的發病率中，約1成為大地震等自然災害，約1成為交通事故，約4～5成為性犯罪的受害者。

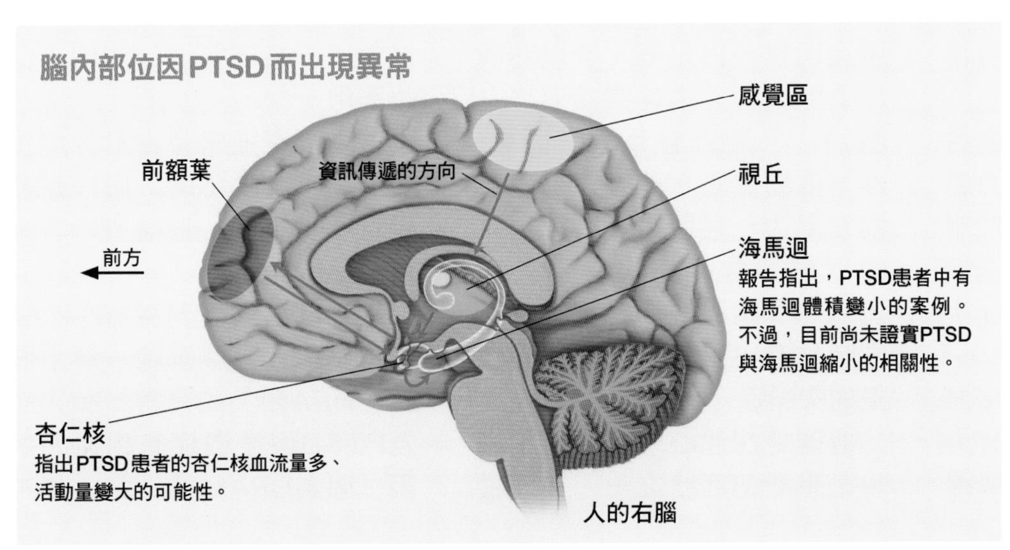

PTSD患者的杏仁核與海馬迴具有特徵

腦內產生恐懼情緒的路徑（左圖）中，司掌喜怒哀樂情緒的杏仁核，與固化、再生記憶的海馬迴尤其扮演重要的作用。有研究指出，PTSD患者腦中的杏仁核血流量增加（活動量提升）及海馬迴體積的縮小，這種異常現象可能會強化恐懼記憶，防止這種記憶消失，進而使PTSD發病。

Q&A

Q **我在好幾年前目擊一場嚴重的交通事故，在那之後，時不時就會浮現那個畫面，也因為害怕而變得無法開車，晚上也睡不好覺。**

A 從症狀判斷，目擊交通事故肯定留下了某種心理創傷。不過，是否嚴重到可診斷為創傷後壓力疾患，尚有判斷的餘地。這種疾患的診斷前提，除了曾經有心理創傷的經驗，尚有以惡夢、瞬間重歷其境等形式重新經歷創傷的症狀，迴避會想起事故經驗的場景或情境，以及出現睡眠疾患和心悸等自律神經症狀等條件。這個案例似乎同時有此三種症狀，但也必須評估症狀符合的數量和程度。即使未必符合PTSD，由於出現睡眠疾患，並因回想創傷經驗而產生痛苦的症狀，精神科治療必定能有所幫助。

童，在1～2年後會顯示某種PTSD的症狀。有30%的成人會因為這些經歷而出現症狀，由這種比例來看，年齡、社會支持、壓力耐受力低等因素都會影響發病率。擁有精神疾患的人，由於在社會上過得不順利，或遭受孤立、社會支持較少，發病的可能性較高。

這種疾病是由創傷、生物體質和心理社會因素共同引起的。一般認為，患者無法控制自己的情緒和應對壓力（述情障礙，alexithymia）會加速疾病的發作。

另外，也易伴隨心悸、高血壓、睡眠疾患等症狀，也有人認為自律神經系統的過度活躍與病情有關。

遭受心理創傷經過一段時間後發病

診斷時，首先的評估要點是確認成為心理創傷的事件與發病是否有關，接著確認會不會透過回憶、白日夢、夢境和瞬間重歷其境（事件突然浮現在腦海），是否會反覆想起事件、重新體驗。此外，患者可能會陷入一種麻木、情緒遲鈍的狀態，會避免與其他人交流，對周圍狀況變得不敏感。同時也有人出現無法感覺到快樂的失樂症（anhedonia）。

避開會想起心理創傷的情境也是重要的症狀之一。在這種狀態中，有時回想起心理創傷，或反覆出現的回憶，就會陷入恐懼和恐慌，突然變得有攻擊性。

也有不少人的自律神經會過度活化，而出現焦慮、憂鬱或失眠，或是自殺衝動。在這種狀態下，有時會伴隨酒精或藥物濫用。

創傷反應通常會在事件發生後的3個月內發病。病程是多變且不穩定的，但幾乎所有人最後都能恢復。

在情緒持續受到激發時，會出現下視丘－腦垂腺－腎上腺軸（HPA軸）的異常。有人認為PTSD與憂鬱症有相似的病因，因為HPA軸的異常，也被

column

適應疾患

在精神科診斷的疾病中，最多的是「適應疾患」。引起適應疾患發病的明顯原因，有疾病、與重要的人離別、人際關係的摩擦等壓力，或者入學、結婚、搬家、辭退工作等人生大小事。這些情況發生後的3個月內，出現抑鬱感和不安等情緒上的異常，或是慾望、思考力、專注力低下，有煩躁感，或與人相處上較敏感等。適應疾患中的這些症狀，是因為壓力原因遠遠超過預期程度，或者是因惡化而導致工作停滯不前，成為繭居族等社會功能受損的重症。不過，若壓力來源消失，症狀在之後便不會持續6個月以上，是恢復快速的疾病。

認為是憂鬱症的病因。

幾乎所有患者可恢復到輕度以上

資料指出，大約30%的患者接受治療後可完全恢復，40%留有輕度症狀，20%的患者留有中等症狀，10%的改善並不明顯。

預測良好治療病程的要點，就是發病早、症狀持續時間短、生病前就擁有高社會功能和良好的社會支持。

治療要併用藥物治療與認知行為治療。藥物治療主要用選擇性血清素再回收抑制劑（SSRI）、正腎上腺素與血清素再回收抑制劑（SNRI）。有報告指出，甲型腎上腺素受體拮抗劑哌拉唑辛（prazosin，商品名：普拉辛）能有效改善難治的惡夢症狀。

心理治療在支持關係中，讓患者表達他們的創傷經驗並且傾訴情緒，學習症狀的應對方法。若患者願意，可以邀約擁有類似疾患的患者，進行團體治療。

不過治療的第一步是提供安心感，讓患者能與和創傷經驗有關的場所與情境區隔開來。

反應性依附障礙與去抑制型社會參與障礙症

在成長階段所出現的「怕生」，會對身邊的人展現拒絕和抗拒的態度。這是人際關係的最初期階段。不過在一般發展過程，出生後7～9個月即開始會對特定人物展現親近行為。幼兒期的兒童就像這樣，只要熟悉就會接近人，出現情緒表現、行動變化，對人展現興趣。相反的，若兒童呈現遠離的反應，這種不尋求愛跟交流的狀態持續時，便會診斷為反應性依附障礙（reactive attachment disorder）。約於9個月到5歲之間發生。

另一方面，年幼的兒童為了避開生命危險，有避免與陌生人交流的傾向，這是許多文化共通的現象。去抑制型社會參與障礙症（disinhibited social engagement disorder）則幾乎會對初次見面的人展現過度的親近行為。約發生於2歲到青少年期。

反應性依附障礙、去抑制型社會參與障礙症會在幼兒期遭受社會疏忽（指嚴重或長期忽略兒少基本需求及權益，導致兒少身心發展受到影響或陷入危險情境）的人身上出現。有時在疏忽現象解除後，障礙還會一直持續存在。雖然在精神科鮮少見到這些障礙，不過在小兒科、醫院急診處偶爾可以觀察到。

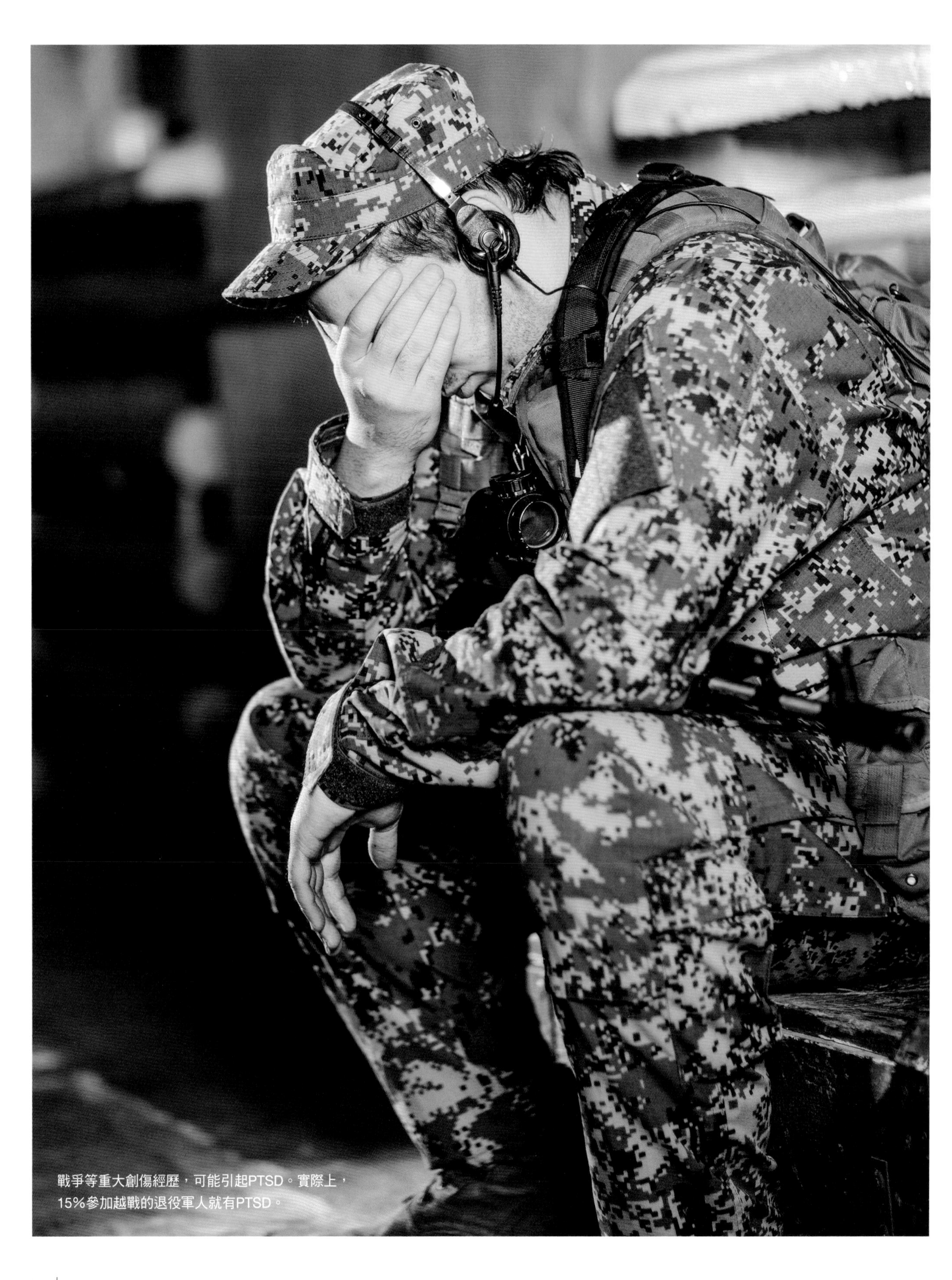
戰爭等重大創傷經歷，可能引起PTSD。實際上，
15%參加越戰的退役軍人就有PTSD。

人人伽利略系列好評熱賣中！　日本Newton Press授權出版

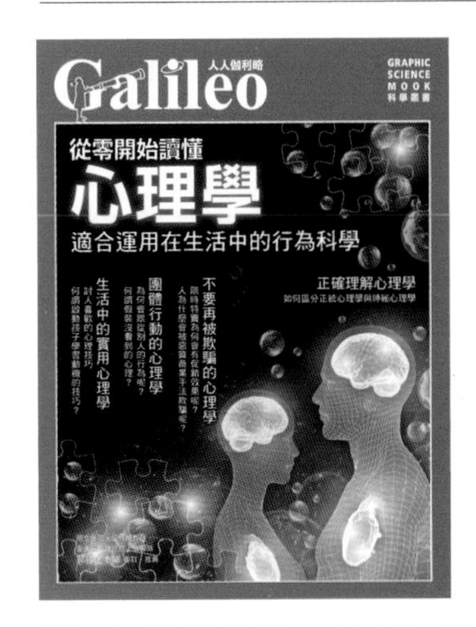

人人伽利略 科學叢書 13　　售價：350元

從零開始讀懂心理學　適合運用在生活中的行為科學

心理學即是研究肉眼無法看到之心理作用及活動，而了解自己與他人的心理，對我們的日常生活會有極大幫助。

本書先從心理學的主要發展簡單入門，再有系統且完整地帶領讀者認識不同領域的理論與應用方式。舉凡我們最關心的個人性格、人際關係與團體、記憶、年紀發展等，都在書中做了提綱挈領的闡述說明，可藉此更瞭解自己、瞭解社會、及個人與社會間的關係。

★國立臺灣大學特聘教授／臺大醫院神經部主治醫師　郭鐘金審訂、推薦

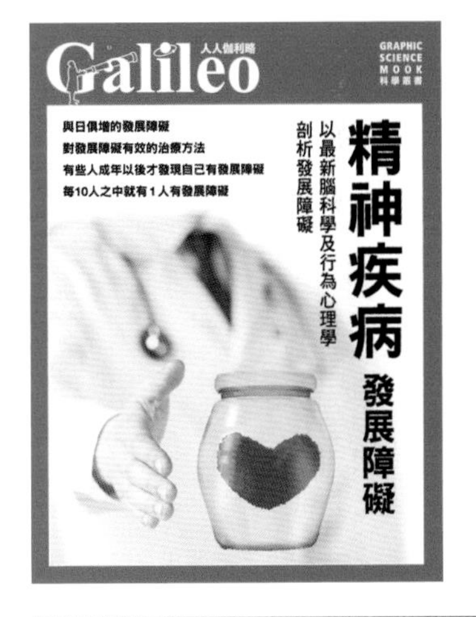

人人伽利略 科學叢書 35　　售價：450元

精神疾病 發展障礙　以最新腦科學及行為心理學剖析發展障礙

近來越來越常聽到「發展障礙」一詞，不少人在工作或人際關係不順時，也會暗自煩惱「自己說不定也有發展障礙」。

本書不僅探討發展障礙的症狀分類、與腦部的關係，也會介紹「成人發展障礙」以及「繭居」與發展障礙的關聯性。並從最新腦科學的研究成果和見解等角度，說明ASD及ADHD的致病原因、傾向和研發出治療藥物的可能性。最後解說有發展障礙症狀的人應該如何善用本身的特性，讓每天都能夠過得開心。

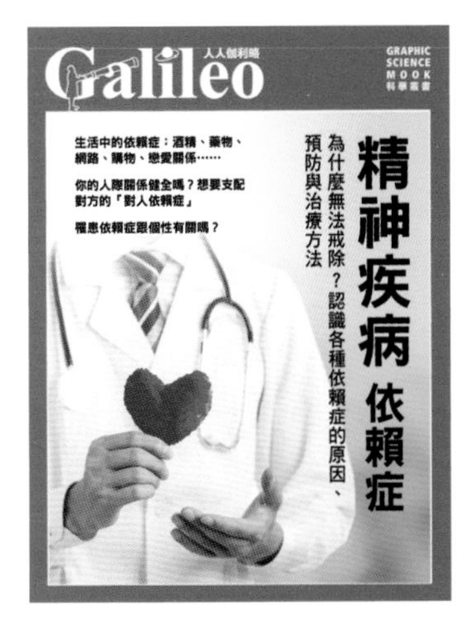

人人伽利略 科學叢書 36

精神疾病 依賴症　為什麼無法戒除？認識各種依賴症的原因、預防與治療方法

售價：450元

也許一般人會覺得依賴症僅須注意藥物和菸酒，然而實則包括手機依賴、遊戲依賴、賭博成癮，以及另一種悄悄建立人際關係、親密關係間的依賴症。展生依賴症的機制是什麼呢？跟個性、環境有關嗎？又要怎麼避免與恢復呢？本書介紹這些潛藏在生活周遭的依賴症跟成癮症，與機制原因、預防及恢復方法，希望能為各位讀者帶來幫助。

了解更多心理疾病

什麼是精神病症狀？

撰文 針間博彥 日本東京都立松澤醫院精神科副院長

「精神病」（psychosis）的意思並不是「精神的疾病」，而是指「可見到妄想和幻覺的狀態」。因此，精神病也叫做「精神病狀態」，而妄想和幻覺稱作「精神病症狀」。接著來看妄想和幻覺是什麼，和其展現出的狀態吧。

什麼是妄想？

「妄想」在精神醫學中的意思是「對無法矯正的錯誤信念深信不疑」。這種「無法矯正」是指就算想法是錯的，即使有確切的證據，患者也無法矯正對此信念的深信不疑。若能夠基於事實矯正，那就不是妄想。另外，關於宗教教義這種廣泛群體共識，也不能稱為妄想。由於妄想的人無法改變自己的深信不疑，對於妄想並沒有自覺，此即為疾病症狀，在精神醫學中這種情況叫作「缺乏病識感」。

妄想內容的分類

名稱	妄想的內容
被害妄想	堅信周圍人的中立言行舉止，對自己有惡意
誇大妄想	堅信自己有財富和權利等，對自己評價過高
卑微妄想	與低估自己的下述妄想有關的總稱
罪惡妄想	堅信自己違反道德、倫理行為，對身邊的人造成困擾
慮病妄想	堅信自己得了不治之症
貧窮妄想	堅信自己極度貧困
身體妄想	關於自己身體的下述妄想總稱
感染妄想	堅信自己感染性病或流行病
寄生蟲妄想	堅信自己的皮膚和腸內有寄生蟲
臆形妄想	堅信自己的臉等身體一部分醜陋，或者形狀古怪
自臭妄想	堅信自己散發惹人厭的味道，讓周圍的人討厭
嫉妒妄想	毫無根據地堅信配偶或伴侶有出軌行為
被愛妄想（戀愛妄想）	毫無根據地堅信自己被某個人所愛

幻覺的種類

聽幻覺	要素性聽幻覺：聽見聲音和雜音 音樂性聽幻覺：聽見歌曲和旋律 言語性聽幻覺：聽見說話聲
視幻覺	要素性視幻覺：看見光和圖案 複雜性視幻覺：看見人、動物、情景
嗅幻覺	感受到不存在的氣味
味幻覺	感受到不存在的味道
觸幻覺	感受到不存在的觸感
身體幻覺	感受到奇怪的身體感覺
實體意識	感受到人、物體的氣息

column

從「精神病」到「精神症」

對日本而言，現在的精神病（psychosis）指「可看見妄想和幻覺的狀態」，並非「精神的疾病」或「精神疾患」。因此，現在日本精神神經學會，正在探討將「精神病」的用法變更為「精神症」，將「精神病症狀」的稱呼變更為「精神症症狀」。希望透過這種變更，改善「精神病」由詞彙衍生的「精神上生病了」的誤解和偏見，不過台灣沒有這樣的區別。

妄想基於內容，有各種不同的名稱（參考左頁的表格）。

什麼是幻覺？

幻覺在日常語彙中，通常會說「看見幻覺」，不過在精神醫學中，不僅意指「看見」的體驗（視幻覺），還有「聽見」（聽幻覺），「聞到氣味」（嗅幻覺），「嘗到味道」（味幻覺），「身體感覺」（身體幻覺），「皮膚感覺」（觸幻覺）等等。感知到現實中不存在的知覺對象，通稱「幻覺」。

此人認為幻覺真實存在，就是真性幻覺；認為並不存在的，叫做假性幻覺。

另一方面，對現實中存在的對象產生錯誤的知覺（意即看錯或聽錯），叫作「錯覺」。發生意識障礙（disturbance of consciousness）時即容易產生錯覺，健康者有時也會產生焦慮和恐懼。一般而言，只有產生錯覺，並不會被視為精神病症狀。

幻覺根據知覺範圍與展現的型態，分成各種不同的種類（參考左上方表格）。

有精神病症狀的疾患

主症狀為精神病症狀的稱為精神病疾患（psychotic disorder），思覺失調症就是其中之一（將在次頁說明）。精神病症狀除了精神病疾患，也會出現以下的狀態。

在情感疾患（見第8～17頁）中，會出現與情感內容（若為憂鬱症，則自我評價過低；若為躁狂，則自我評價過高）一致的妄想和聽幻覺。

透過使用酒精、興奮劑、大麻、合成藥物（例如合成大麻）等各種不同藥物，有時會產生妄想和幻覺等精神病症狀。這種症狀在急性中毒時以及使用後陷入戒斷狀態（withdrawal）時，有時會伴隨著意識障礙，但由於長期使用，有時也不會出現意識障礙。後者的情況若單憑症狀，有時跟思覺失調症沒有區別。

由於失智症和譫妄等腦部疾患，或腦造成影響而產生的身體疾患，有時也會發生妄想跟幻覺。

出現與精神病症狀類似的狀態

類似妄想和幻覺的經驗（稱作類精神病體驗，psychotic-like experiences），解離症、創傷後壓力疾患、自閉症類群障礙症、智能障礙（intellectual disability）、人格疾患等。在這種情況，這類體驗大多是對於情境和壓力產生的反應，與精神症狀有別。

思覺失調症

出現動機原因不明之言行的腦部疾患

除了妄想、聽幻覺，思考、情緒、動機也出現變化

撰文 針間博彥 日本東京都立松澤醫院精神科副院長

思覺失調症經常在青少年期發病，出現幻覺和妄想等特殊症狀，症狀減輕後常常會復發，屬於慢性精神疾患。雖然發病原因仍不明，但可推測是腦部疾患。由於發病原因不明，因此要基於症狀與病程進行診斷。

一般推測思覺失調症的終生盛行率約0.3～0.7%。急性期（精神病狀態）的發病通常從15～20歲至35歲左右，其發病高峰期，男性為20～25歲，女性為25～30歲左右。女性在40多歲時為第二高峰期。

同時，近親間同一疾病的綜合發病率，親子為10%，同卵雙胞胎為50%，基因的近親程度越高，發病率將更為提升。從這種情況來看，可以推測遺傳因素對思覺失調症有一定的影響。

不過，連基因結構完全相同的同卵雙胞胎，發病率都停留在50%，這也表示這種疾患仍有可治療的空間。

■ 病程與病狀

思覺失調症的病程，大致上分為症狀不明顯的前驅期，出現明顯特徵的急性期（活躍期）以及精神病症狀減緩後的慢性期（殘留症狀期）。接著針對各自的病期說明思覺失調症的症狀。

前驅期

前驅期指急性期症狀出現的前幾年，出現非典型症狀的時期。患者會出現注意力和專注力下降、慾望降低、憂鬱、睡眠疾患、焦慮、社交退縮、猜疑、生活功能降低等，無顯著動機。因此在這個時期，有時也會出現憂鬱症、焦慮症、發展障礙等思覺失調症以外的狀態。近幾年，這個時期也稱作思覺過敏（at risk mental state）。這個時期有病識感（意識到自己的體驗為疾病症狀），因此患者本人也很痛苦。

column

從「精神分裂症」到「思覺失調症」

過去用「精神分裂症」稱呼重症精神病疾患的患者。此病名以20世紀初德國精神科醫師克雷佩林（Emil Kraepelin，1856～1926）提倡的「早發性癡呆」為基礎，由瑞士的精神醫學專家布魯勒（Eugen Bleuler，1857～1939），以喪失精神活動各要素之間連結的病態之意而命名。

不過，日本精神神經學會於2002年將名稱變更為「統合失調症」，因為「精神分裂症」容易給人負面的印象。這種疾患恢復的狀況並非不樂觀，接受治療後恢復的案例也不少，希望透過改變病名，消除這種對疾患先入為主的觀念，為患者回歸社會帶來好的影響。台灣的衛生福利部於2014年公布，將精神分裂症更名為「思覺失調症」。

Q&A

Q

我的兒子今年20歲，正在念書準備重考大學，從幾個月前就過著日夜顛倒的生活，避開和家人碰面。這陣子甚至愈來愈常在自己房間自言自語、生氣或大笑。我很擔心他，但不曉得該如何是好。

A

從某個時期出現動機不明變化的情況，必須記住，這很有可能是某種疾病。如果不是因為服用某些藥物或毒品而造成的原因，就必須考量是否為思覺失調症。家人可以採取的應對方式，如努力與兒子溝通，或前往保健諮詢機構和醫療機構兩種。

前者的方法是要對兒子坦率傳達家人很擔心，詢問您兒子的心情，是否為了某些事感到困擾。即使家人與患者本人看待問題的方式不同，孩子本身應該確實懷有某些煩惱。後者是前往地區的保健中心、精神保健福祉中心等進行精神保健諮詢，探討問題的處理方式。也可前往願意接受家人諮詢的精神科醫療機構。若您孩子願意，亦可一同前往醫療機構看診。另一方面，若有暴力或危險行為的情況，為了避免孩子與身邊的人受到傷害，必須迅速應對。

急性期（活躍期）

出現思覺失調症特有的妄想、幻覺、思覺衰弱（缺乏統合功能）等顯著的精神病症狀，基於這些症狀診斷為思覺失調症。由於這個時期的患者失去病識感，有時也不會承認醫療的必要性。以下接著說明急性期的症狀。

・妄想

思覺失調症的急性期時會出現各種不同內容的妄想。常見特徵如看見有汽車停在家門口便堅信「有組織盯上自己了，他們在監視自己」，或感覺現實中其他人的背後，有模糊的不特定人物存在之妄想（也叫做妄想性知覺）。這種感受沒有動機或理由也會出現，周圍的人無法矯正這種堅信不移的想法，而且也經常出現堅信周圍人們的言行舉止，和電視、網路上的事件，是針對自己的批評或毀謗的關聯妄想（delusion of reference）。像這樣認為自己是世界中心，有時會出現「自己是特別的人」的誇大妄想；相對地，有時也會責備自己。

・被控制妄想（自我思考障礙）

在思覺失調症中，患者自己主動進行的思考行動，有時會出現「有人叫自己做」這種奇特的感受。在日本的精神醫學上稱作被控制妄想、被動感受、被影響感受、行為感受等，通稱自我思考障礙。以下是幾種代表性的症狀。

・思想傳播：感覺原本是只有自己知道的想法，卻無緣無故地讓他人得知，讓其在世間廣為流傳。

・**身體的被影響感受：**身體產生「有東西在腦中作怪」等奇特的感覺，覺得是他人對自己做的。

・**其他：**「自己的想法從腦中消失了」（思想被奪），「他人的想法跑到自己腦中了」（思想插入），「自己的情緒和行動被操作了」等各種症狀。

若沒有明顯的身體（腦部）疾病，被控制妄想被強烈懷疑是思覺失調症的症狀。

・幻覺

（1）聽幻覺

思覺失調症中最常見的幻覺就是言語性聽幻覺（能聽見聲音）。有些是聽見外界傳來的聲音，也有些是聽見腦中或部分身體傳來的聲音，內容大多為毀謗重傷、威脅等被害性質。經常出現的聽幻覺有以下幾種。

・**對自己說話的聽幻覺：**聽見有人對自己說話，如「你是笨蛋」之類。患者去回應這道聲音，在別人看來，就像在對自己說話（自言自語）。有時會聽見指示自己的聲音（命令聽幻覺），如「去上吊」，被影響而做出危險的行動。

・**回應自己的聽幻覺：**聽見許多道聲音與自己對話，例如「那個人好白癡」、「沒錯，沒錯」等等。

・**對患者行為加上現場解說的幻聲：**聽見有聲音對自己的一舉一動做出說明，如「你穿的衣服好奇怪」、「現在要走進廁所了」。

・**思想化作聲音：**聽見自己的想法變成聲音說出口。

（2）其他幻覺

思覺失調症中，視幻覺並沒有像聽幻覺那麼常見。嗅味幻覺偶爾與「食物有毒」這種被下毒的妄想連結在一起。雖然身體上的幻覺很常見，但在「被控制妄想」中身體被影響的感受較為常見。

・思考障礙（解離，缺乏統整功能）

指失去彙整思想的功能，也叫做思想連結鬆散（loosen of association）。想法脫離到別種毫無關聯性的話題（脫軌思想），對於問題做出別種回答（答非所問），喪失言語與言語之間的邏輯（聯想散漫），有時也會使用新詞或自創語言（新語症）。有時是急性期暫時的，有時則是慢性期持續的症狀。

・緊張症（catatonia）

動作異常亢奮與減退的症候群。由於這種緊張症的狀態無法預測行動，也會出現重複動作，必須盡快接受治療。症狀有以下幾種。

・**亢奮：**沒有外部刺激的影響而出現亢奮狀態。

・**刻板姿勢：**主動維持古怪的姿勢。

・**僵直型：**被其他人移動身體時，就算有一定的反抗，也會維持被移動前的姿勢不動。

・**強直症：**被其他人移動身體時，完全沒有反抗，維持被移動的姿勢不動。

・**拒絕症：**完全排斥他人移動身體。

・**昏迷：**對於身邊事物的反應顯著降低，自主性動作幾乎消失。

・**無語：**完全不講話。

慢性期（殘留症狀期）

雖然急性期的精神病症狀可藉由治療大幅度舒緩，但也有症狀經過急性期後，殘留到慢性期。下述症狀是慢性期的特徵，這些都是原本該有的功能降低的意思，稱為負性症狀。

・**情緒的平板化、情緒麻木：**情緒表現的豐富程度明顯減少（情緒平板化），情緒起伏起小、變冷淡，對於自己和周圍的人毫無興趣（情緒麻木）。相對地，發生一點小事就容易情緒爆發（易怒）。

・**意願降低：**自發性降低，對目標難以貫徹始終。對工作、興趣、照顧自己的興趣降低，容易為了避免與他人交流，成為繭居族。

・**會話貧乏：**自發性會話的量降低，或談話內容過度具體或抽象，有時令人難以理解。

・**自閉、社交性低落：**避免與他人交流，把自己關在脫離現實的想法當中，有時會成為繭居族。

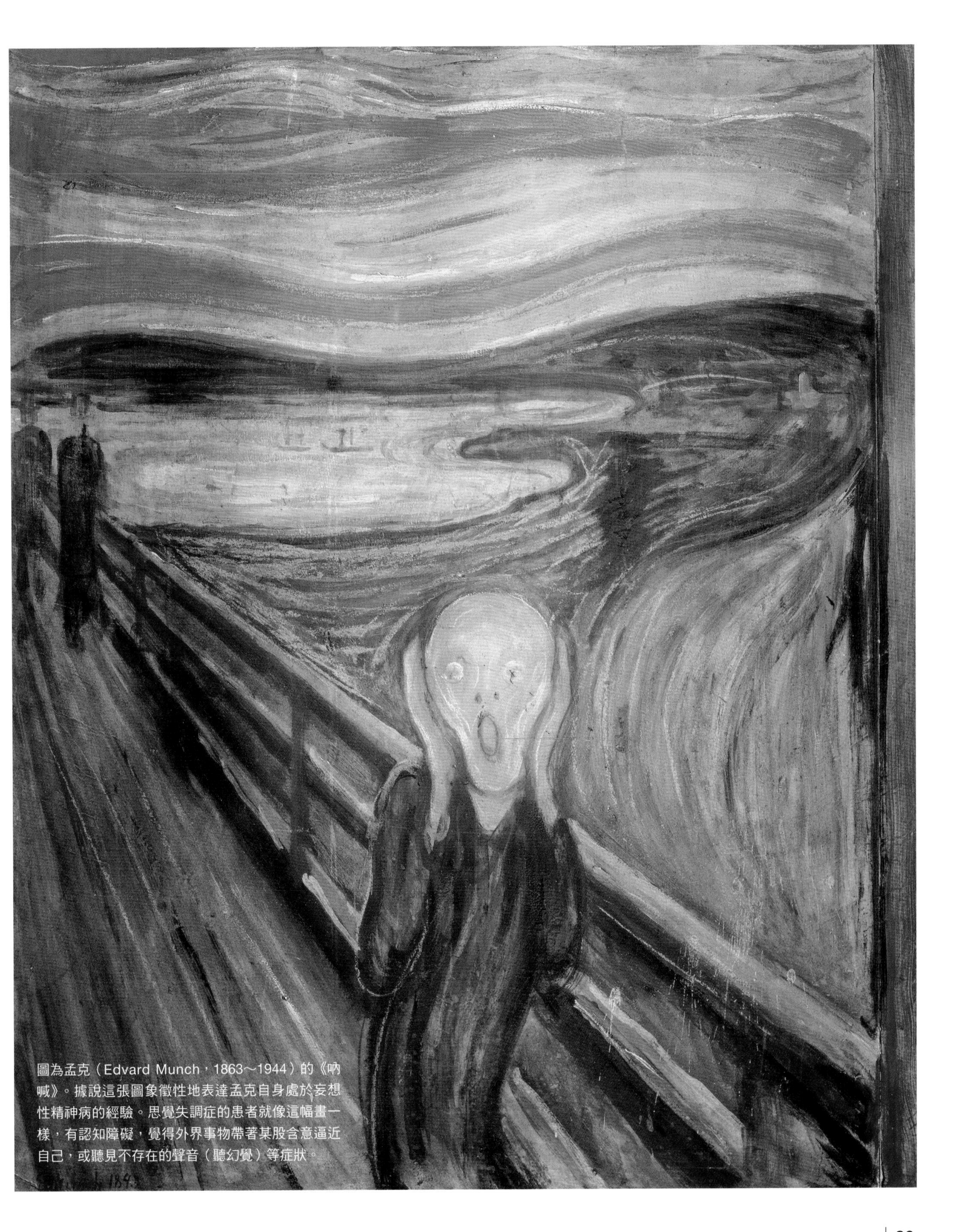

圖為孟克（Edvard Munch，1863～1944）的《吶喊》。據說這張圖象徵性地表達孟克自身處於妄想性精神病的經驗。思覺失調症的患者就像這幅畫一樣，有認知障礙，覺得外界事物帶著某股含意逼近自己，或聽見不存在的聲音（聽幻覺）等症狀。

Q&A

Q **由於性格內向，我很在意主管的眼光。如果聽見別人竊竊私語，我總是心驚膽跳，在意是否在談論自己的過錯。**

A 「在意他人眼光」，「在意其他人是否在談論自己」，這是每個人都可能遇到的狀況。以精神醫療的觀點來看，這種情況要考慮兩件事。第一點，對生活帶來多大的影響。即使透過轉換心情或找朋友商量，也無法改善痛苦的情況，或是工作、學業、家務等日常活動無法順利進行的情況，無論是否生病，都建議尋求精神保健諮詢和前往精神科就醫尋求建議和支援。

另一點就是從您的性格、生活、環境，考量這種情況是否符合。若有無法理解的新變化產生，必須探討是否為某種疾病，建議您前往精神科醫院或精神科診所接受診斷。

■ 診斷

思覺失調症的診斷是透過急性期精神病症狀的檢查進行，僅有慢性期的負性症狀無法診斷。比如，根據美國精神醫學學會（APA）的《精神疾病診斷與統計手冊第5版》（DSM-5），診斷思覺失調症時從（1）妄想，（2）幻覺，（3）無法統整對話（例如：經常脫軌和無邏輯），（4）非常沒有邏輯，或緊張症的行為，（5）負性症狀（即情緒平板化，欠缺動機）之中，必須（1）至（3）項目之中有1～2個項目持續1個月以上。同時，某種症狀持續6個月以上，與發病前的生活相比，生活上的功能顯著降低，皆為診斷的要項。思覺失調症只能基於這些症狀診斷，無法從病因診斷。

■ 鑑別診斷

由於除了思覺失調症以外，也會顯現出精神病症狀，因此必須用其他診斷予以鑑別。

急性暫時性精神病疾患（短期精神病疾患）

精神病狀態急速（2週內）出現，但在1個月以內完全消失，是比思覺失調症更短期的障礙。有些案例發病前並無生活上的壓力。

妄想症

只有妄想持續存在，沒有出現其他症狀。妄想的內容有被害妄想、誇大妄想、臆形妄想、自臭妄想、情愛妄想等。有一些患者不會根據妄想而行動，或對於日常生活功能沒有影響。

情感性思覺失調症

思覺失調症的症狀與情感疾患（躁鬱症與憂鬱症）的症狀（憂鬱症狀和躁狂症狀）雙方皆顯著的情況，會診斷為情感性思覺失調症。情感性思覺失調症可視為思覺失調症與情感疾患兩者之間連續向度中間的存在。

其他狀態

・情感疾患

有時情感疾患也會被視為精神病症狀。憂鬱症中偶爾會出現卑微妄想（罪惡妄想、慮病妄想、貧窮妄想），躁鬱症時偶爾出現誇大妄想。不過，由於這些妄想也會出現在思覺失調症中，因此無法單憑個別症狀做診斷。

・自閉症類群障礙症

若只是觀察症狀，自閉症類群障礙症與思覺失調症有時很類似。不過，自閉症類群障礙症是患者原本先前就持續存在的症狀，思覺失調症則是在人生中某個時期才出現的新症狀。因此，診斷時長期病程的觀點就很重要。

■ 家人的幫忙對治療很重要

思覺失調症的治療方法，會組合生理治療與社會心理治療。治療的原則是定期回診，但是若患者沒有病識感而不願接受治療，或對身邊和患者本身可能造成危險，就必須住院治療。

生理治療主要用抗精神病藥物進行藥物治療。現已知許多藥物都對精神病症狀有效。

而在近幾年，能降低對血清素敏感度的非典型抗精神病藥物已開發出並受到廣泛使用（與過去作用於多巴胺系統的常規藥物不同）。藉由這些抗精神病藥物的治療，不只能夠舒緩精神病症狀，也能達維持緩解、預防復發的效用。

同時，電擊痙攣療法（electroconvulsive therapy）也是有效的生理治療。這種治療的優點是可快速獲得成效，缺點是效果無法長久。

社會心理治療方面則實踐各種不同的做法。對於患者本身的治療採取認知行為治療，如減少症狀對此人生活的影響，幫助症狀的恢復，指導身體不適時妥當的處理方法或社交技巧訓練等。

同時，負性症狀等殘餘症狀（急性期後殘餘的症狀），進行職能治療和日間照護等復健。

■ 預後

思覺失調症的病程經常在急性期的復發與緩解反覆出現，但是也有人的病程是慢性的，無法明確區別這些情況。在長期預後中，大約有20%預後良好，50%可過著普通的生活，另有約10～20%殘餘重度的障礙。無論在症狀方面或社會生活層面上，完全復原的人絕不算少。

妄想和幻覺等精神病症狀隨著老化有舒緩的傾向，中年以後緩解的情況稱作晚期緩解。另一方面，有負性症狀更為持續的傾向，隨著病程發展有時也會惡化。

在病程中必須注意的就是自殺。約有20%的思覺失調症患者有自殺意圖，6%的人死於自殺。自殺並非只是來自聽幻覺的命令和被害妄想等症狀帶來的影響。在患者對疾病產生自覺、出院後、被社會孤立等情況，出現悲觀和絕望時，都容易增加自殺的風險，因此必須注意。

■ 原因不明的腦部疾病

思覺失調症的病因，現有各種不同的推論。其中最有力的說法是多巴胺假說。為多種神經傳導物質之一的多巴胺過度分泌，造成神經細胞（神經元）過度活躍，有可能是思覺失調症的病因。

這種說法的主要根據是幾乎所有治療思覺失調症的抗精神病藥物，都有降低對神經元多巴胺敏感度的效果，且提高多巴胺效果的安非他命（興奮劑）會引起精神病症狀。現在不只是多巴胺，也在致力推動血清素等其他神經傳導物質與思覺失調症的相關研究。

過去有大量關於思覺失調症中腦形態學變化的研究，最近由於影像診斷學的進步，有愈來愈多不同論述。譬如說，已知患者的側腦室、第三腦室擴大，這種病況與負性症狀相關，或者患者額葉的功能降低等情況。

另外，在神經生理學方面，也已發現患者的注意功能障礙和無法流暢地做眼球運動。

人格疾患

強調病態的人格特質

從社會或文化角度來看，呈現出偏差的內在經驗和行為模式就是人格疾患。

協助 林直樹 日本西原醫院精神科醫師

人格疾患指看待事物的看法、行為（認知、行為）和感受（情緒）、與其他人交流的方式（人際關係功能）有顯著偏差，並且因為這些情況帶來顯著痛苦和障礙的疾病。

人格疾患分成三種類群。A群屬於妄想型人格疾患，皆是奇特、性格古怪的人；B群包含反社會、邊緣型、戲劇型及自戀型人格疾患，大多為做作、情緒化、喜怒無常；C群為畏避型、依賴型及強迫型人格疾患，這些人經常感到焦慮或恐懼。

人格疾患與其他精神疾患相比，個別功能的障礙較輕微，但該障礙的範圍廣，病程長，且狀態與一般人共通的人格特質相比更為病態。

而各類群的盛行率，A群為5.7%，B群為1.5%，C群為6.0%。根據美國在2001～

人格疾患的種類

綠色為A群，紫色為B群，藍色為C群。

妄想型人格疾患	這種類型的基本特質是對他人的不信任和猜疑。患者將許多事物都視為和自己有關，害怕有人加害自己，試圖尋找身邊的人們背叛自己的證據。同時，強烈主張自己的正當性，對於來自周圍的攻擊無法忍受，會嚴加反擊。一般認為與妄想症和妄想性思覺失調症有關。
類分裂型人格疾患	過去認為這種類型是思覺失調症發病前的性格。這種人格疾患患者會出現內向膽小、害羞、認真、服從、老實、敏感、神經質等特質。
思覺失調型人格疾患	一般認為這種人格疾患與思覺失調症的遺傳因素有關。伴隨著外表、行為的奇特與不適當，人際關係缺乏廣度，情緒起伏小，偶爾缺乏合理性，關係妄想、奇特的信念和迷信等思想層面的異常等，接近精神病症狀的特質。
反社會人格疾患	常見於男性的人格疾患，有不斷做出侵犯他人權利的反社會行為特質。個性衝動，看在他人眼中欠缺深思熟慮，甚至做出傷害、殺人、竊盜和暴行等行動。且無法對他人的情緒感同身受，欠缺信用和誠實，因此人際關係無法長期維持。
邊緣型人格疾患	這種人格疾患的特質是在行為模式、情緒、自我形象等多領域中不穩定。無法控制強烈的怒氣、憂鬱、焦躁等情緒顯著變動。人際關係上無法忍受孤獨，會以強烈情緒將身邊的人強力牽扯進來。由於這些情緒和人際關係的動搖，偶爾出現自殘行為、自殺，浪費、藥物濫用等對自己帶來危險的衝動行為。同時，許多患者身上也有妄想、解離狀態等接近精神病症狀，可觀察到暴力的行為。

2002年的調查中，得知美國大約15%的成人擁有一種以上的人格疾患。

相關疾病依種類而異

人格疾患之中，有些可能與其他精神疾患有遺傳性關聯。比如說，已經確認妄想型人格疾患，與妄想症或妄想性思覺失調症相關。同時，也已經確認思覺失調型人格障礙症與思覺失調症相關。另一方面，戲劇型、畏避型、依賴型、強迫型人格疾患則與遺傳因素較無關係。

多數情況下，無法完全將人格疾患與其他精神疾患分開。比如說，所有類型的人格疾患都有容易罹患憂鬱症的傾向。而畏避型人格障礙會出現社交恐懼，反社會及邊緣型人格疾患（borderline personality disorder）偶爾會出現藥物濫用的情況。

人格疾患有在幼兒後期或是青少年期出現的傾向，進入成人期後則更為明顯。幼兒期展現的人格疾患特質很少持續到成人，因此不需要過度擔心，用長遠的眼光看待吧。一般認為年齡與人格疾患有密切關聯，隨著年紀的增長，某些人格疾患（反社會、邊緣型人格疾患等）將變得不顯著或變輕。不過其他好幾種人格疾患（強迫型、思覺失調型人格疾患等）似乎不會隨著年紀增長而緩解。同時，人格疾患在失去支持自己的重要人物（配偶之類）、讓情緒穩定的狀況（工作之類）之後，有時症狀會惡化。

評估患者人格功能時，必須考量此人之種族、文化及社會背景。譬如說，診斷華僑子女時，必須考量症狀因環境變化而出現的可能性。

人格疾患的治療上有許多方法，如個人心理治療、團體治療、住院治療、藥物治療等，配合患者的人格等級和狀況選擇、組合使用。

關於住院治療方面，比如說

戲劇型人格疾患（歇斯底里）	常見於女性的人格疾患，為了吸引他人的關注，展現奇異且誇張的外表和做作的行為。情緒表現很刻意，表面上缺乏真實感，喜怒無常。被暗示性強，有容易受到周圍影響的傾向，渴望被身邊的人認同。執著於外表和身體魅力，偶爾對異性做出誘惑的舉動。
自戀型人格疾患	這種人格疾患的主要特質是自大。過度評價自己的重要性和成果，展現傲慢和特權意識，追求他人的目光和讚賞，不是嫉妒就是蔑視他人。雖然一直在尋求自我滿足，但他們往往將依賴視為軟弱的標誌，並可能對創傷性經歷產生強烈的羞恥感和憤怒。人際關係中，若無法維持自大的感受就無法持續。
畏避型人格疾患	這種類型的特點是避免帶來負面評價或強烈刺激的情況，如失敗或被他人拒絕。具有很大程度的自我不確定感及自卑感，習慣讓自己持續處在焦慮和緊張的狀態。結果，對人際關係消極，只在有限的範圍內建構親密關係，生活範圍也有所限制。一般認為這種人格有焦慮疾患和社交恐懼症，因此容易演變成對他人的恐懼。
依賴型人格疾患	這種類型的特質是對他人的依賴行為。自己的行為隨時需要他人的建議和指示。同時，會迎合他人，讓自己的慾求從屬於他人以維持關係。認為自己身邊沒有其他人就無法生存，對於孤獨感到無力和焦慮。這種人格疾患在多種精神疾患裡都可見到，常見於女性。大半情況是藥物成癮、憂鬱症、焦慮症等前兆。
強迫型人格疾患	這種類型的特質是在人際關係和自己的內在保持一定的秩序，堅持自我控制。欠缺圓滑性、一絲不苟、完美主義、頑固、吝嗇、冷漠的情緒。同時，由於是完美主義者且執著細節，有時要順利執行工作反而有困難。過度認真、重視倫理、無法通融、厭惡把自己的部分工作交給他人處理等，有將自己的做法強加在他人身上的偏執和頑固。

治療反社會行為的情況要在治療性社區（therapeutic community）的體制下處理，而對於衝動行為的行動限制也要下功夫處理。

接著介紹幾種代表性的人格疾患。

A群：思覺失調型人格疾患

思覺失調型人格疾患（schizotypal personality disorder）的人，無法結交朋友或可信任的人，喜歡獨處，容易受到孤立，有時在學校和職場會因為「古怪」而遭受霸凌。不過此人並不在乎周遭人士的看法。同時，也沒有憤怒等強烈情緒。對於性經驗和與異性交往也毫無興趣，許多男性會一輩子單身。

此疾患的盛行率推測為4.9%，男性較常為重症。若有親戚是思覺失調症或思覺失調型人格疾患，罹患的可能性較高。

B群：反社會人格疾患

反社會人格疾患（antisocial personality disorder）的患者，有打破社會規矩或欺騙他人等有害傾向，並且對於這些行為不會有罪惡感。

他們會違反重大規則，如攻擊人或動物、破壞或偷竊物品、酒駕或超速等，也可能會對自己的家人施加暴力，虐待、棄養兒童，或為了自己的利益欺騙他人。不會深思熟慮，常立刻下定決心而衝動行事，不會反省其結果。

另外，也有非常沒有責任感之處，如沒有工作或一直請假。在金錢管理上也毫無責任，經常借錢或讓家庭陷入財務困難。因此經濟上陷入困難，變得無家可歸或在監獄度過。另外，也有自殺或事故等容易在年輕時死亡的傾向。

患者超過18歲，且在15歲以前出現品行疾患，就會診斷為此疾患。此疾患的盛行率為0.2～3.3%。不過，超過70%的男性有物質依賴症狀或經常出入監獄。這種疾患在幼兒期或青少年期早期開始，成人後也會持續。不過有時40歲後症狀會變輕或緩解。

B群：邊緣型人格疾患

這種疾患的特徵，可從人際關係、自我形象、情緒不穩定等處廣泛看出顯著的衝動性質。為了避免在現實或想像中被拋棄，勉強自己做各種努力。察覺到離別即將到來或將被排斥，或經歷物理性的隔絕和失去的話，對其自我形象、情緒、認知及行為都將大幅產生影響。對於周圍狀況很敏感，亦有人堅信「被拋棄」就是自己「不好」，無法一個人忍受這種被拋棄的恐怖感，因此連結到想與其他人在一起的慾求。為了要與他人在一起，可能會衝動進行自殘、割腕、上吊等自殘和自殺行為。只見過1、2次面，就覺得對方會照顧自己，或者和他人交往後，將對方化為理想，要求長時間一起度過。另外，在相處的早期階段就要求深入瞭解彼此。若要求無法被滿足，反而會嚴厲指責或做出攻擊行為。

會做出傷害自己的衝動性行為，如賭博、無責任揮霍金錢、暴飲暴食、濫用藥物、危險的性行為、危險駕駛等。也會出現自殺未遂或類似舉動、威脅或反覆做出自殘行為。實際上，有8～10%的患者自殺。反覆出現的自殺意圖和企圖，往往是因為此人在尋求協助。自殘行為常在解離經驗（disso-ciative experience）期間出現，患者會持續強調自己很壞，自殘能緩和這樣的想法。情緒消沉、強烈的不愉快感受、煩躁、焦慮等情緒反應通常維持2～3小時左右，少有持續2～3天以上的情況。容易有攻擊性，總是在尋找什麼。偶爾會展現不妥當的憤怒，或無法控制自己的怒氣。講話惡毒、諷刺，也會說出爆炸性言論。如果覺得被照顧自己的人拋棄，就會爆發衝動、攻擊性的言行舉止。

成人早期症狀會持續慢性的不穩定，逐漸難以控制其情緒和衝動。自殺的危險性在進入成人期不久的幾年內最高，隨著年齡增長逐漸降低。激動的情緒、衝動性、不穩定的人際關係會長期持續，不過透過治療可以在最初的1～3年內改善。到了30～40多歲，應對人際關係和職場的能力也能逐漸穩定。

盛行率為1.6%。一般的診所、醫院為6%，精神科診所為10%，精神醫院的住院患者為20%。高齡者的盛行率降低。一等親或兄弟姊妹有人格疾患發病的狀況，與一般人口相比，患者數約5倍之多。醫療機構中女性明顯較多，占了75%。

B群：自戀型人格疾患

這種疾患的患者擁有「自己是特別的人」這種自我意識過剩的感覺，經常高估自己。雖然所有人在青春期多少都有高估自己的傾向，但並不會因此被診斷為自戀型人格疾患（narcissistic personality disorder）。

患者高估自己的同時，在應該讚美其他人的時候，則會做出過低的評價。無法對他人情緒感同身受，有時人際關係無法順利維持。

另外，容易受傷，聽見他人批評後會無法忘懷。由於患者對自己的能力、外表、是否年輕很執著，當年長而逐漸衰老時，難以做出適合該年齡的得體行為。

針對某個地區進行調查的結果顯示，盛行率估計約為0～6.2%。同時，診斷出有這種疾患的人之中，約有50～75%為男性。

B群：戲劇型人格疾患

這種疾患的患者會異常想吸引他人的注意，透過說謊或引起騷動而讓自己受到注目，不成為話題中心就不甘心。另外，無意識之中會演出自己給自己設定的角色。

雖然患者並不會積極發生性關係，不過對許多人都會做出誘惑的舉動。

同時，會認為自己的人際關係比真實情況更加親密。將僅打過照面的人視為摯友，或只是接受短期診斷，便親暱稱呼醫師的名字。由於一建立新的交友關係，就會將興趣轉移到新的對象上，因此人際關係無法長久維持。

傾向將所有事物認為比實際情況更為重要，容易因一點小事就情緒化。不過，這種狀況出現與消退的狀況如此之快，看起來很像是假的。同時，他們也可能會突然熱情地開展工作或事業，但衝勁往往很快就會消失。

另外，這種疾患的患者容易受到其他人的意見影響，容易受騙，也都是特徵。

此疾患的盛行率為1.84%，男女比例差不多。症狀有隨年齡漸長而趨緩的傾向。

C群：依賴型人格疾患

這種疾患的特徵，就是過度希望被他人照顧。患者認為自己無法獨自生活，在日常生活中的許多情況，就算是同年齡的人能夠自己決定的事，仍希望其他人（大多為特定人物）為自己決定。同時，自己難以做任何計畫，若沒有其他人監督，就無法做出合適的行動。

由於害怕與照顧自己的人分離（分離焦慮），希望對方照顧自己，因此會選擇服從對方，有時即使對方做錯了，也會認同對方，也有人遭受配偶的暴力依然忍耐，有時遇到負面的事也選擇自我犧牲。他們也可能會表現出自己很有能力的樣子，這樣對方就不會拋棄他們。

若再也無法與過去照顧自己的人相處時（與戀人分手、親人死亡），立刻就會再找其他人照顧自己。

盛行率推測為0.49%。雖然一些研究指出男女的盛行率幾乎相同，不過女性似乎較常診斷出此類疾患。

Q&A

Q

我的女兒原本就性格內向，喜歡獨處。成長過程順利，相親結婚後馬上就生下孩子，但在那之後，愈來愈沒有食慾，變得瘦弱，而且與丈夫發生爭執時，會反覆用菜刀割手腕。有人說這種情況或許是人格疾患，請問到底是怎麼樣呢？

A

必須盡快帶您女兒去精神科就診。一般而言，人格疾患的評估範圍很廣，需要花費時間慎重考慮。這位小姐在生產後明顯變化，必須視為憂鬱症，特別要當作是生產前後的憂鬱症以進行診察。若為憂鬱症，就符合體重減少和自殘行為的描述，這是治療脈絡容易掌握的精神疾患。其他方面，或許也必須考量飲食障礙的診斷。治療時，首先必須整理出能讓您女兒安靜休養的地方，基於此目的，需要有家人的介入。

關於人格疾患，可以邊進行憂鬱症或飲食障礙的診斷與治療邊探討。假設的確為人格疾患，在治療的介入上，前提是此人對自己的問題有自覺，願意接受治療，因此您要聆聽女兒的說法，整理問題，排好解決的優先順序，對於應解決的問題產生自覺後開始治療。

邊緣型人格疾患評估表

	回答	
1. 如果真正心愛的人打算離開自己，你會感到幾乎瘋掉的心情嗎？	是	否
2. 你與真正心愛的人之間，是一段不斷劇烈起伏的關係嗎？	是	否
3. 你會突然大幅改變「關於自己是誰」、「自己有什麼目標」之類的想法嗎？	是	否
4. 你對「自己是誰」的感覺，有時會發生巨大的變化嗎？	是	否
5. 你會根據相處對象或狀況改變自己，曾經不曉得自己到底是個怎樣的人嗎？	是	否
6. 你經常急遽轉變自己的目標、職業的計畫，或宗教信仰嗎？	是	否
7. 你經常衝動行事嗎？	是	否
8. 你曾經說過要傷害自己、想自殺或現在就要自殺來威脅他人嗎？	是	否
9. 你曾經割傷、燙傷或抓傷自己嗎？	是	否
10. 你的心情是否經常突然波動嗎？	是	否
11. 你經常感到自己內心空虛嗎？	是	否
12.你經常易暴怒，或太生氣而無法控制自己嗎？	是	否
13. 你一生氣就會打人或朝對方丟東西嗎？	是	否
14. 你遇到小事也會馬上生氣嗎？	是	否
15. 你是否覺得自己一遇到強烈壓力時，就會懷疑其他人，或被其他人避開嗎？	是	否

※上述項目之中，回答「是」5個以上，則可能有人格疾患。

總計　　　　個

※請務必前往醫療機構接受正確的診斷。

酒精相關疾患
也會引起各式各樣的身體疾患

無法抑制飲酒量，減少酒量就會出現手在顫抖等戒斷症狀。

協助 松下幸生 日本久里濱醫療中心副院長

酒精飲料、酒類對我們的健康有時會造成莫大的影響。幾乎每個人都經歷過酒精引起的暫時性失調（失去意識和異常酒醉）。

酒精的代謝與其影響

每合日本酒（180毫升）約有21公克的酒精。飲用的話，血液中的酒精濃度會在飲酒1小時之後達到高峰，體重60公斤的人，血液酒精濃度每100毫升血液約為40毫克酒精。其中90%會被肝臟代謝，殘餘的則經由肺部與腎臟從呼吸和尿液中排出。肝臟的酒精代謝能力，每小時每100毫升，平均約15毫克（10～35毫克）。

只要少量的酒精，就能活化中樞神經系統增加腦部血流的功能，但過量的話會使血流減少，抑制活動。

當酒精血液濃度0.05%（每100毫升約50毫克）時，就會降低判斷力，無法控制自己。濃度0.1%會使手腳移動變得困難，0.1～0.15%就會酒醉。到了0.3%呈現混亂、昏迷，0.4～0.5%則會昏睡。再多的話，可能就會因呼吸抑制（respi-ratory depression）換氣不足而死亡。

酒精對精神、身體的影響

酒醉的狀態分為單純酩酊、複雜酩酊、病態酩酊三種。單純酩酊指情緒高昂或有如解除壓抑般的一般酩酊狀態；複雜酩酊指與平時態度不同，容易生氣，或做出粗暴行為的酒醉狀態。

病態酩酊的特徵是因飲酒產生朦朧狀態或譫妄狀態，或是呈現精神性動作亢奮狀態，且無法回想起這個時期的行為。這種病態酩酊會突如其來發生，出現無法預測的行為，偶爾會做出犯罪行為或被捲入犯罪之中。

酒精對身體造成的影響，有酒精性肝炎、肝硬化、食道炎、胃炎、胃潰瘍、食道靜脈瘤、胰臟炎、心肌梗塞、心肌性疾患和腦血管疾患等。

而對睡眠的影響，雖然能促進入眠，但反而很常睡到一半醒來，結果使睡眠品質降低。

日本人的酒精依賴：約有100萬人在其一生中經歷過酒精依賴

酒精依賴指想喝酒的強烈慾望或強迫意念，即便因喝酒造成各式各樣的問題也沒有控制飲酒，不增加飲酒量就無法喝醉，只要減少飲酒量，手就會震顫或有心悸等戒斷症狀。

美國調查酒精依賴的整年盛行率，成人男性約12.5%，成人女性約5%。雖然俄羅斯和南歐各國也有許多患者，不過在亞洲的患者數也愈來愈多。日本的酒精依賴，約有100萬人在其一生中經歷過酒精依賴。

酒精使用疾患可能繼發於雙極性情感障礙、焦慮症和憂鬱症，或與之併發。

一般認為酒精依賴與社會文化因素有關。已知在對飲酒行

酒精對身體造成的主要傷害

長期大量飲酒會造成酒精依賴，引起想飲用酒精的精神依賴，或在戒酒後，產生手腳震顫和痙攣等身體依賴的症狀。依賴症惡化，就會陷入不斷飲酒的狀態。若長期大量飲酒，就會產生肝硬化、慢性胰臟炎等內臟異常，中樞神經病變和腦部萎縮等動作障礙和精神、智能障礙。

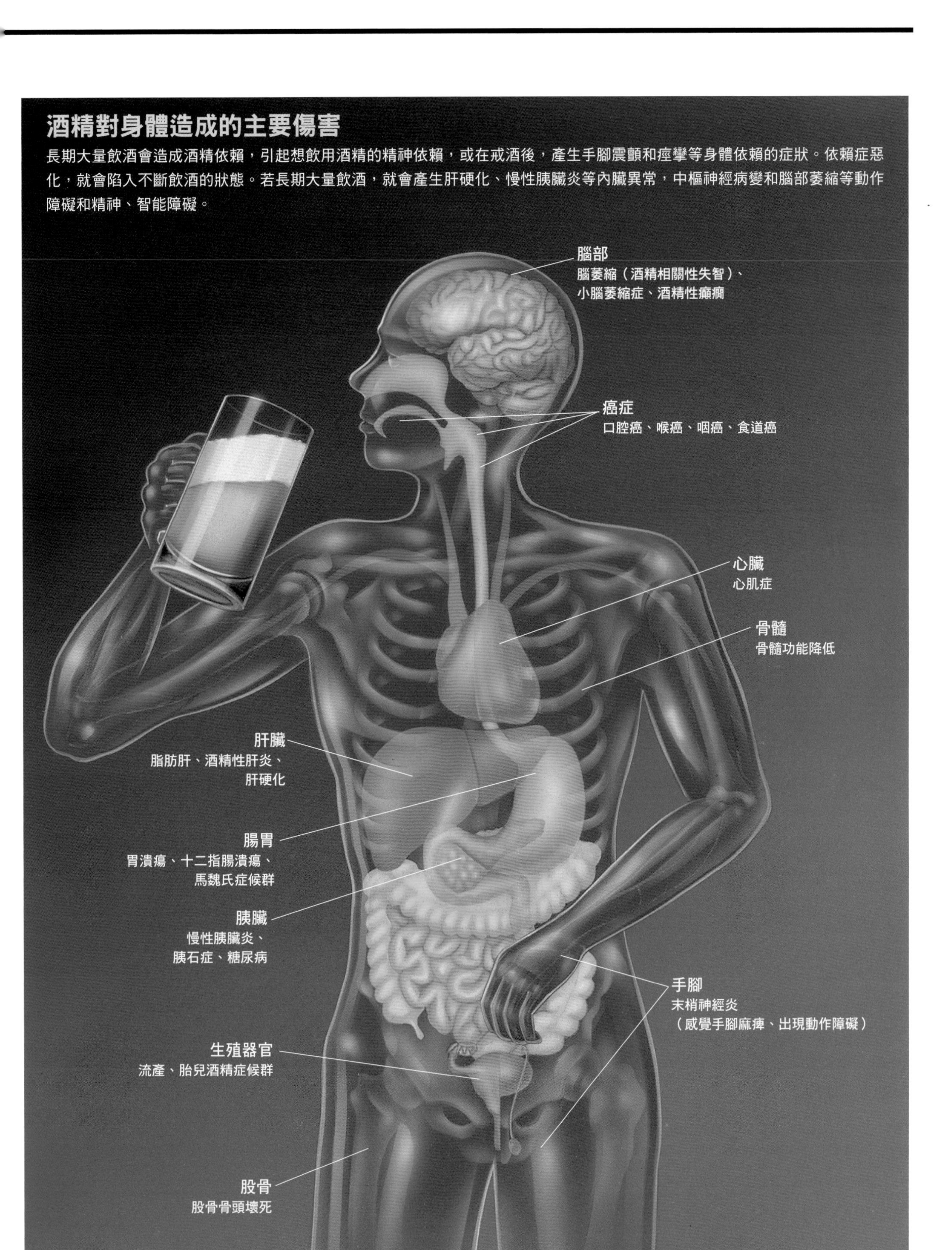

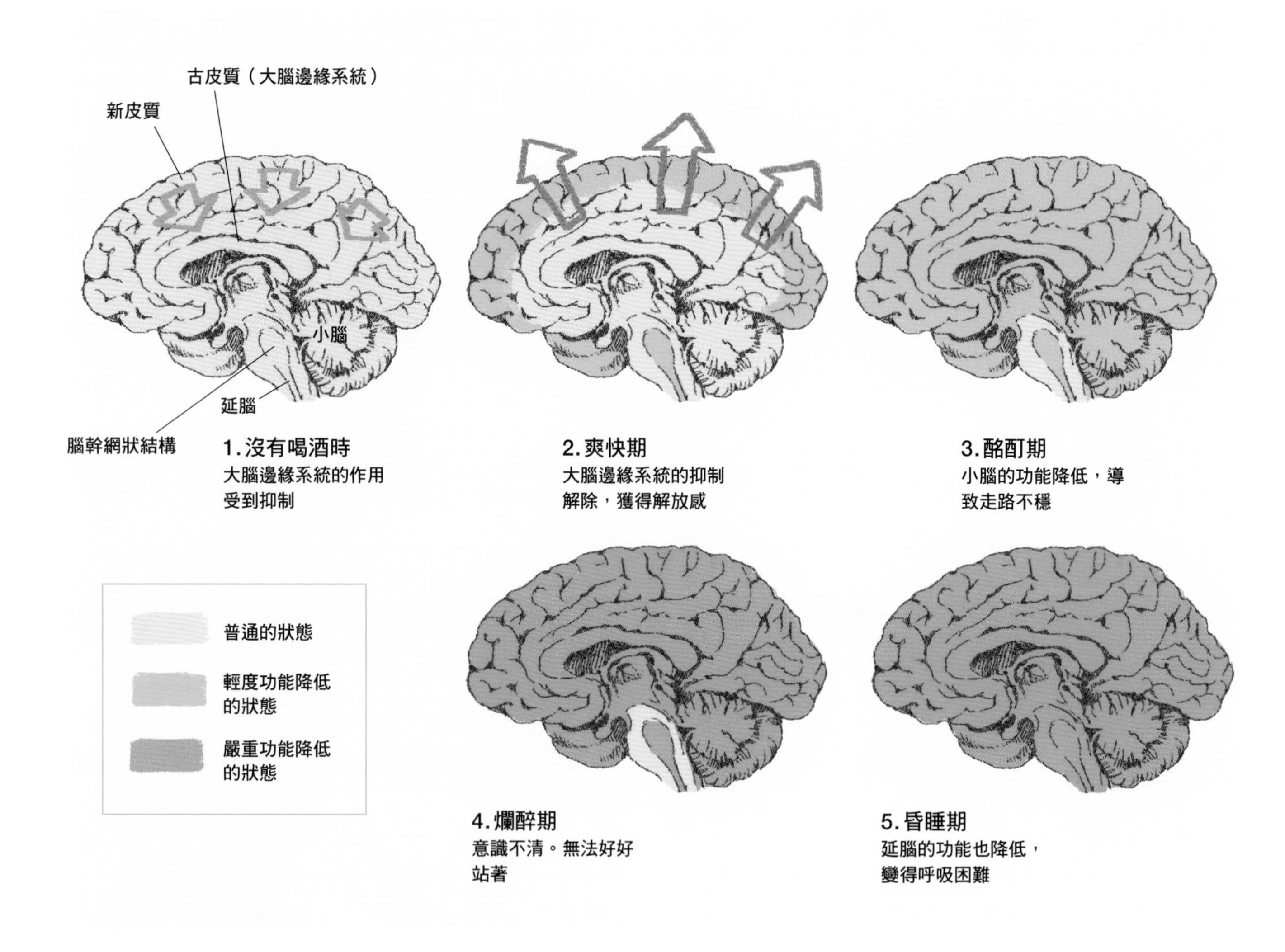

腦對於酒精的作用

大腦有司掌理性的「新皮質」（大腦皮質）與司掌本能和情緒的「古皮質」（大腦邊緣系統）。腦幹網狀結構不斷傳導衝動，讓新皮質呈現清醒的狀態。古老的皮質因為新皮質的作用而受到控制。酒精有麻醉作用，少量飲酒會抑制大腦新皮質與腦幹網狀結構的作用。而過去由新皮質控制的古皮質被解放，人變得開朗或做出大膽的行為。

為寬容的文化和有特別飲酒習慣的環境中，容易發生酒精造成的問題。

憂鬱、睡眠疾患、兒童期的品行疾患（犯罪）和過動症，會提升酒精依賴的風險。

從行為理論的角度來看，由於酒精能夠暫時緩和焦慮和恐懼，是強化飲酒的要因，致使酒精依賴發病。家庭研究和養子研究顯示酒精依賴的發生與遺傳因素有關。現已知，若有酒精依賴的近親，此人會比一般人多出3～4倍的機率得到酒精依賴症。

團體治療帶來成效

酒精依賴的治療目標就是戒酒。病人的動機和努力對治療至關重要，如何激發這些動力是重要的治療課題。心理治療中，會分析飲酒的行為和動機，以及如何應對與飲酒有關的壓力。一般認為團體治療對酒精依賴很有成效。放鬆和自我肯定訓練（assertion training）也被用來處理飲酒引發的焦慮和緊張。

參加互助團體對患者恢復格外有幫助。同時，透過參與家庭治療以恢復家庭功能，對於治療也有幫助，這類由患者家人組成的互助團體很盛行。

藥物治療會使用戒酒藥（這種藥可使酒精代謝停滯。有害的乙醛在血中濃度上升，飲酒反而會產生痛苦）。最近，直接抑制飲酒慾望的阿坎酸（acamprosate）、納美芬（nalmefene）也作為戒酒輔助藥物在臨床現場使用。另外，隨著戒酒展現的精神症狀（戒斷症狀），也會使用抗焦慮藥物。

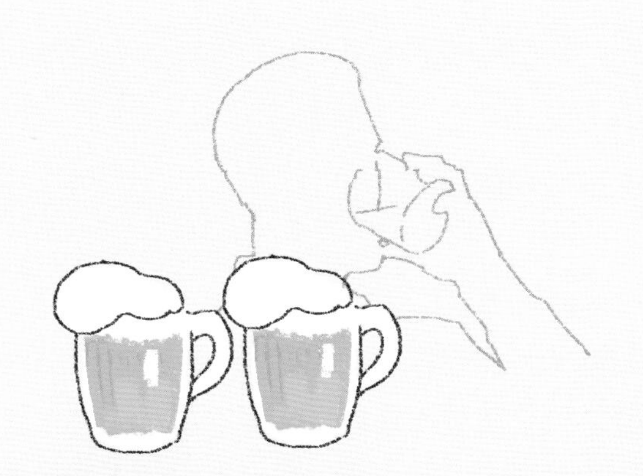

飲酒過量有危險
飲酒過量是最不好的行為。不太會喝酒的年輕人，分解酒精的酵素作用不強，分解速度也慢，因此容易加深醉意。

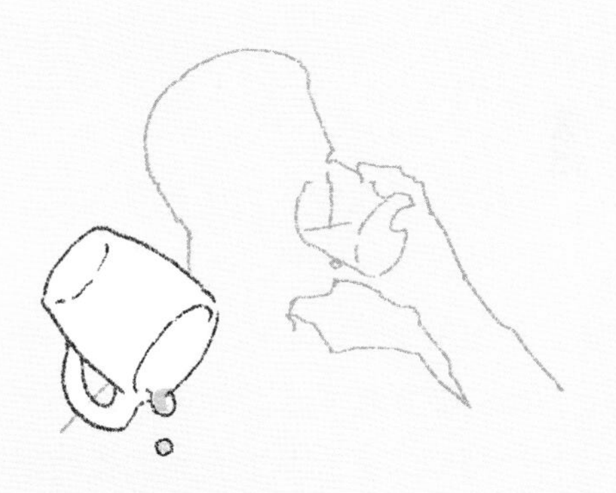

一鼓作氣喝酒容易致死
一鼓作氣喝下大量的酒精，容易引起急性酒精中毒，偶爾也會喪命。因急性酒精中毒而被送到醫院的，多半是20歲以下的年輕人。

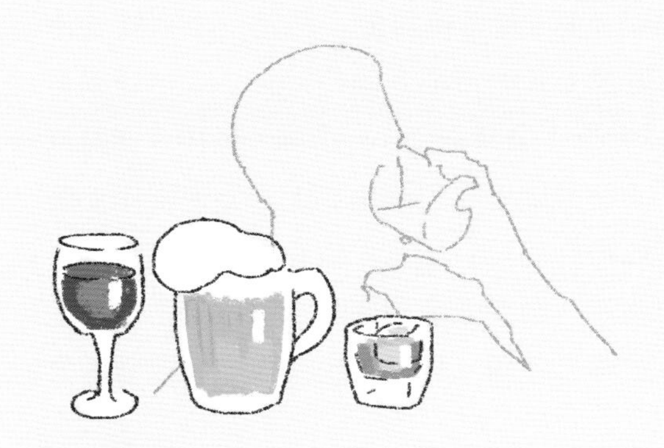

不要混酒喝
喝各式各樣種類的酒精，叫做「喝混酒」，這是喝過頭的原因。喝混酒時容易喝到爛醉和宿醉。

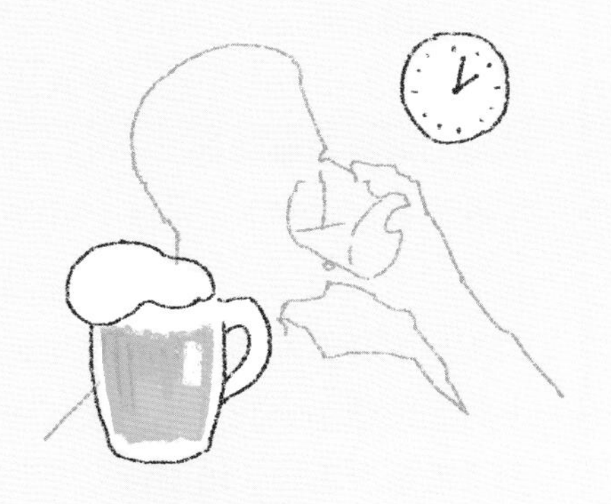

超過晚上12點就別喝酒
為了不讓不舒服的感覺留到隔天，需要時間分解酒精。關於分解能力，1.5合（約240毫升）的日本酒要8小時。

與酒精共處的正確方法
酒精擁有促進健康與危害健康兩種要素，必須知道正確的飲用方式。而且必須理解酒精是如何為人體吸收分解。上圖意在提醒與酒精共處的正確方式。

column

酒精依賴相關的精神疾患

「譫妄震顫」(delirium tremens)是戒斷症狀之一，因停止飲酒而產生譫妄(醫學上指出現錯覺、幻覺、興奮、不安及語無倫次的一種精神疾患)。譫妄震顫容易產生身體上的併發症，也可能與嚴重疾病有關，並常有因肺炎、腎病、肝衰竭、心臟疾患等致死的案例。意識清楚並有被害性幻聽的酒精性幻覺症，歸類在戒斷症狀。其他，過度飲酒也會造成妄想、失眠或睡眠週期逆轉，自律神經過度活躍和酒精性癲癇。

同時，酒精依賴一般會出現短期記憶障礙。對中樞神經系統的傷害不斷增加的話，有時也會造成酒精相關性失智。

Q&A

Q **有時除了夜晚，白天也會想喝酒。這種情況是酒精依賴嗎？**

A 依賴指一定程度以上的精神依賴(心理性依賴藥物，這個情況指攝取酒精)與身體依賴(由於身體症狀而需要藥物)，依據強度而診斷。具體而言，根據DSM-5的內容：(1)比預期的還大量或長時間攝取藥物，(2)對於藥物減量或限制的努力不成功，(3)會特別去尋找、購買藥物，且使用該藥物，待其作用恢復需要花費大量時間，(4)對於酒精有強烈慾求，(5)由於反覆攝取酒精，無法完成在職場、學校、家庭上應盡的義務，(6)由於酒精作用，持續引起社會、人際上的問題，即使惡化也繼續攝取，(7)由於使用酒精，放棄或減少重要的社會、職業、娛樂活動，(8)即使身體處在危險的狀況，也會反覆使用酒精，(9)即使知道身體或精神性問題持續發生、惡化，也繼續使用酒精，(10)出現耐受性(顯著增加喝酒量之需求而致中毒或想要的效果；或持續喝等量的酒而效果顯著降低)，(11)出現戒斷(特徵是「酒精戒斷」。或為了紓緩、迴避戒斷症狀而攝取酒精)。若以上11個項目中，在12個月以內發生兩種以上，出現臨床上有意義的障礙和痛苦，便能夠診斷為酒精依賴。而符合的項目越多，就會被認為是重症。您雖然有明顯的飲酒慾望，不過在診斷酒精依賴時，需要知道到底喝了多少、是否在工作上發生問題等資訊，因此請您確認前述項目中符合幾項。另外，也請親自寫看看右方的酒精依賴評量表，檢測自己得到幾分。

酒精使用疾患鑑別試驗（AUDIT）

1. 你喝含酒精的飲料的頻率是？

0. 不喝　1. 1個月1次以下　2. 1個月2～4次
3. 每週2～3次　4. 每週4次以上

2. 每次飲酒時通常喝多少量？
日本酒1合(180毫升)＝2單位，啤酒1大瓶＝2.5單位
1杯摻水的威士忌＝2單位，燒酒混熱水(比例約6：4)1杯＝1單位
1杯紅酒＝1.5單位，1小杯梅酒＝1單位

0. 1～2單位　1. 3～4單位　2. 5～6單位
3. 7～9單位　4. 10單位以上

3. 你每次喝酒超過6個單位的頻率是多少？

0. 沒有　1. 1個月不到1次　2. 1個月1次
3. 1週1次　4. 每天或幾乎每天

4. 過去1年裡，有多少次開始喝酒就停不下來的情況？

0. 沒有　1. 1個月不到1次　2. 1個月1次
3. 1週1次　4. 每天或幾乎每天

5. 過去1年裡，發生幾次因飲酒而無法做到平時能做的事？

0. 沒有　1. 1個月不到1次　2. 1個月1次
3. 1週1次　4. 每天或幾乎每天

6. 過去1年裡，大量飲酒後，為了調整身體而必須在早上飲酒的次數有幾次？

0. 沒有　1. 1個月不到1次　2. 1個月1次
3. 1週1次　4. 每天或幾乎每天

7. 過去1年裡，有幾次飲酒後產生罪惡感或自責的念頭？

0. 沒有　1. 1個月不到1次　2. 1個月1次
3. 1週1次　4. 每天或幾乎每天

8. 過去1年裡，有幾次由於飲酒而無法回想前一晚發生過的事？

0. 沒有　1. 1個月不到1次　2. 1個月1次
3. 1週1次　4. 每天或幾乎每天

9. 你是否曾經因為飲酒而傷害到自己或別人？

0. 沒有　2. 有，但過去1年內沒有發生
4. 過去1年內有發生過

10. 家人、親戚、朋友、醫師或其他健康管理的人，是否曾經擔心你的飲酒情況，或勸你減少飲酒量？

0. 沒有　2. 有，但過去1年內沒有發生
4. 過去1年內有發生過

10個問題的總分超過8分以上，顯示有某種酒精問題。

※ 正請務必前往醫療機構接受正確的診斷。

物質使用障礙

明知有害也戒不掉

由於攝取物質造成精神功能降低，若不攝取則顯現出不適的戒斷症狀。

協助　松本俊彥　日本國立精神神經醫療研究中心精神保健研究所藥物依賴研究部部長

與酒精相同，攝取麻醉劑和興奮劑等藥物，會產生各種不同的精神疾患。

與物質使用相關的三種疾患

物質（含毒品、藥物等）使用障礙分成「中毒」（急性中毒）、「濫用」和「依賴」。

中毒指由於攝取物質造成短期的精神功能降低或變化；濫用指即使知道其物質危害健康或違反法律，仍攝取物質的行為。另一方面，依賴指反覆攝取物質而使體質出現變化，身體或心理會陷入沒有該物質便撐不下去的狀態。

其中以依賴最為嚴重，這種精神疾患具有以下特徵。首先，對物質的攝取有持續性的強烈慾望，一下控制物質的攝取量，一下又無法戒除。同時，出現冒汗，起雞皮疙瘩，噁心，意識障礙等戒斷症狀，為了擺脫這種不適的感受，會再攝取更多的物質。

若反覆使用物質出現耐受性，物質的效果就會減弱，但為了獲得與過去相當的效果，便會逐漸增加攝取量。最後，失去使用物質以外的樂趣和關注力，陷入一整天只想著物質的狀態。

成為精神疾患病因的物質種類

那麼，有哪些物質會成為這種精神疾患的原因呢？

（1）麻醉劑

海洛因、嗎啡、鴉片等麻醉劑，有強力的鎮痛作用和強烈快感。由於這些物質容易產生耐受性，身體上會產生嚴重、非常不適的戒斷症狀，是格外容易產生依賴性的物質。

急性中毒有時會因抑制呼吸而致死。若停止攝取麻醉劑，會產生劇烈的肌肉、關節疼痛、腹痛、腹瀉、嘔吐、失眠、心跳過快、體溫異常、瞳孔放大等戒斷症狀。

（2）抗焦慮藥物及巴比妥類安眠藥

這些藥物大多是醫療機構的處方藥。會因害怕失眠與藥物產生的情緒亢奮感而產生物質依賴。

戒斷症狀有無法入眠、焦慮感增加、引起痙攣發作，甚至形成譫妄狀態。這種譫妄狀態，類似酒精戒斷症狀中的譫妄震顫。形成耐受性的速度比麻醉劑慢，不過巴比妥類安眠藥的致死量（足以導致死亡的藥物量）低，因此大量服用會有無法自主呼吸的危險。

在對策方面，醫療機構要慎重開立處方，與藥物治療相關的社會心理治療也有成效。

（3）興奮劑（安非他命及甲基安非他命）

這種物質有覺醒作用、使情緒興奮的作用。若經常使用，就會產生伴隨幻覺妄想的妄想性思覺失調症這類精神疾患，需要使用抗精神病藥物治療。戒斷症狀有憂鬱狀態、慾望降

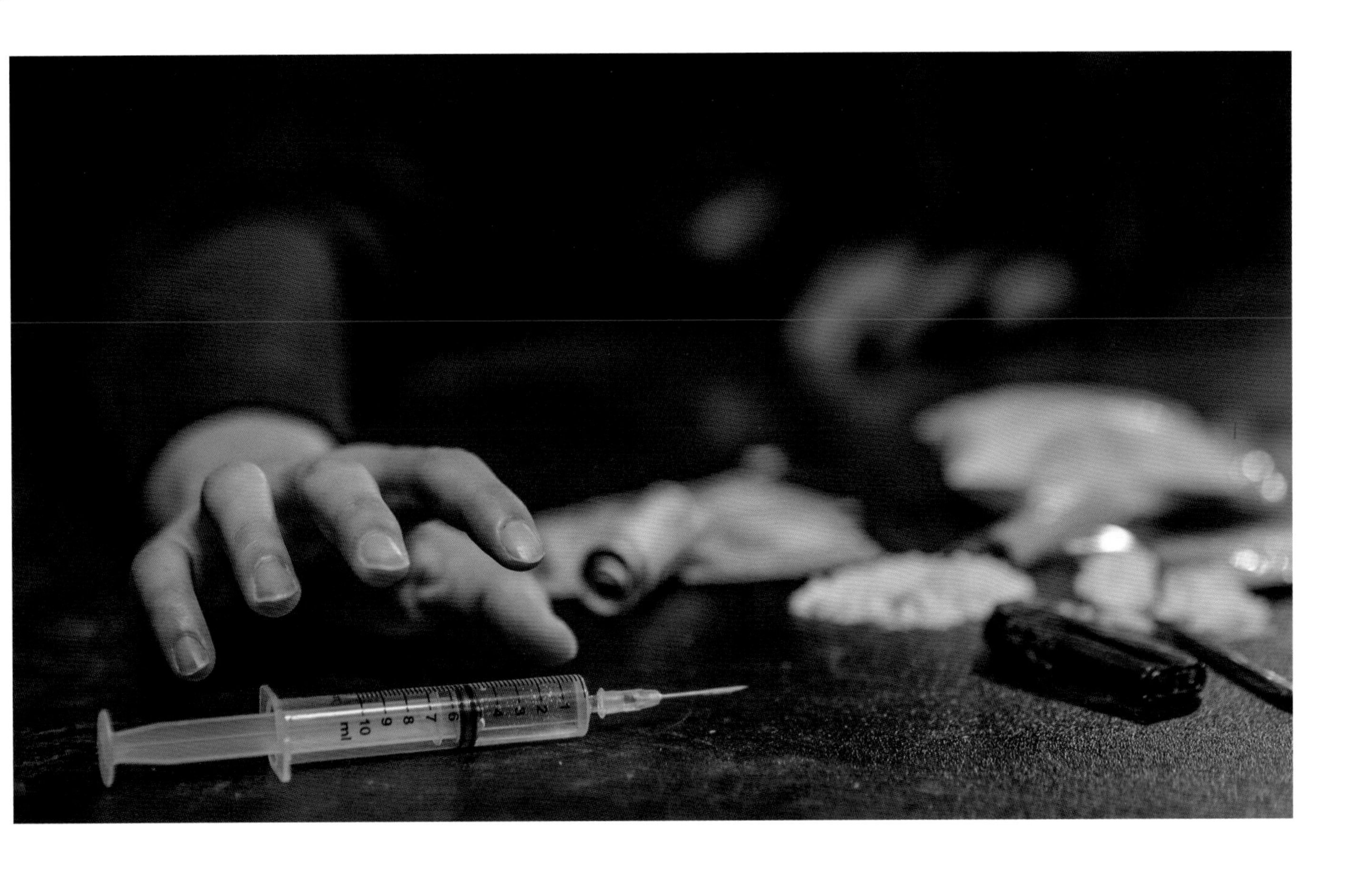

低、焦慮、疲勞感等，特徵是形成依賴的速度很快。

這種物質透過黑道的仲介販賣，是他們的資金來源，因此也成為一種社會問題。

（4）有機溶劑

俗稱稀釋劑（thinner），經常有年輕男性濫用、吸取這種氣體。尤其常有非法集團濫用的案例。

急性中毒含情緒亢奮、言語障礙、步行困難等不適，還有噁心和嘔吐。也常有包含視幻覺在內的體驗。亦有因呼吸抑制、心律不整、窒息而死亡。

慢性濫用也會發展成末梢神經炎、小腦疾患、腦炎和失智症。雖然沒有明顯的戒斷症狀，不過會出現睡眠疾患、焦躁感、噁心、心跳過快。

（5）危險藥物

危險藥物指各式各樣影響精神功能的藥物之中，排除批准為治療藥物和非法藥物以外的其他藥物。在日本有許多藥物屬於這一類，其中極有可能包括中毒、依賴、有時引起生命威脅而對健康有害的藥物。

咖啡因相關疾患※

大約有14%的咖啡因使用者出現咖啡因造成的身心疾患。雖然體質和咖啡因的攝取習慣有個人差異，但每日攝取250毫克以上，會出現焦躁感、神經過敏、興奮、失眠、臉部潮紅、噁心、頻尿、心跳過快等症狀。

咖啡因造成的影響，分成急性症狀（急性中毒）與慢性症狀。慢性且重度的症狀，類似廣泛性焦慮疾患。若攝取量達到會引起急性症狀的程度，可能引起恐慌症。

急性中毒

成人在3小時內每公斤體重攝取17毫克咖啡因的情況，所有人都會產生急性症狀，攝取200毫克以上的情況可能致死。不過，只要咖啡因在體內分解，就可以改善症狀。

而身體出現的症狀有胃和胸口疼痛、嘔吐、心跳增加、心律不整、心肌收縮亢奮，心室顫動、血流增加、心悸、呼吸變快、頻尿等症狀。若症狀變

※在DSM-5中，沒有「咖啡因使用疾患（依賴）」的項目，但有「咖啡因相關疾患」的分類。

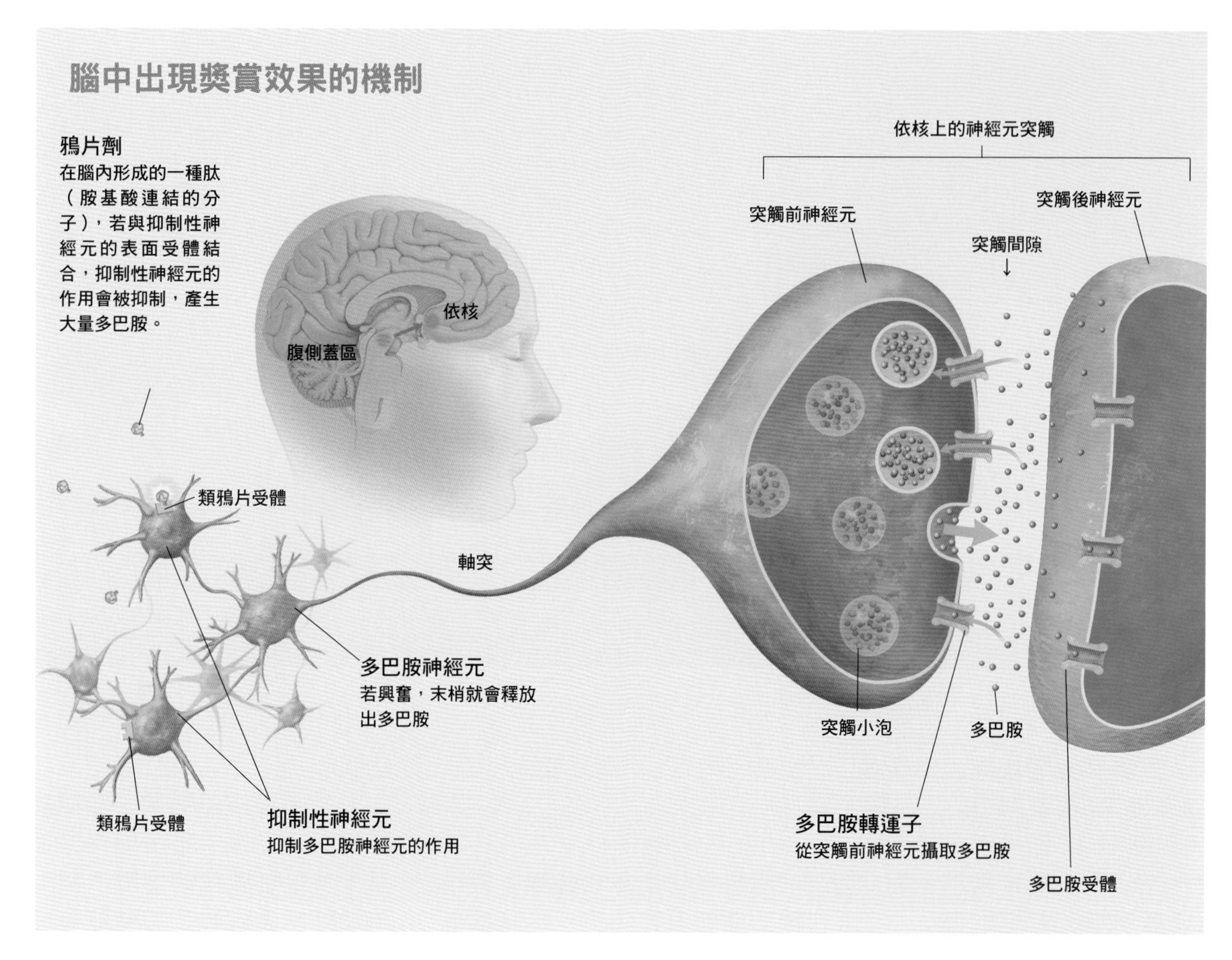

多巴胺神經元是產生「心情愉快」的物質

我們能感受到美味、開心等情緒，或緩緩的疼痛及辛苦的感覺，都是因為腦內的「多巴胺獎賞系統」。多巴胺神經元連結「腹側蓋區」到「依核」，釋放與快樂相關的多巴胺，其興奮會傳導至依核的神經元。一般而言，多巴胺神經元由抑制性神經元抑制其作用（抑制釋放多巴胺）。不過，這種抑制性神經元表面的「類鴉片受體」（opioid receptor），若與「類鴉片」這種物質結合，抑制的作用受到消除，多巴胺神經元就會釋放更多的多巴胺。如此一來，我們就會感受心情愉悅。類鴉片在感受劇烈疼痛時會產生，以釋放大量多巴胺緩和疼痛。

嚴重，腳會痙攣而難以走路，最嚴重的情況是心跳停止而導致死亡。

慢性症狀

對市售鎮痛藥含有的咖啡因和其他成分產生的依賴及戒斷症狀，會引發頭痛，這種情況並不廣為人知。停止攝取這些成分，便會出現頭痛等戒斷症狀。大致從攝取後12～48小時內展現，2～4天內消退。其他症狀還有想睡、專注力下降、焦慮感、冒汗以及想攝取咖啡因等慾望。雖然鎮痛藥對偏頭痛有效，但有些非處方藥物的頭痛藥含有咖啡因。

其他會產生依賴和濫用等精神疾患的藥物，尚有古柯鹼、香菸（尼古丁）、麥角酸二乙醯胺（LSD）等等。

自行停用是治療的第一步

要治療依賴症，前提是患者本身停用依賴藥物，且有接受治療的意願。依患者本身意志

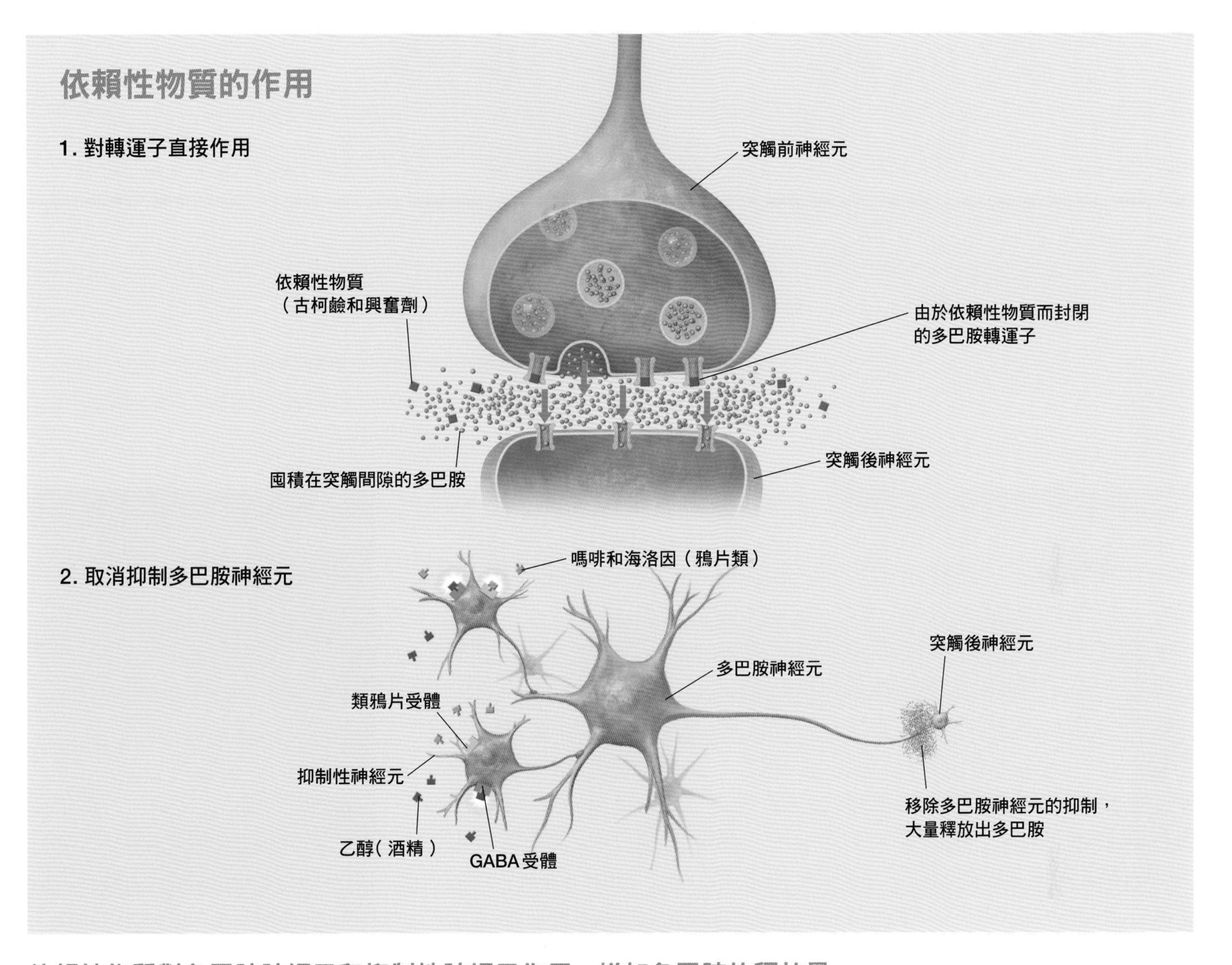

依賴性物質對多巴胺神經元和抑制性神經元作用，增加多巴胺的釋放量

上圖繪製了依賴性物質如何讓我們感受到「心情愉快」的機制。上方是依賴性物質阻礙了多巴胺轉運子。由於釋放而出的多巴胺無法回收，突觸間隙便累積大量的多巴胺。下圖是移除抑制性神經元作用的機制。依賴性物質和抑制性神經元受體結合，多巴胺神經元的抑制作用被解除後，多巴胺神經元便釋放出大量多巴胺。

繼續依賴的話，治療絲毫幫不上忙。除了急性中毒和戒斷症狀治療（對症治療）以外，也會進行酒精依賴症所用的團體治療和家人介入等社會心理的治療。同時，對於伴隨依賴出現或為依賴原因的睡眠疾患和焦慮症狀用藥物治療等治療也很重要。

在這種依賴症的治療中，互助團體尤其扮演著重要的作用。互助團體是指聚集同樣正從依賴症中恢復的人，彼此互相支持，幫助為此而痛苦的患者。這些團體會定期舉辦談話的會議，經營住宿、居住設施等活動。

另外也有依賴症患者的家人（配偶和孩子）互助團體，支持彼此的同時，也在進行幫助依賴症患者恢復的活動。

行為成癮、關係成癮

對於特定的行為和人際關係過度依賴

即使妨礙到生活也無法停止特定的行為，就算犧牲自己也要依賴他人。

協助
松本俊彥　日本國立精神神經醫療研究中心精神保健研究所藥物依賴研究部部長
鶴身孝介　日本京都大學研究所醫學研究科腦病態生理學講座（精神醫學）助理教授

行為成癮的患者會透過某種行為獲得精神上的刺激和亢奮情緒，以消除壓力、焦慮、無聊或寂寞等感受。因此，為了尋求刺激和興奮而無法停止，會一直持續該行為。若該行為變成習慣，便會無法控制自己，因此在工作、學業、人際關係，甚至因為花費過多金錢而發生經濟問題，有時恐怕會引起犯罪行為。

行為成癮的患者，與酒精依賴症和藥物依賴症等依賴物質的患者不同，較難出現肝臟損傷、神經受損等身體方面的症狀，因此有時周圍的人難以注意到這種情況。不過最近的研究指出，產生各式各樣依賴行為的過程中，可能跟腦內的神經網絡和神經傳導物質相關。

賭博成癮

賭博成癮是代表性的行為成癮，日本有賽馬、自行車、賽艇、機車競賽、彩券、運動彩券等賭博。日本賭博成癮的患者人數約320萬人，約8成的賭博成癮患者是柏青哥、吃角子老虎的依賴症患者（在日本，柏青哥和吃角子老虎並未正式列入賭博項目）。

在日本除了上述提到的賭博項目，其它都是違法的。2018年7月通過「博弈特區法」（IR法案），賭場正式合法化。不過賭博成癮患者過於熱衷於賭博，因此有引起大量借錢問題的危險。2018年10月，施行「賭博等依賴症對策基本法」，統合性、計畫性地推行賭博等依賴症的對策。同時，內閣也設置了「賭博等依賴症對策促進本部」。

網路遊戲成癮

最近，網路遊戲依賴症備受矚目。患者通常每天花費8～10小時的時間或以上，每週至少花費30小時在網路遊戲上，犧牲原本應該做的學業和工作，也不顧飲食和睡眠，一直埋頭於遊戲。

網路遊戲依賴症中，有網路遊戲而引起的各式各樣的問

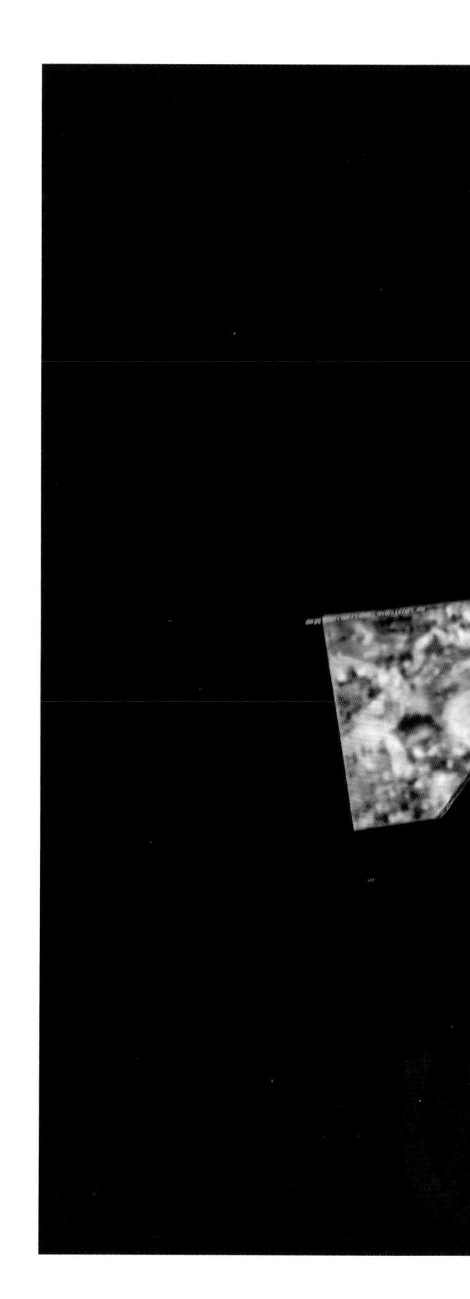

題。比如說，由於關在房間內玩遊戲，會引發俗稱經濟艙症候群的深度靜脈血栓（deep venous thrombosis），健康問題令人憂心，或許也會併發視力障礙或是睡眠疾患。另外，許多遊戲都可用信用卡付款，也可能會在不自覺間欠下大筆金錢。

同時，許多遊戲都有團體參賽、分組對戰的形式，同樣隊伍的成員彼此間會建立新的人際關係。若是良好的人際關係就沒有問題，但如果建立的人際關係中會謾罵、批判或傷害他人般充滿壓力，患者便會有產生憂鬱疾患等新精神疾患的危險。

這種依賴症的盛行率，在亞洲各國以12～20歲青少年男性最高。青少年期的盛行率（取15～19歲），男性為8.4%，女性為4.5%。

網路成癮

網路提供我們各式各樣的娛樂服務，很多人都會用社群網路媒體或看影片吧？這種功能也同樣有罹患依賴症的危險。

與以往不同，現在的兒童和高齡者都隨身攜帶智慧型手機、平板（iPad之類）等可輕

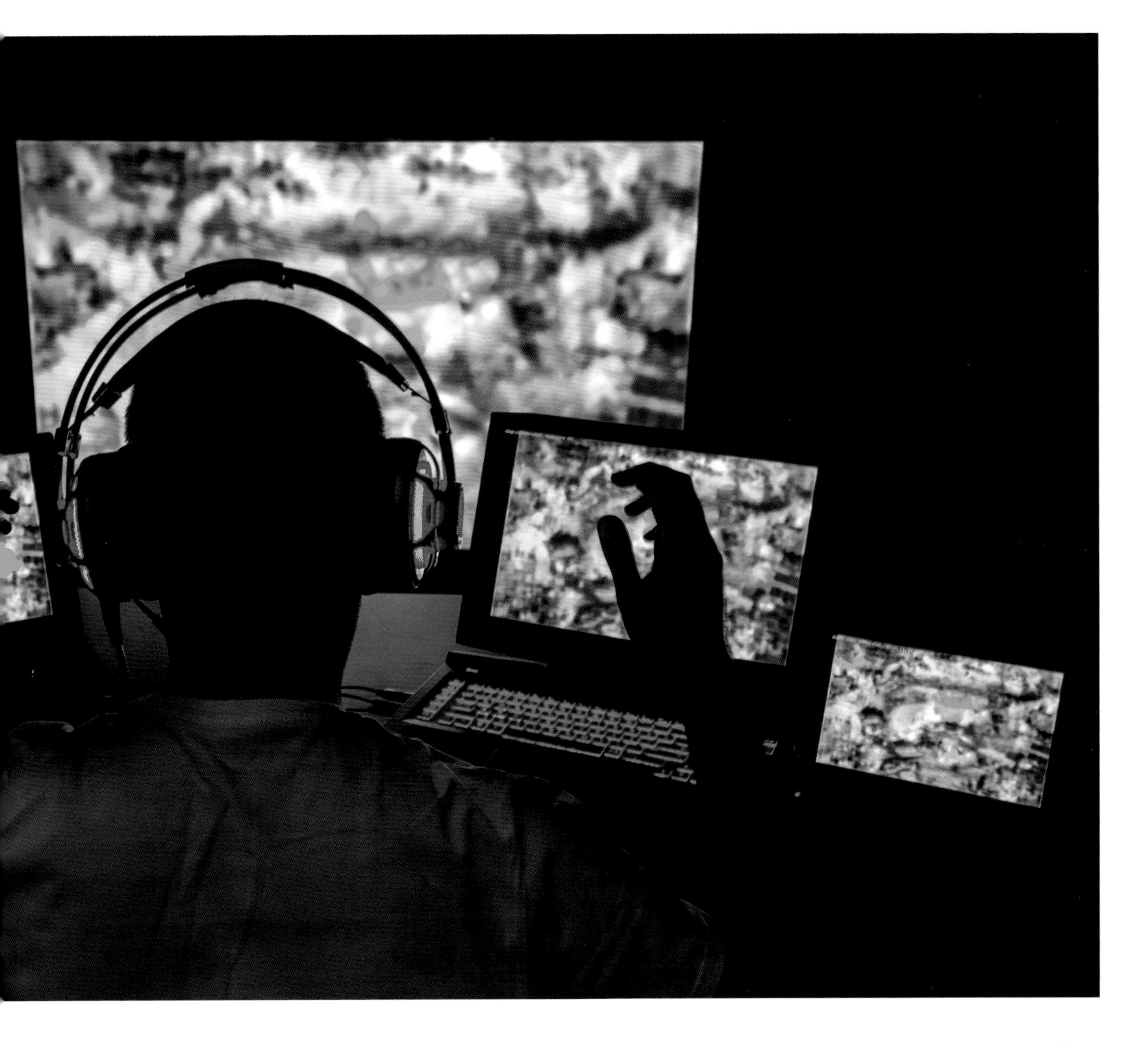

鬆上網的工具，因此網路成癮的患者年齡廣泛，從兒童到高齡者都可見。

與遊戲成癮一樣，患者會疏忽學業和工作，發生健康問題，而且透過網路接觸各種不同的資訊和人，自己的價值觀會受到影響，或有被剛認識的人捲入犯罪的風險。

購物成癮

購物成癮的患者透過購物獲得快樂，排解壓力或寂寞，同時也藉由購物提升自己的價值，因此無法戒除購物，也會忍不住購買不需要或已經買過的東西。這種依賴症患者的重大問題之一就是經濟方面，隨著依賴症惡化而重複購物，就會陷入借貸大筆金錢，或超過信用卡使用額度等狀況。

性成癮

患者表現出對性的依賴，以及與其伴侶之間的性喚起行為（如自慰行為、對色情物品的迷戀、戀物癖等）。患者可以從這些行為中獲得快感，並幫助他們藉此擺脫焦慮、壓力和無用感。這種依賴可能在家庭、職場上引起摩擦，同時也可能促成色狼等犯罪行為或是罹患性病。

自殘行為

自殘行為指刻意傷害自己身體的行為。例如用刀刃割腕等自殘，或用香菸按壓皮膚造成燒傷。重複自殘行為的人，是為了舒緩憤怒、焦慮、憂鬱感，或從這種情緒中解放而做出自殘行為。實際上也有研究指出，進行自殘行為後，腦中會急遽分泌出帶有鎮痛作用和幸福感的神經傳導物質。

不過，自殘行為帶來的心理安定感只是暫時性的。不如說，反覆進行自殘行為會產生耐受性，因此這樣的行為有逐漸惡化的傾向。

在日本或是海外，約有1成的青少年曾經有過自殘行為。男生的盛行率約5%左右，女生約15%。

關係成癮或人際關係成癮

關係成癮指對人際關係，尤其對身邊的人展現的病態關係。一般情況下，依賴的對象通常是身邊的家人或伴侶。其他目標也包含有暴力行為的施暴者和被害人相關的人，或在經濟方面給予支持、身體保護等有深切關係的醫療社福相關人員，也都會成為依賴對象。這些個案也常與物質依賴、行為成癮有關。

共依賴（共生依賴）

共依賴（co-dependency）指關係成癮中，尤其是被照顧的人（依賴者）與照顧的人（照顧者）之間形成的依賴關係，照顧者是指依賴於照顧他人的狀態。共依賴症患者透過照顧依賴者找出自己的生存價值，甚至犧牲自己和自己應該完成的社會責任，熱衷於照顧依賴者。由於有時連依賴者應該承擔的責任都會攬下來，卻讓依賴者愈來愈沒有責任感。咬牙支持一無是處的丈夫，以及為了兒子過度盡心盡力的母親都是名符其實的例子。

可教導患者認識共依賴關係以進行治療。在許多情況中，個人無法獨自解決，參加互助團體對恢復有幫助。

另外，正如行為依賴、關係依賴等沒有伴隨物質關係的「依賴」，是社會上一般的用法，但正式來說，不伴隨物質的情況用「依賴」個詞是不恰當的，應該要用「成癮」（addiction）。

網路成癮測驗（IAT）

請回答下述問題。題目中所指的機器，包含電腦、手機、智慧型手機、遊戲機等可上網的工具。

請在問題1～20中，從1至5的回答中選擇最符合的情況，在右方欄位劃〇。若問題和自己無關，請選擇「完全沒有」。	完全沒有（1分）	少有（2分）	偶爾有（3分）	經常有（4分）	總是有（5分）	分數
1. 你曾在回過神的時候，發現自己花在網路上的時間，比預期的還要久嗎？						
2. 你曾經為了增加上網的時間，而疏忽家庭內的工作或職責嗎？						
3. 你是否有時會選擇上網，而不是花時間與你的配偶或朋友相處呢？						
4. 你曾經在網路上交到新朋友嗎？						
5. 你曾經因為用網路的時間太長，而被身邊的人抱怨嗎？						
6. 你曾經因為上網的時間太長，而影響學校的成績或課業嗎？						
7. 你曾經即使有非做不可的事，也優先查看電子郵件嗎？						
8. 你曾經因為上網，而導致工作效率和成果降低嗎?						
9. 當他人問起在網路上做什麼時，你是否變得防衛或想要隱藏你做的事？						
10. 你曾經為了逃避日常生活中的煩心事，而在網路上找回心靈的平靜嗎？						
11. 你曾經注意到自己在思考下次使用網路的事嗎？						
12. 你曾經想過沒有網路的生活有多無聊、空虛、無趣而感到害怕嗎？						
13. 你曾經在用網路時被其他人打擾，因而煩躁、生氣或大吼大叫嗎？						
14. 你曾經犧牲睡眠時間，直到深夜都還在上網嗎？						
15. 你曾經在沒有用網路的時候也一直想著網路，或幻想自己在上網嗎？						
16. 你曾經注意到在上網時對自己說「再幾分鐘就好」嗎？						
17. 你是否試圖減少你花在網路上的時間，但卻無法做到？						
18. 你曾經打算隱瞞自己花了多少時間上網嗎?						
19. 你有時會選擇上網，而不是和別人一起出去嗎？						
20. 你曾經在沒用網路時變憂鬱、煩躁，而重新上網時這些不愉快的情緒就會消失嗎？						

總計＿＿＿＿分

分數越高，依賴的程度越強。

【20～39分】網路用戶的平均分數。

【40～69分】有因網路產生的問題。請仔細思考網路對你生活帶來的影響。

【70～100分】網路已經對你的生活造成重大的問題。需要立刻治療。

※正請務必前往醫療機構接受正確的診斷。

發明者楊（Kimberly Young，1965～2019）博士授權使用
日文譯者：久里濱醫療中心TIAR

睡眠疾患

原因來自於壓力和不規律的生活

總是無法入睡，晚上醒來好幾次，白天突然想睡覺。

協助 櫻井 武 日本筑波大學國際統合睡眠醫科學研究機構（WPI-IIIS）副機構

近幾年，愈來愈多人出現淺眠、半夜清醒數次等失眠症狀。另一方面，在白天突然想睡的人也變多了。一般認為這種睡眠疾患與壓力和生活節奏息息相關。

睡眠疾患的種類

睡眠是由清醒時間愈長就愈增加的睡眠驅力，以及生理時鐘這兩個要素所控制。一般認為這種睡眠的機制，會因為壓力、焦慮、生活節奏變調失控，而引起睡眠疾患。

睡眠疾患分成四大種類，分別是失眠症（insomnia）、嗜睡症（hypersomnia）、晝夜節律性睡眠疾患（circadian rhythm sleep disorder）和異睡症（parasomnias）。

失眠症

失眠症分為三種類型。

第一種是入眠困難型（睡眠初期失眠），出現躺在床上20～30分鐘以上也無法入眠的狀態；第二種是睡眠維持障礙（睡眠維持困難或睡眠中期失眠）。即使入睡也會清醒好幾次，接著暫時（20～30分鐘以上）無法入睡；第三種是早醒型（睡眠後期失眠）。早晨清醒

生理時鐘的睡眠「節律」

右圖顯示成年人每晚睡眠的深度（上段）變化。這是晚上12點睡著，早上8點起床的情況，為正常睡眠時展現的節律。橫軸表示時間，縱軸表示睡眠深度。曲線越往下，顯示越深度的睡眠。

非快速動眼睡眠（non-rapid eye movement sleep，NREM sleep）的深度有分階段，包含淺層睡眠到深層睡眠。透過測量腦波可得知睡眠的種類與深度。

入睡約30分鐘後，達到整晚最深層的睡眠。第一段快速動眼睡眠（rapid eye movement sleep，REM sleep）約在睡後70分鐘出現。整個晚上的睡眠中，約有4次快速動眼睡眠，這種時候會做夢。

基於史丹佛大學睡眠疾患中心的資料製作

清醒
清醒
淺層
睡眠的深度
深層
熟睡

時間

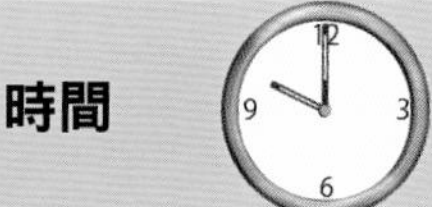

晚上10點

睡眠是為了恢復疲勞
－睡眠與清醒的「爭鬥」－

腦中有促進睡眠功能的部位以及和維持清醒相關的部位（具體的部位請見下圖）。睡眠中樞（sleep center）控制睡眠，對周圍相關的部位發出指令，產生出睡眠的狀態。另一方面，覺醒中樞（waking center）則負責清醒。

睡眠中樞與覺醒中樞彼此抑制對方並「爭奪勢力」（見右圖）。平常清醒時，覺醒中樞的活動增加，但感到疲勞或到了晚上，睡眠中樞的活動就會增加，不久後使我們入睡。到了早上，覺醒中樞的活動再度增加，我們就清醒了。

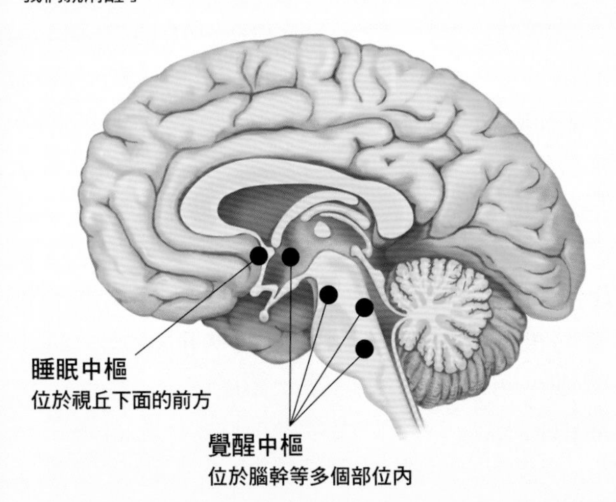

睡眠 > 清醒

「腺苷酸」（adenosine）和「前列腺素D2」（prostaglandin d2，PGD2）等物質，稱作睡眠物質。當疲勞或長時間清醒時，這些物質在體內累積，會加強睡眠中樞的活動。

咖啡等含有「咖啡因」，能阻礙睡眠物質的作用，以抑制睡意。

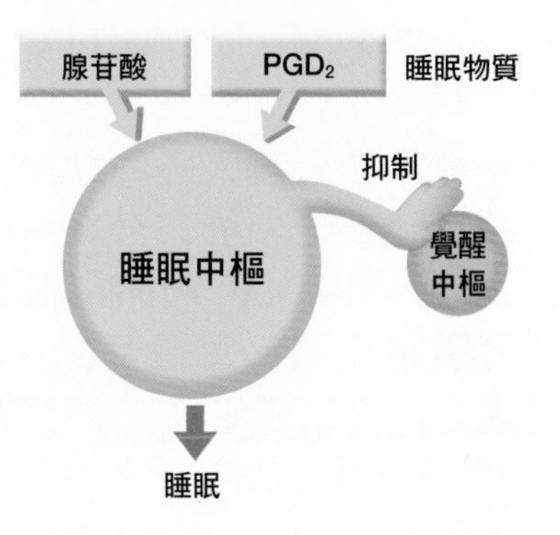

睡眠 < 清醒

用於神經元間資訊傳達的物質「組織胺」和「食慾激素」，具活化覺醒中樞的作用。

部分感冒藥中，具抑制組織胺促進覺醒中樞活動效果的成分（抗組織胺劑）。因此覺醒中樞的作用減少，變得想睡。

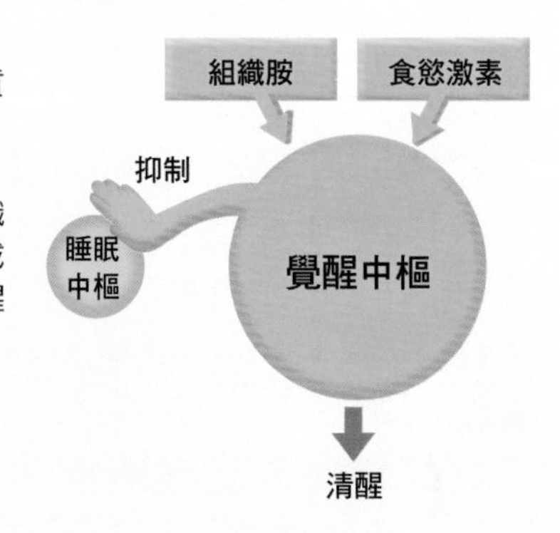

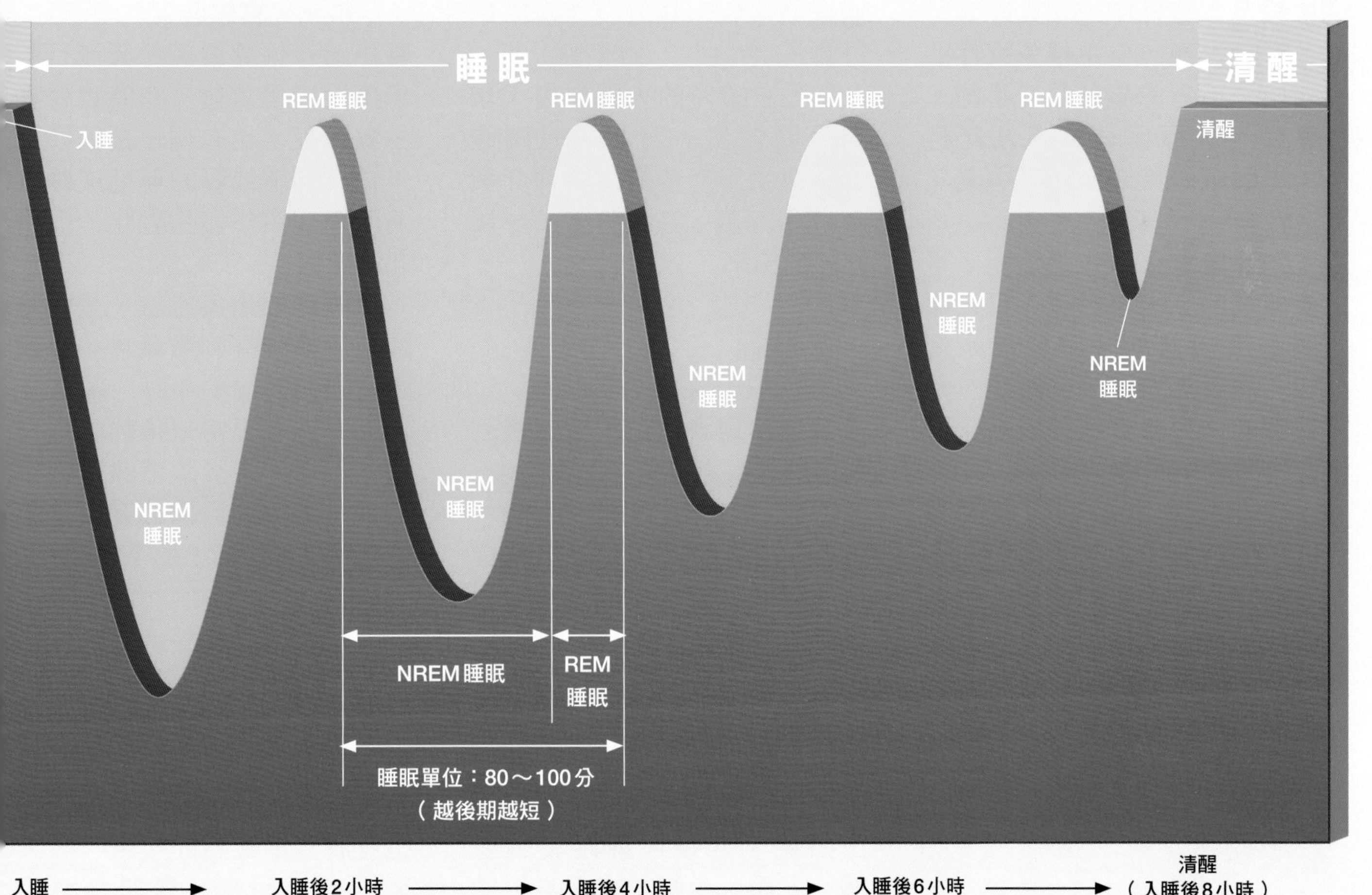

入睡 → 入睡後2小時 → 入睡後4小時 → 入睡後6小時 → 清醒（入睡後8小時）

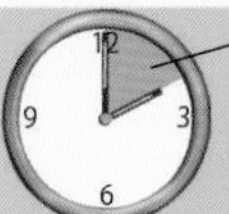
夜晚
晚上12點

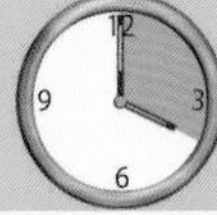
睡眠時間
凌晨2點

凌晨4點

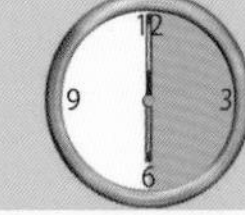
早上6點

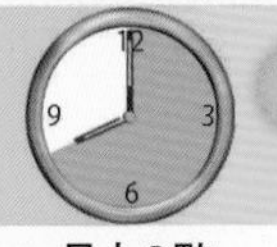
早上8點
早上

後就無法再度入睡的狀態，比預計時刻至少早30分鐘清醒，睡眠時間少於6.5小時就會懷疑是這種疾病。每週至少有3個晚上出現這些症狀，並持續1～3個月，會診斷為「非器質性睡眠障礙」。也有人即使睡眠時間正常，清醒後卻覺得沒有睡飽。

若罹患失眠症，由於夜晚無法入眠，白天會感到想睡或疲勞，情緒變得不穩定。同時，注意力、專注力、記憶力都會降低。

失眠症與其他睡眠疾患相比，盛行率最高，女性患者數比較多。雖然中老年人經常出現這種疾患，但每種失眠症的類型，患者的年齡層皆不同。譬如，入眠困難型多為年輕人，睡眠維持障礙則以中老年人較多。

為什麼會罹患失眠症呢？青少年期的原因是熬夜、日夜顛倒等不規律的睡眠習慣所造成。高齡者方面，一般認為是熟睡的能力降低這類因老化引起的問題。

可服用安眠藥物治療失眠症，同時為了消除「由於一直處在令人睡不著的狀態，所以才睡不著」這樣的疑慮，更換臥室、改變睡前的做事順序等改變環境和行動模式，也是一種方法。

嗜睡症

嗜睡症是即使沒有睡眠不足的情況，睡眠時間依舊很長，或在白天的時段睡著，產生睡眠惰性（從睡眠清醒後的恍惚狀態）。即使長時間睡眠，也無法睡飽。

在白天的時段睡著，大多是看書或看電視時等刺激較少的情境。不過若變嚴重，在職場等刺激較多的狀況也會想睡覺。因此，嗜睡症容易造成麻煩的狀況。

同時，嗜睡症患者難以清醒，有時清醒後的短暫時間會陷入混亂或變得有攻擊性。亦有人毫無記憶或出現意識障礙（不能理解時間和地點），若症狀繼續惡化，也會有無意識的行為。

約5～10%的人因為白天想睡而看醫生，可認為是嗜睡症。男女沒有差異，發病年齡為17～24歲，在發病後10～15年診斷出來。

猝睡症

這種疾患會在白天突然感到強烈的睡意。至少在3個月內，每週至少3次出現強烈的睡意。患者在睡著前（或同時）、清醒後的瞬間會有清楚的幻覺，也可能會有睡眠麻痺（鬼壓床）。同時，患者有時會發作特殊的「猝倒症」（cataplexy）。這種症狀在情緒高亢之後，身體會失去力氣好幾秒到好幾分鐘。比如笑了之後，突然失去頸部、下顎、手腳（或全身）的力氣。

猝睡症（narcolepsy）的盛行率推測為一般人口的0.02～0.04%，男性稍微高一些。一等親或兄弟姊妹有猝睡症患者的情況，盛行率為1～2%，約一般人口的10～40倍之多，發病年齡為15～25歲，30～35歲最常見。兒童突然發病的情況經常是重症，經過治療或長大後症狀會穩定下來。青少年期前的幼童突然罹患猝睡症的話，或許與肥胖和性早熟有關聯。成人後發病的情況，症狀可能持續一輩子。

會出現猝睡症，是因為失去腦視丘下方的「下視丘泌素」（orexin，食慾激素）。另外，罹患流行性感冒等冬天流行的傳染病幾個月後，有時也會產生猝睡症。也有例子是因頭部外傷、調職或壓力等造成睡眠清醒模式突然發生變化，而引起猝睡症。

猝睡症的治療方法，是對嗜睡用中樞神經刺激藥物，也建議透過短時間的午睡、攝取咖啡因等過著正常規律的生活習慣。不過，由於睡眠難以恢復正常，治療的目標終究只是阻止想睡造成生活上的不方便。

阻塞型睡眠呼吸暫停

在呼吸相關的睡眠疾患中，阻塞型睡眠呼吸暫停（obstructive sleep apnea）是發病頻率最高的疾患。成人至少有10秒間，呼吸量會下降，兒童則會有2次呼吸缺損。

由於睡覺時會發出很大的打鼾、清醒好幾次，因此導致白天會想睡覺。發病時間點不明，會逐漸進展成慢性疾病。

推測有1～2%的兒童，2～15%的中年人，20%以上的高齡者發病，最常罹患的年齡層為40～60歲。這種疾患常出現於男性身上。

肥胖與男性是這種疾患的風險因子。體重增加，症狀會更惡化。

這種疾患與發生事故息息相關。呼吸中止指數上升的人，發生汽車事故的次數是平常的7倍。治療方法有減重、連續正壓呼吸器（continuous positive airway pressure）、手術、穿戴口腔內矯正器等。大半情況，減重可見成效。連續正壓呼吸器也常見於臨床現場。

晝夜節律性睡眠疾患

晝夜節律也就是人體的生理時鐘。晝夜節律性睡眠疾患（circadian rhythm sleep disorder）是睡眠－清醒的週期與晝夜節律產生偏差的疾患，根據症狀的顯現，分為「睡眠相位後延型」、「睡眠相位前移型」、「不規律睡醒週期型」、「非24小時睡醒週期型」和「輪班工作睡眠紊亂型」。

異睡症

夢遊疾患

夢遊疾患（sleepwalking disorder）是指睡眠時下床四處走動，或想要換衣服等做出各種不同行為的疾患。由於有時會離開家裡，也有受傷或遭遇意外的危險，大半情況只要周圍的人溫柔地引導，就能夠再度入眠。也有案例是清醒後症狀就會抑制。

這種夢遊疾患大致在夜晚睡眠開始的前3分之1發生。另外，強硬叫醒進入深層睡眠的患者時，有時也會引起夢遊。

一般在4～8歲病發，最常見於12歲左右。10～30%的兒童曾發生過1次以上這種症狀，有2～3%曾經歷好幾次。隨著年齡增加，發作次數也會降低。80%夢遊的人中，有夢遊疾患或睡眠驚恐疾患（sleep terror disorder）的家族病史。

服用鎮靜藥物、不穩定的睡眠模式（不睡、睡眠節律混亂）、壓力等都容易引發夢遊。

睡眠驚恐疾患

睡眠時突然驚醒、尖叫或身體劇烈動作，陷入嚴重恐慌，偶爾會想奔跑至房門。恐慌大致上持續1～10分鐘左右。

恐慌在夜晚睡眠期間開始的前3分之1發生，大致上每晚發生一次恐慌，但有時也有好幾次。

目前不清楚一般人口中睡眠驚恐疾患的盛行率。幼兒期最多，會隨著年齡降低。一等親或兄弟姊妹有這種疾患的患者，患病率會增加10倍。

服用鎮靜藥物、不穩定的睡眠模式（不睡、睡眠節律混亂）、壓力等都容易引發睡眠驚恐疾患。

夢魘疾患

患者會夢到被某種東西追趕、感到生命危險般，伴隨強烈焦慮和恐懼的夢（惡夢）。惡夢很有真實感，總是夢到同樣的內容。

患者在清醒後和隔天早上也都記得惡夢的細節。同時，清醒後也會持續感受到夢境中的不愉快，一整天都為其所苦。

患者若為成人，有時為人格疾患等疾病所苦。若曾歷經心理創傷，有時也會重現該場面的惡夢（重現性惡夢）；患者若為兒童，惡夢大多與情緒的發展有關聯。

主要發生在睡眠時段的後半，睡眠變淺時就容易做惡夢。快速動眼睡眠品質變差的不穩定睡眠（不睡、睡眠節律混亂）也容易引發惡夢。另外，突然停止服用抑制快速動眼睡眠的藥物，做惡夢的頻率有時會增加。

夢魘疾患從幼兒期到青少年期的盛行率有在增加。研究指出，1.3～3.9%擁有學齡期兒童的雙親，提到兒童頻繁或總是做惡夢。10～13歲時期的盛行率增加，而女性在20～29歲的盛行率持續增加，但隨著年齡增加，盛行率也跟著降低。

暴露於精神、社會壓力的兒童容易罹患夢魘疾患。也有人到成年期還持續做惡夢，幾乎一輩子為此疾病所苦。

快速動眼睡眠行為障礙

這種疾患在夜晚睡眠中引起譫妄狀態，引起可怕的視幻覺和聽幻覺，興奮或做出劇烈的行為，常見於老人。

不寧腿症候群

不寧腿症候群（restless legs syndrome，RLS）是小腿和腳趾等下肢，頻頻出現想移動之異常感覺的睡眠相關疾患，下肢常常發癢和麻木，腿和腳也可能發癢。有些患者認為下肢刺痛、發癢是因為睡眠不足造成的，有時只會跟醫師提到失眠的症狀。

這種想移動的感覺從傍晚持續到深夜，只要移動就暫時緩解。為了緩解移動感去移動下肢或四處走動，妨礙到睡眠，因此出現嚴重的失眠症狀。有患者每個月出現好幾次，也有

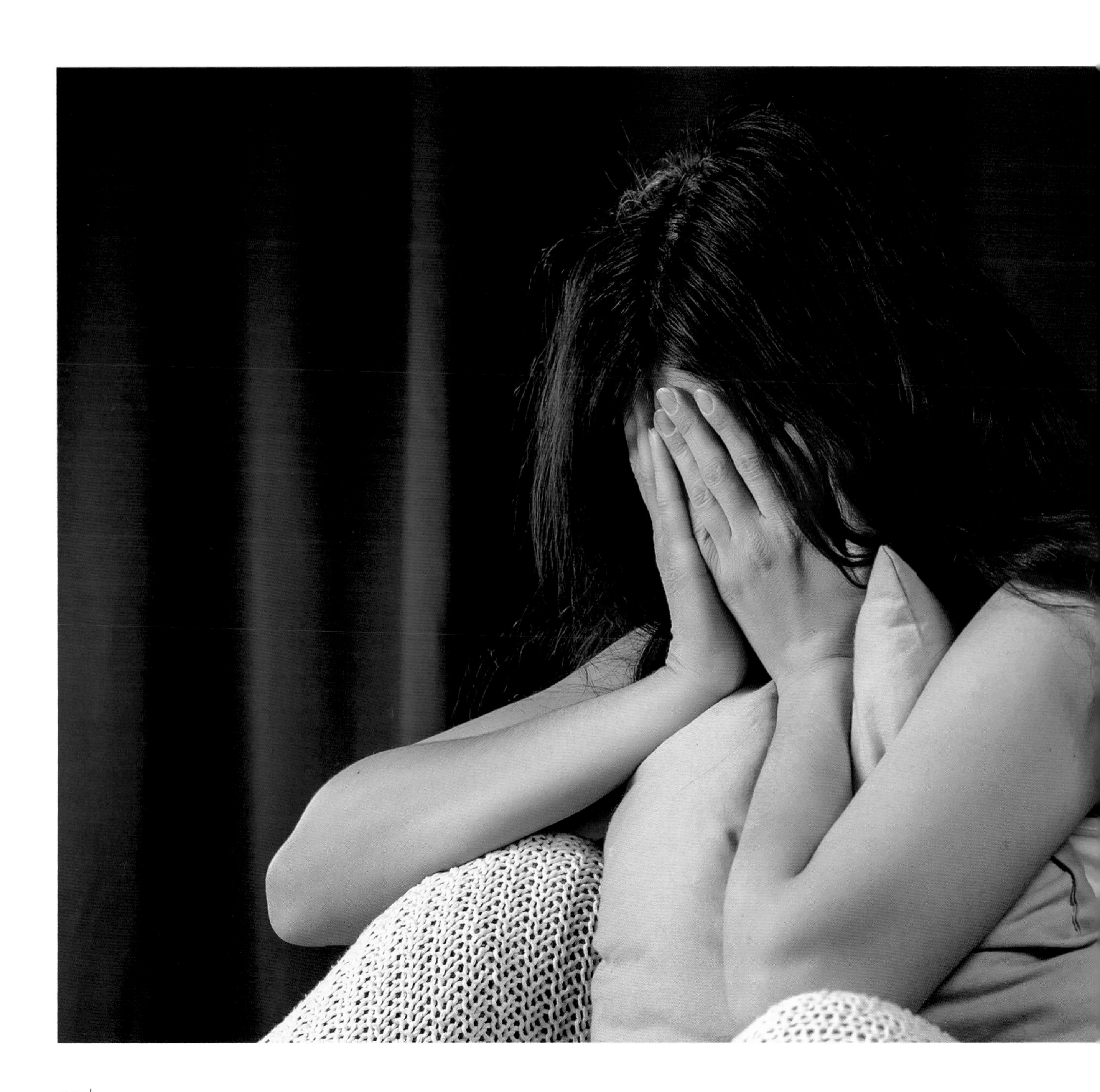

從白天就一直持續，每天、長時間為其所苦。

60～80%的患者合併睡眠週期性肢體抽動（periodic limb movements during sleep，PLMS）。PLMS是每幾秒～10幾秒就會將腳不隨意地往後抽動或往前踢，這種行為與RLS無關的其他多種疾患有關。

RLS分為原發性，以及從腎衰竭、懷孕、缺乏鐵質等疾患中發生的續發性RLS。原發性RLS的原因不明，但是一般認為是多巴胺神經系統的異常，使用多巴胺受體促進劑可以見到效果。

RLS是睡眠疾患當中，原發性失眠症和睡眠呼吸疾患中盛行率較高的疾患。常見於年長者和女性，約3分之1的患者有遺傳病史。

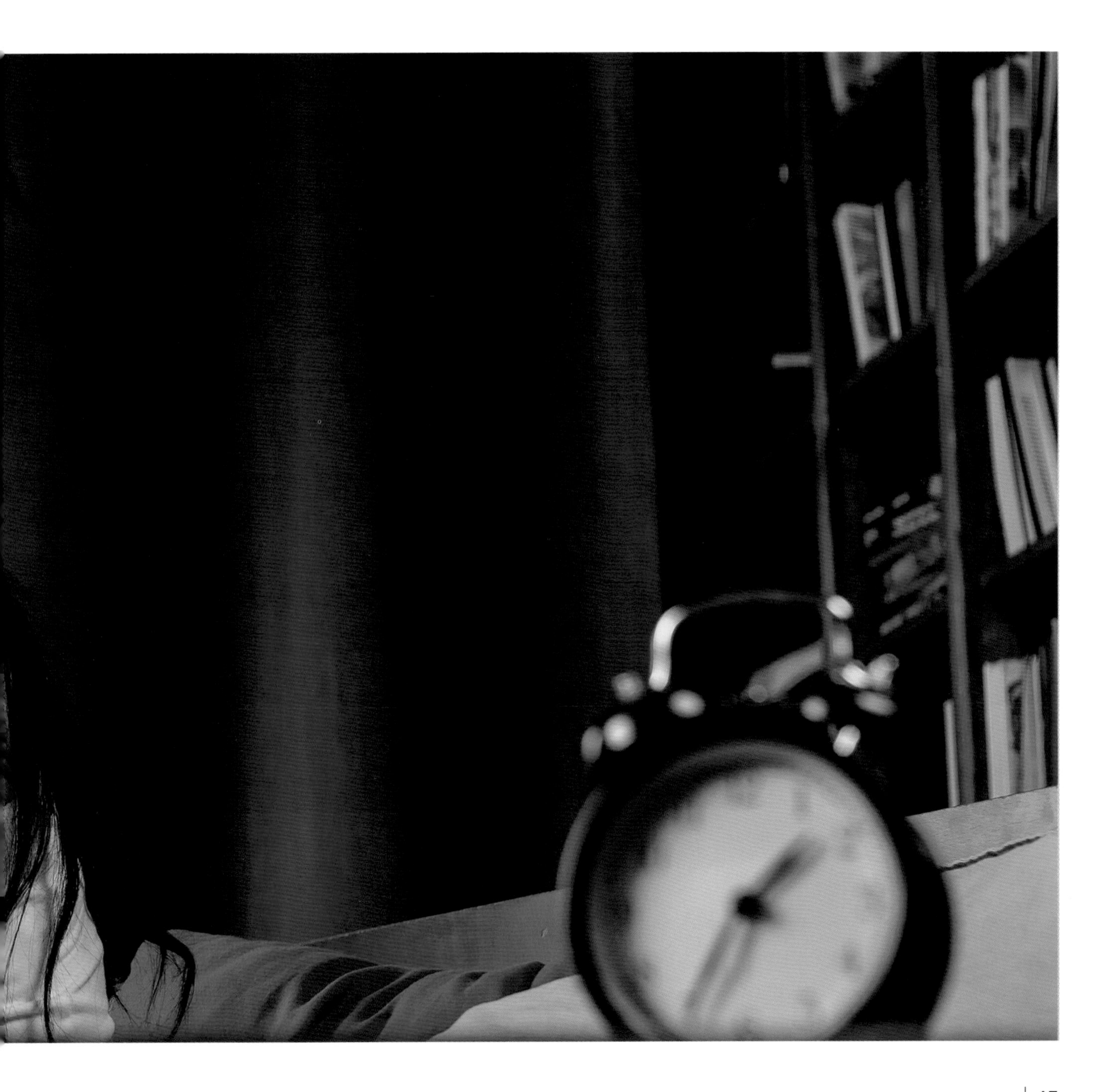

拒學、繭居

並非問題行為或疾病，而是「沒有與社會連結」的一種狀態

修復與家人的關係，解決造成壓力的原因，有時須要做精神疾患的治療。

撰文 齋藤 環 日本筑波大學醫學系社會精神保健學教授

近年來，年輕人的「非社會傾向」有更為增加的趨勢。非社會與反社會的意思並不同，反社會指犯罪行為和過度激烈的政治活動等，具擾亂社會秩序的傾向。而非社會是「不與社會產生連結」、「遠離社會」的意思。日本所謂的「御宅族」、「啃老族」、「尼特族」等族群皆有這種傾向，而本章提到的「拒學」（不上學）和「繭居」是指年輕世代非社會性的詞彙。

一般認為這種趨勢的背景，是年輕世代為主的不成熟化。比起參與社會、進行讓自己變成熟的行為活動，寧願選擇遠離社會，把自己關在象牙塔當中，逃避成長，是指這種意思的不成熟。這類年輕人原本就擅長用網路，不成熟並不單指沒有成功適應社會。

拒學有需要「治療」嗎？

說到底，非社會傾向本身並不是「壞事」或「病態」。拒學和繭居都意指某種「狀態」，並非疾病或病名。因此，並不是所有的拒學和繭居都是需要治療的對象。

那麼，為什麼本書會特別提出來說明呢？因為處於拒學和繭居狀態的人，容易被社會孤立，而對孤立和孤獨的壓力反應，有時會呈現社交恐懼症或強迫症等精神症狀。為這些症狀煩惱的家人和本人若希望，也可接受精神科的治療。因此在這層意義上，拒學和繭居，也是精神醫療的治療對象。

基於拒學和繭居出現的精神症狀進行治療時，須考量此人所處的狀況。

拒學人口每年增加2萬人

現在拒學的人數急遽增加。

根據日本文部科學省公開的問題行為和拒學的調查，2019年總計有18萬1272名中小學學生，以拒學的理由缺席30天以上，為歷史上最高的紀錄。其中，小學為5萬3350人，中學為12萬7922人。在所有學生的比例中，小學為0.8%，中學為3.9%。而最近3年間，每年增加約2萬人，過去未曾出現過的異常事態正在持續發生。2020年由於新冠肺炎的影響，可能超過20萬人。

根據文部科學省的定義，拒學指「因為某種心理、情緒、身體或社會性的因素或背景，陷入拒學或不想上學的狀態，整年缺席30日以上的人之中，排除因疾病和經濟因素而不上學者」。

「拒學」的用語基本上只符合中小學生，但高中生、大學生、研究所學生偶爾也會有同樣的狀態。由於心理和社會因素的煩惱而無法上學，隨著時間一久，有時會陷入後述的繭居狀態，或家庭暴力、自殺意圖等問題行為。

觀點轉換成「拒學並非問題行為」

日本從1950年代就有報告指出拒學的案例，不過名稱隨著

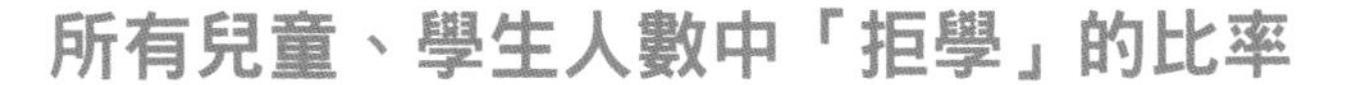

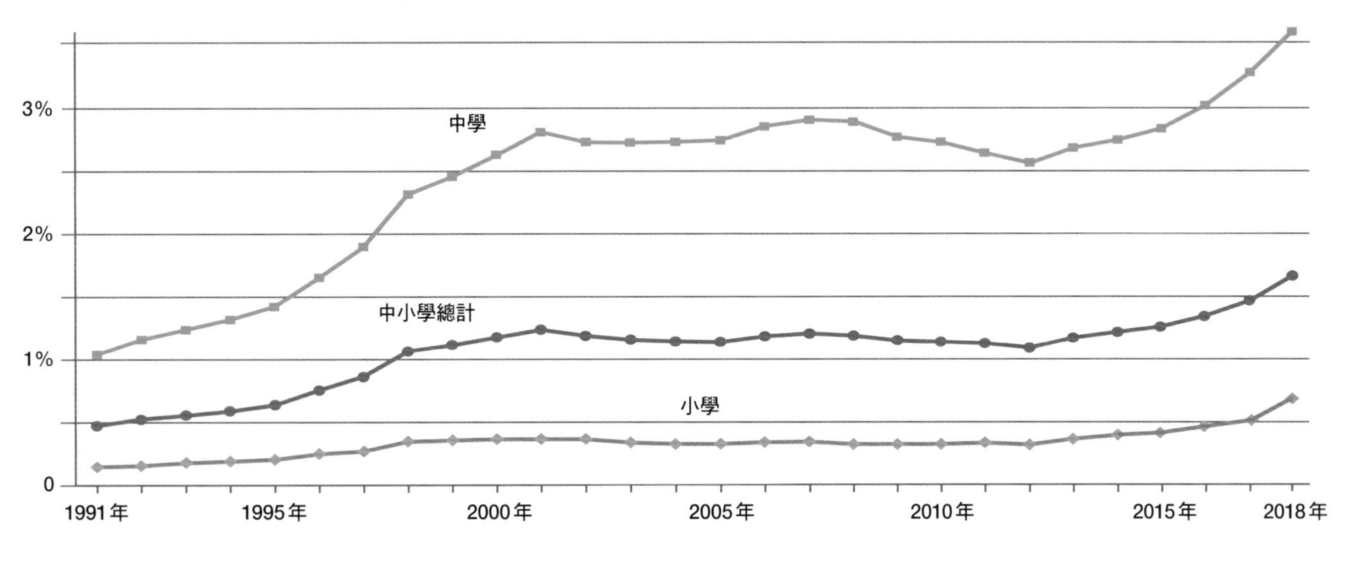

上圖以日本國公私立的中小學為調查對象，所有兒童、學生中拒學人數所占的比例。從1991年到2001年，以及從2012年到2018年，拒學人數的比例大幅增加。尤其從2017年到2018年，大幅增加0.2%。出處：《2018年 關於兒童學生的問題行為、拒學等學生指導上眾多問題之調查結果》（日本文部科學省）

時代逐漸變化。

美國精神科醫生強森（Adelaide·Johnson）等人在1941年發表的論文首先提到「懼學症」（school phobia）的「病名」，不過從1960年左右，「拒絕上學」（school refusal）的說法才變得普及。之後，理解該原因出在學校和社會方面的觀點變得主流，名稱從以個人意志不上學的「拒絕上學」，變成「拒學」直到現在。「拒學」單純顯示不去學校的狀態，是不含價值判斷和診斷要素的中性詞。

1992年，日本文部省（現為文部科學省）發表了《關於拒絕到校問題》。此處拒學的原因並不追究兒童個人因素，而提出「任何人都有可能拒絕到校」的基本觀點，明確陳述重視兒童容身之處的態度。

另外，文部科學省於2016年9月發布公文：「關於支持拒學兒童學生的作法」，明確意識到「拒學並非問題行為」。雖然筆者也支持這種觀點，但不代表「拒學不應該進行治療」。繭居也一樣，為該狀態所苦的人，或者從該狀態引起次發精神症狀的情況，都必須因應各自的需求提供治療支持。像拒學這樣「界於疾病與健康的界線上」的狀態時，用這種態度介入是很重要的。

如何應對拒學的情況

下一頁的流程圖，列出筆者現在對於拒學的處理方針，

如這個流程圖所示，若懷疑是因疾患造成拒學，首先應該考慮前往醫院就診。若沒有慢性病卻拒學，必須花時間仔細瞭解是否有同儕霸凌、教師的職權騷擾（性騷擾、體罰等）、與家人間的問題等外在因素。因為就算有這種原因，當事人大多會隱瞞或否認。

就算本人否認，也不能直接排除這種可能性，必須詢問教師和身邊的朋友來找到原因。若知道有其外在因素，用不著提醒，應該最優先解決該原因。放著外在因素不管，只讓本人接受治療或諮詢，意義不大。尤其是確實有霸凌或職權騷擾的情況，必須讓加害人道歉、給予加害人適當的處罰（處分），讓被害人接受。

縱使也有解決原因就能夠回到學校的案例，但如果解決後狀況仍沒有改變，當事人依舊煩惱或痛苦，就必須考慮如何進行治療。

拒學的對應方針

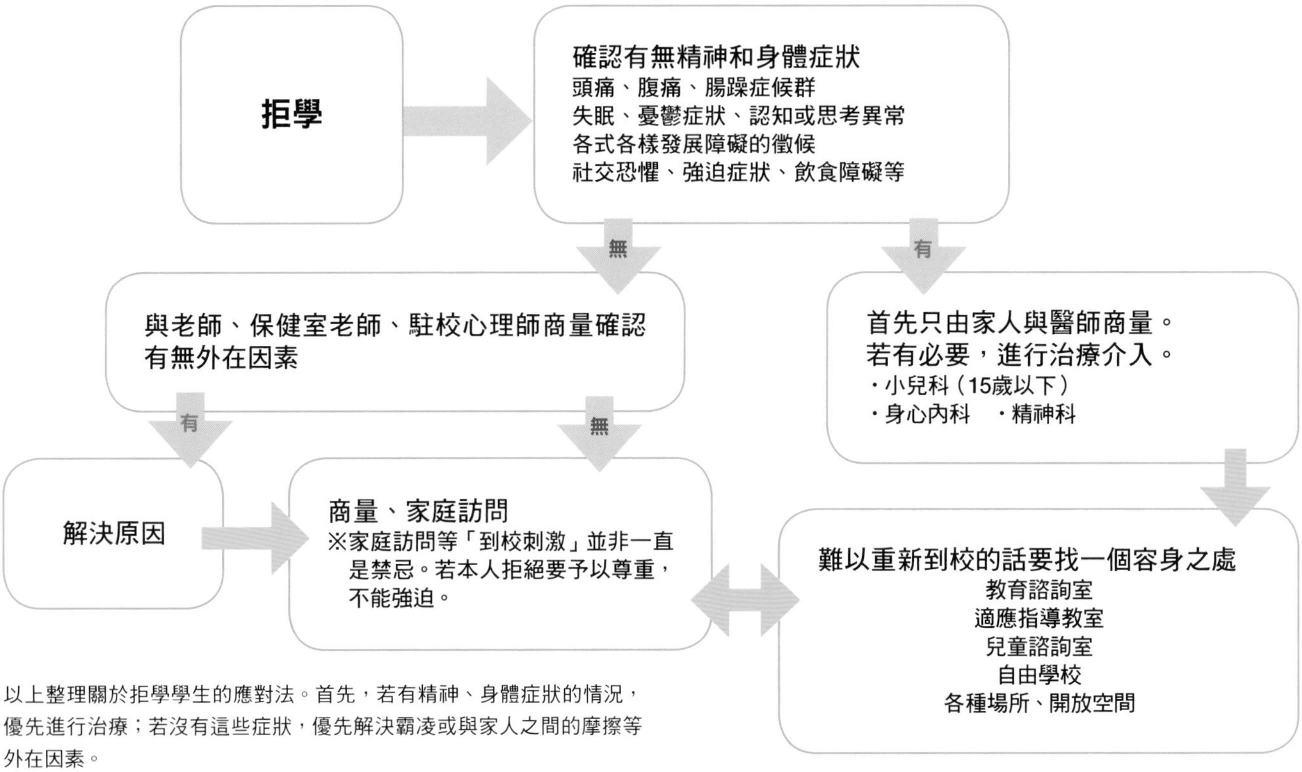

拒學

確認有無精神和身體症狀
頭痛、腹痛、腸躁症候群
失眠、憂鬱症狀、認知或思考異常
各式各樣發展障礙的徵候
社交恐懼、強迫症狀、飲食障礙等

無

與老師、保健室老師、駐校心理師商量確認有無外在因素

有

解決原因

無

商量、家庭訪問
※家庭訪問等「到校刺激」並非一直是禁忌。若本人拒絕要予以尊重，不能強迫。

有

首先只由家人與醫師商量。
若有必要，進行治療介入。
・小兒科（15歲以下）
・身心內科　・精神科

難以重新到校的話要找一個容身之處
教育諮詢室
適應指導教室
兒童諮詢室
自由學校
各種場所、開放空間

以上整理關於拒學學生的應對法。首先，若有精神、身體症狀的情況，優先進行治療；若沒有這些症狀，優先解決霸凌或與家人之間的摩擦等外在因素。

拒學的「治療」

不同於解決原因，在治療方面，首先應該安排充分的休養期間。許多拒學當事人都不斷勉強自己直到身心幾乎無法負荷的地步，因此沒有休養就無法進入下一個階段。

開始進行治療時，需要建立與此人之間的信任關係，接著家人做出適當應對，或與校方交涉也會愈來愈重要。建立信任關係時，重點並非「說服」或「說教」，這些做法都可能帶給此人不信任感，導致治療中斷。在診察時，希望能以肯定的態度對待此人。

尤其不建議將「重新上學」設為目標。在建立起充分的信任關係之前就催促到校，也就是說「到校刺激」經常有害，也是動搖與此人信任關係的原因。話雖如此，也並非「不要刺激，放著不管」。這麼做，亦容易增加此人的不安。

治療當下的目標，就是「讓此人在家庭內恢復活力」。恢復活力的要點，就是恢復與家人間的信任關係。而建立信任關係時，必須保證此人感到安心和安全，並找回雙方交流的機會，並非放置、放任，重要的是親近此人，採取雙方對話的態度。

談話時，尊重此人的「拒絕權」和「選擇權」，在他能夠選擇應該前進的方向為止，基本上要避免強制對方接受自己的意見和過度干涉。隨著家庭內的談話變多，親子關係改善了，也能夠預期此人能逐漸恢復活力。

若恢復一定活力，偶爾能夠外出時，大半情況，此人會主動希望「重新到校」。若有其他原因而難以實行，可考慮利用教育中心、適應指導教室或民間的自由學校（free school）

（日本有提供拒學兒童就讀、適應學校環境的教育支援機構）。為了不讓長期拒學的人失去培養社會性的機會，必須找到學校以外的容身之處。支持拒學兒童的社會資源非常多樣且充實，掌握居住地有何種社會資源也很重要。

在上述過程中，治療人員會在陪伴此人和其家人的同時提供支援。有時也會用到認知行為治療和藥物治療，但原本拒學的當事人大部分都非常健康，因此不一定要這麼做。治療人員工作的要點，就是用肯定的態度接受他的傾訴，幫助修復家庭關係，與學校和其他社會資源等合作，支持此人與其家人。

日本有100萬人以上的「繭居族」

「繭居族」是指拒絕就學或就業、勞動失敗等因素，導致長期關在自己房間的青少年。除了日本，在韓國、義大利等國也成為問題，在海外以「hikikomori」作為廣為人知的現象。

2016年，日本內閣府公布針對15～39歲繭居族的實情調查結果，推測全日本的繭居人口約54萬1000人。2019年日本內閣府也公布針對40～64歲繭居族的調查結果，推測全國總計61萬3000人，繭居期間超過7年以上的人占了半數。將這2次的調查相加，初次得知政府統計現狀有超過100萬人的繭居族。繭居過去被視為「年輕人的問題」，然而統計結果也指出，這些人隨著高齡化，正逐漸成為中高年人的問題。

如前所述，「繭居」並非病名，而是指「沒有參與社會」的意思。根據日本厚勞省研究團隊的定義：①6個月以上沒有參與社會，②非精神病性的現象，③即使外出也沒有與他人交流的情況，就會被認定為繭居。

若有隨著繭居狀態出現精神症狀或問題行為，就是需要治療的對象。同時，偶爾會潛藏發展障礙或思覺失調症，也必須在專家的支持下進行診斷。

導致繭居的原因非常多，例如學校成績退步、升學落榜、霸凌、找不到工作、失去希望、不得已被資遣等，常有歷經各種挫折導致繭居的情況，不過多數沒有特定原因或契機。偶爾也會發生拒學直接演變成繭居。根據日本文科省等處的幾項調查，約10～20%拒學的案例，長期下來演變成社會性繭居。

接著介紹拒學演變成繭居的案例※。

案例　初診時21歲　男性

國中3年級暑假後就開始拒學，直接演變成長期繭居的狀態。隨著繭居時間變長，對他人緊張和恐懼視線等症狀變嚴重，幾乎無法外出。

由於過著日夜顛倒的生活而「睡不著」，持續說出對雙親過去的怨恨和不滿直到深夜，有時會有咒罵或破壞物品等暴力行為。之後，只有雙親前來精神科看診，透過家庭諮詢試圖改善與此人的關係，自諮詢開始後第4個月，此人也隨著雙親一同前來掛號受診，之後便定期回診。

就診初期，此人對醫護人員抱持強烈的不信任感，對於任何問題皆回答「沒什麼」、「無可奉告」，展現抗拒的態度。不過隨著持續面談，開始會談論感興趣的電玩遊戲。即使如此，有段時期常常可聽見此人透露心聲「這種人（指自己）沒有活著的價值」、「總有一天要自殺」。

之後在主治醫師的推薦下，開始參加醫院的日間照護活動，與喜歡電玩遊戲的成員變要好，逐漸適應現場的氣氛。也開始願意參加日間照護後的餐會或互助會，開始就診2年後，進入函授課程制的高中，都會參加面談指導，不會請假，成績也良好，之後就順利畢業了。

繭居的「治療」

繭居的治療建議配合此人的需求改變，分階段進行。上圖

※考慮到隱私問題，在不牴觸案例的範圍內有變動細節。

繭居支持的各個階段

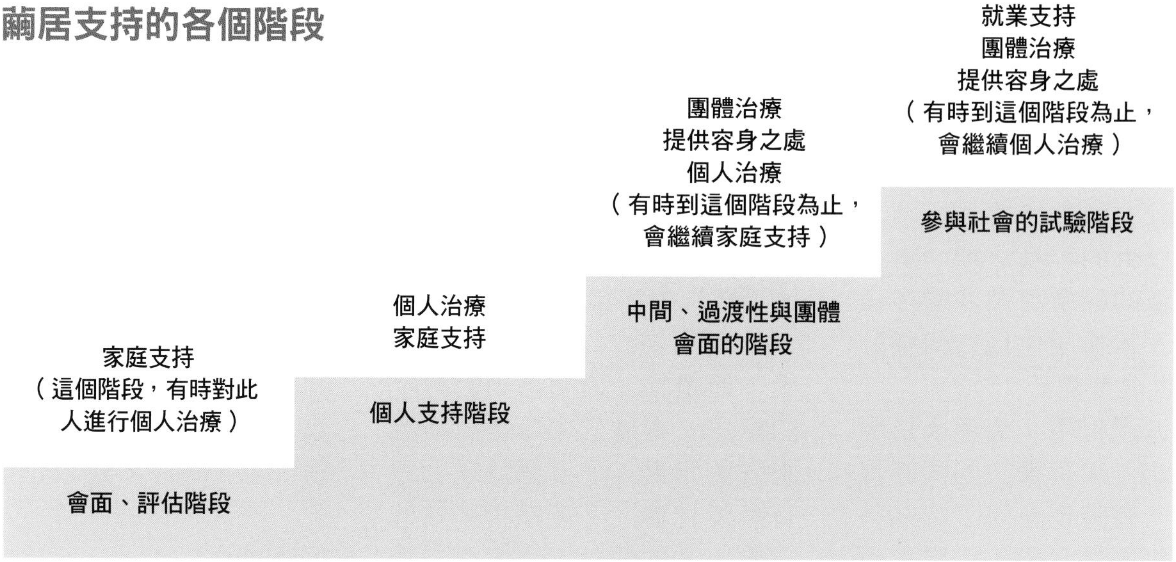

繭居的支持大致上分成4個階段。由於繭居者本人幾乎不會從一開始就參加治療，因此首先對家人進行支持。若在這個過程成功修復家人與此人之間的關係，則在家人邀請下，對願意參加治療的此人進行治療。之後，為了讓此人產生參與社會的意願，建議此人挑戰加入曾為繭居族組成的團體。最後，此人有可能進步到參與社會，回去就學或就職。

為日本厚生勞動省的指南中「繭居支持的每個階段」。

一開始「家庭支持」的階段，因應長期與孩子毫無交集，因摩擦煩惱的家人，設定目標為修復家庭關係。在這個階段，幾乎所有繭居當事者都拒絕參加治療，是僅對家人提供支持的階段。

此時家人感到困難的部分，在於必須找到能接受他們（當事者除外）諮詢的醫師。在這個階段也建議參加家庭互助會，重點是讓此人與家人之間的對話變多。最後，家人的目標是「保障此人能夠安心繭居的關係」。

當事者與家人之間的關係修復後，若能充分對話，在家人鍥而不捨的邀請下，開始到院就醫，進入下一個階段「個人治療」。此時進行個人的心理治療，端看情況開始做藥物治療。對於此人長期處於孤立狀態的痛楚和遺憾感同身受，首先找出他想做的事，思考為此需要何種支援。重要的是「讓他變得自發、主動行動」，而並非把上班或上學當成直接的目標。

接著是「團體治療」的階段，參加有繭居經驗的年輕人聚會、日間照護和互助會等「中間團體」，經歷親密的同伴關係。產生一定程度的親密關係後，此人的自尊心被修復，參與社會的意願也會提高。根據本人的希望，便可能轉移到下個階段，支持他找工作或回到學校。

在繭居的支持中，醫護人員能夠做到的，就是透過此人和家人之間的對話，確保此人感到安全與安心，支持他與社會維持最低限度的連結。藉由這個過程，找回他的主體性和動機，在上班或上學等各自的目標中逐漸發現自我。對於醫護人員和家人而言，支持他發現這點，展現鍥而不捨的陪伴態度非常重要。

Q&A

Q **24歲的兒子繭居6年了。有時會網購買東西，每個月1～2次要求幾千日圓的零用錢。身為家長，我希望他去工作，不想給他錢，我該怎麼做呢？**

A 如果完全不給繭居者金錢，別說工作了，他會成為「沒有慾望的人」，「什麼都不做的人」，這是最要不得的情況。對於繭居族而言，金錢就像藥物一樣。當然不一定要按照要求給他錢，不過若想修復與此人的關係或希望他參與社會的話，每個月給予一定金額的零用錢，以治療的觀點來看是必須的行為。

Q **36歲的兒子繭居10年以上，每天晚上都在訴說過去的怨恨和不滿。當說話、情緒變亢奮時，有時也會敲打物體或大聲吵鬧，雙親也愈來愈疲累了。應該怎麼做才好呢？**

A 曾有專家說過「要承受孩子做出的所有暴力」，但現在已經知道這是錯誤的看法。因為雙親也有「不承受暴力的權利」這種基本人權，首先要以堅定的態度抗拒暴力行為。並不是「暴力不對」，而是要清楚表示「拒絕暴力」。若行為沒有改善，請嘗試傳達「如果持續有暴力行為，就不要一起住」，並預先告知有可能會因此離家。通常在這個時期，暴力行為便有可能已經停止。即使如此也無法改善的情況，請嘗試離開家裡，至少離開一星期，前往老家或飯店都沒關係，也可以跟此人說地點。不過，為了不讓此人誤解「我終於被拋棄了」，一定要打電話聯絡，這是為了傳達「雖然我無法忍受更嚴重的暴力行為，但並不是從你身邊逃走了」。在電話中的態度冷靜之後，請暫時回家看看，這種時候暴力行為大概已經平靜下來了。以防萬一，要不斷地暫時回家看情況，只要沒有出現暴力行為，就可以真正回家了。這種處理方式幾乎可以解決所有的暴力行為。只不過回家後，請別忘記與此人保持交流。

飲食障礙

極端減少食量的「厭食症」與大量飲食的「暴食症」

家人關係或極端減肥等因素導致飲食障礙。

撰文 齋藤環 日本筑波大學醫學系社會精神保健學教授

飲食障礙是飲食行為的異常，主要出現在青春期、青少年期的女性身上。與其他精神疾患一樣，生物學上的原因尚不明朗，一般認為家庭關係、其他人際關係、社會環境、壓力等影響重大。同時，也已知有許多人是由於不當減肥而發病。常見於滑冰選手等需要控制體重的女運動員，在近幾年引起討論。

飲食障礙分為厭食症（神經性厭食症）與暴食症。當飲食量逐漸減少，體重極端下降，低於標準體重85%，會診斷為厭食症（anorexia）。而暴食症是有時會反覆攝取非常大量的食物後催吐的行為。有7成案例從厭食症轉變為暴食症（bulimia），由於兩者皆為「極端想變瘦」和「懼怕肥胖」，因此視為同一種疾病。

飲食障礙的分類

在美國診斷基準《DSM-5》的分類中，厭食症更細分為禁食型（restricting type）與暴食清除型（binge-eating-purging type）。禁食型指因飲食的限制和過度運動造成體重減少；暴食清除型指重複出現暴食與清除行為（計畫以催吐、瀉藥、利尿劑、灌腸等減少體重）。

暴食症除了心因性暴食症外，還有一種是狂食症（binge eating disorder）。心因性暴食症會重複暴食行為，但為了不讓體重增加，而習慣催吐、服用瀉藥或利尿劑，在意外表和體重，幾乎一直維持在標準體重。狂食症雖然會重複暴食行為，但沒有嘔吐或瀉藥等清除行動，有許多肥胖的人。

還有一種不屬於厭食或暴食的「咀嚼和嘔吐障礙」（chew and spit），會反覆咀嚼食物但不吞嚥，之後吐在塑膠袋中等，也是飲食障礙的一種。

有人因厭食症失去性命

厭食症患者對於外表的審美觀出現異常。明明看在任何人眼中都很纖瘦，遠遠低於標準體重，卻覺得自己「太胖了」，打算努力吃得更少。有些人會減少飲食量，也有人透過催吐或瀉藥的清除行為，進一步減少體重。由於指出這些行為的風險或說服都說不聽，有時與家人和朋友之間的人際關係會惡化。

也有人因此憂鬱或焦慮，或者是過度活動，花費太多精力在念書、工作或運動上。不過隨著體力逐漸的降低，活動力也降低，也會開始妨礙到日常生活。

也有人由於不吃飯，導致體重極端下降而成為重症，BMI低於15。出現血壓或體溫降低、月經沒來、出現便祕和腿部浮腫、皮膚乾燥等症狀。抽血檢查時，當然會出現脫水或貧血，亦有白血球減少和肝功能異常，而此時若是常常催吐或濫用瀉藥，血液中的電解質也會出現異常，更甚者腦部還會萎縮，或腎臟的功能降低。也有人因為血糖降低，出現意識障礙而失去性命。死亡率為6～20%。

column

「纖瘦＝美女」是真的嗎？

本文也提到，許多飲食障礙是由減肥開始的。亦有看法認為飲食障礙首先發生在「女性身材纖細比較美」這樣特殊審美觀普及的地區，先於歐美的先進國家流行，晚了幾年才傳到日本。

這種情形最具代表性的例子，是1967年的「崔姬訪日」。藝名「崔姬」的超級模特兒漢拜（Dame Lesley Hornby，1949年～）訪日產生的話題，與披頭四並駕其驅。她的體型就像樹枝般纖細，日後成為日本年輕女性的理想。

這種趨勢在世界各地愈來愈常見，2000年代接二連三發生模特兒過瘦而死。體重減少對女模特兒的身心帶來負面影響，此問題備受矚目，歐美各國和業界組織，開始祭出對過瘦模特兒的規範。譬如2006年義大利政府禁止BMI 18.5以下的模特兒、西班牙政府禁止BMI 18以下的模特兒演出時裝秀。

在現代每個人都視為理所當然的價值觀「愈瘦愈美」，其實是非常特別的文化價值觀也說不定。

為什麼會罹患飲食障礙

有一種假設認為飲食障礙的患者與母親的關係有問題。譬如說，與母親之間感情方面交流不足，而沒有培養起對自己身體適當的意識，另一種說法是由於母親過度保護、過度干涉的支配，因而拒絕帶有母性涵義的飲食照顧。也有說法是為了持續對母親的依賴關係，排斥身體的性成熟而限制飲食。雖然感覺這些說法都過度把錯誤推給母親了，不過家庭的影響力確實很強烈。若是煩惱家庭關係，可根據後面提到的家庭治療改善症狀。

飲食障礙大多會併發與飲食無關的精神症狀和其他的精神疾患。尤其有割腕等自殘行為、濫用酒精和藥物、拔毛等習慣，基本上容易衝動，或者有強迫型人格疾患的傾向。

飲食障礙的治療

若為厭食症，體重降到低於標準體重75％以下時，為了盡快恢復體重，需要住院治療以吊點滴或補充營養。雖然藥物治療有時也會用到少量的抗憂鬱藥物，但現在並未充分確立其有效性。

以控制飲食為目標，進行認知行為治療和人際關係治療，或是懷疑家人有問題，也要進行家族治療。在家族治療上，進行心理教育指導，讓家人適當瞭解飲食障礙的知識與處理方法。另外，將家人視為系統的觀點來看，可認為患者是因為承受整個家庭的問題而生病。這種時候，就要著眼於治療整個生病的家庭系統，以改善症狀。

進行心理治療時，若醫護人員太執著「增加（減少）飲食量」或「控制體重」，恐怕無法建立充分的信任關係，反而會產生反效果。飲食障礙的症狀並非只有表面的問題，其背後經常有孤立感、強烈的焦慮感、自我肯定感或自尊心低落等問題，必須恢復到一定程度。將厭食和暴食症狀妥善「共存」的恢復形式也是可行的。

除了接受精神科醫師的治療，參與由當事人組成的互助會，培養與同伴之間的聯繫，也可以幫助恢復。

身體質量指數

身體質量指數（BMI）以簡單的方式就能測量體中是否符合健康標準，計算方法為：

體重（kg）／身高^2（m^2）

BMI值＜18.5：體重過輕

18.5 ≦ BMI值＜24：體重標準

24 ≦ BMI值＜27：體重過重

27 ≦ BMI值＜30：輕度肥胖

30 ≦ BMI值＜35：中度肥胖

BMI 值≧ 35：重度肥胖

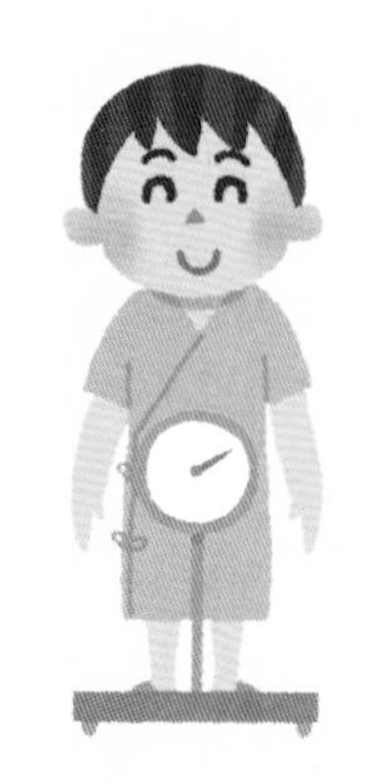

理想的減肥

害怕肥胖而過度減肥是非常危險的事情。吃低熱量的飲食或服用瀉藥等，其實並不是真正意義上的減肥。
想要執行以下說明的正確減肥方法，必須減少體脂肪才行。

攝取食物纖維、維生素、礦物質

飲食的基本，是有色的穀類、一湯三菜、水果和牛奶。要攝取5種顏色（白色、黑色、紅色、黃色、綠色）的食物。

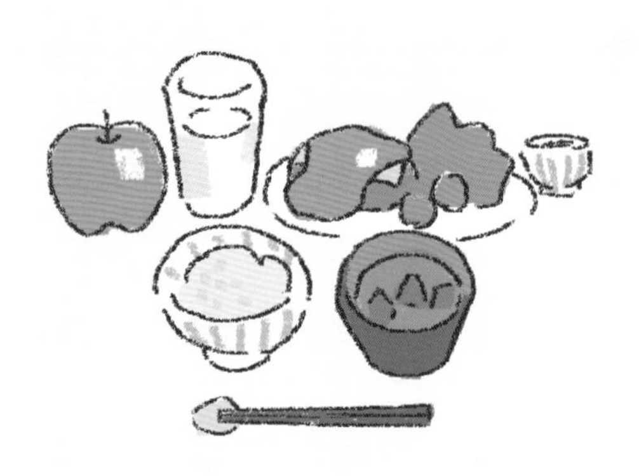

少飲酒、吸菸、吃點心

除了零食，飯後甜點等含有高脂肪、高糖分的點心都應該控制。由於酒精類的卡路里也很高，對身體不好。

三餐要規律

早餐、午餐、晚餐的飲食時間要有規律，吃7、8分飽。

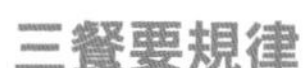

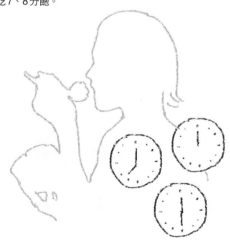

適度運動

每天走1萬步。接觸許多人、事、物也很重要。

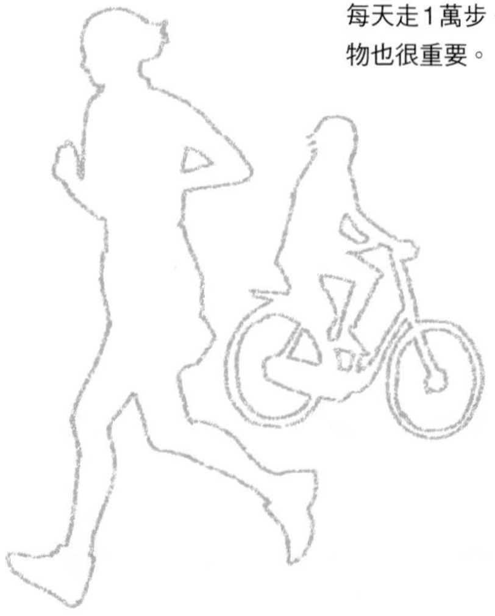

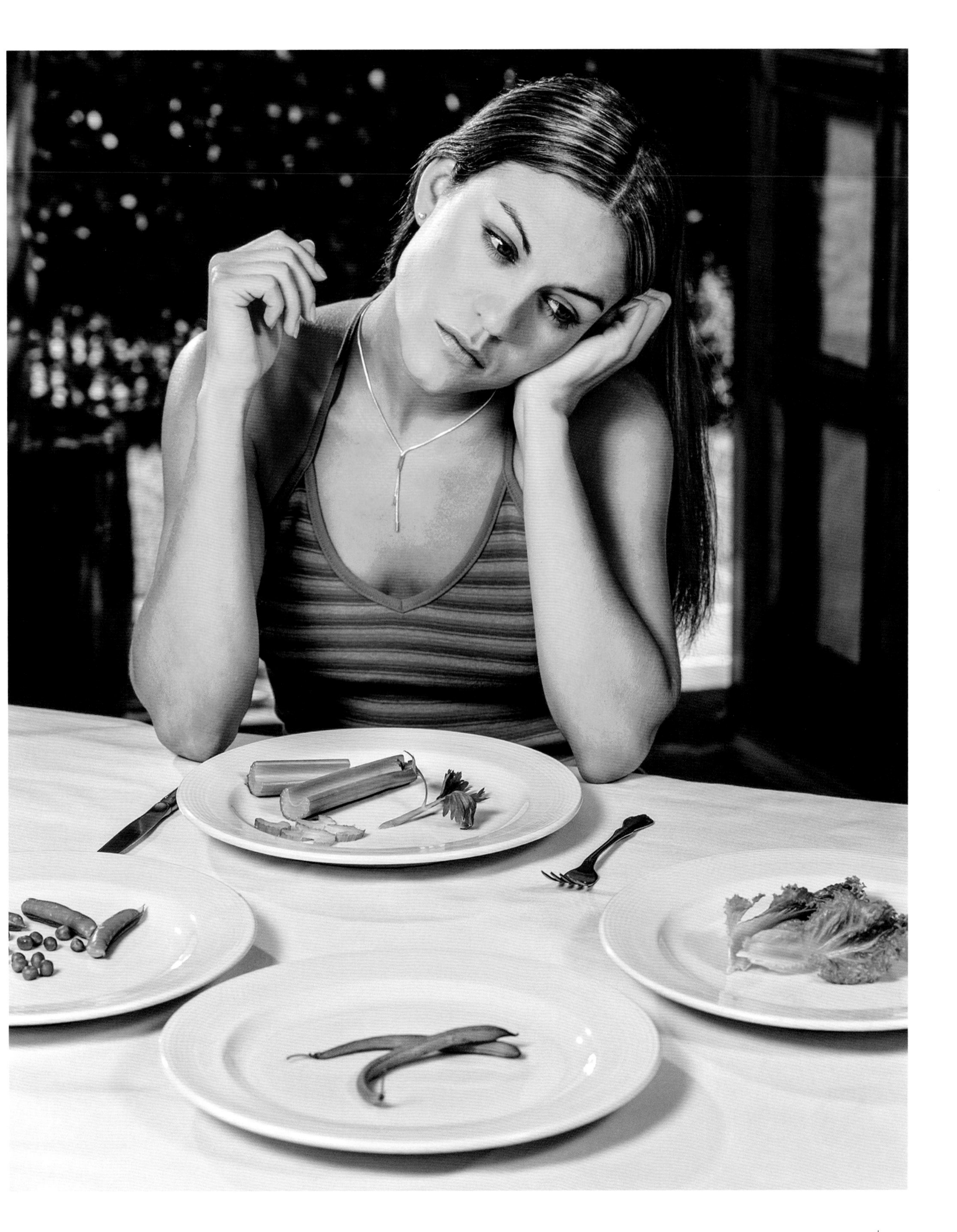

飲食障礙的自我評量表（SRSED）

關於下述問題，請在符合你最近狀況的欄位中劃〇。

	總是如此（4分）	偶爾如此（3分）	有時如此（2分）	完全沒有（1分）	分數
1. 當你不愉快或痛苦的時候，會忍不住暴飲暴食嗎？					
2. 你曾經一整天完全沒有吃東西嗎？					
3. 你曾經因為飲食問題，而影響工作或學校嗎？					
4. 每天的生活中，會花太多時間在飲食上嗎？					
5. 你曾經一吃東西就停不下來，勉強自己吃到肚子痛嗎？					
6. 你滿腦子都想著食物嗎？					
7. 你為自己的飲食習慣感到丟臉嗎？					
8. 你會擔心自己沒辦法控制食量嗎？					
9. 你曾經放縱自己暴飲暴食嗎？					
10. 你吃太多之後會後悔嗎？					
11. 家人會希望你多吃一點嗎？					
12. 有其他人說過你瘦嗎？					
13. 有其他人會要你多吃一點嗎？					
14. 你會擔心體重過重嗎？					
15. 你會用瀉藥嗎？					
16. 你會為了消耗攝取的熱量而拚命運動嗎？					
17. 你總是希望清空胃裡的東西嗎？					
18. 你在飲食後會有想催吐的衝動嗎？					
19. 你害怕體重增加嗎？					

	總是如此（4分）	偶爾如此（3分）	有時如此（2分）	完全沒有（1分）	分數
20. 你覺得自己太過在意體重了嗎？					
21. 其他人覺得你太瘦了嗎？					
22. 你飲食後會催吐嗎？					
23. 你會在用過一餐普通份量的餐點後，覺得自己變胖了嗎？					
24. 即使只是體重增加一點，你會擔心自己一直胖下去嗎？					
25. 你覺得自己是有用的人，每個人都需要自己嗎？					
26. 你這陣子，對異性失去興趣了嗎？					
27. 你曾經暴飲暴食吃下非常大量的食物嗎？					
28. ……如果曾經這麼做，當時的你為此感到痛苦嗎？					

自我評估飲食障礙？

1、4、5、7，8、9、11、12、13、21、27總計12個問題中　　總計＿＿＿＿分

※1、4、5、6、7、8、9、27（生活被暴食與飲食所支配），11、12、13、21（與飲食的壓力有關）12個問題中，總計23分以上就有可能是飲食障礙。除此之外的問題，是判斷食慾不振或暴食症，評估重症程度時的參考。

※請務必前往醫療機構接受診斷，以做正確的判斷。

失智症

整體認知功能降低

無法正確判斷時間和場所，對日常生活造成影響。

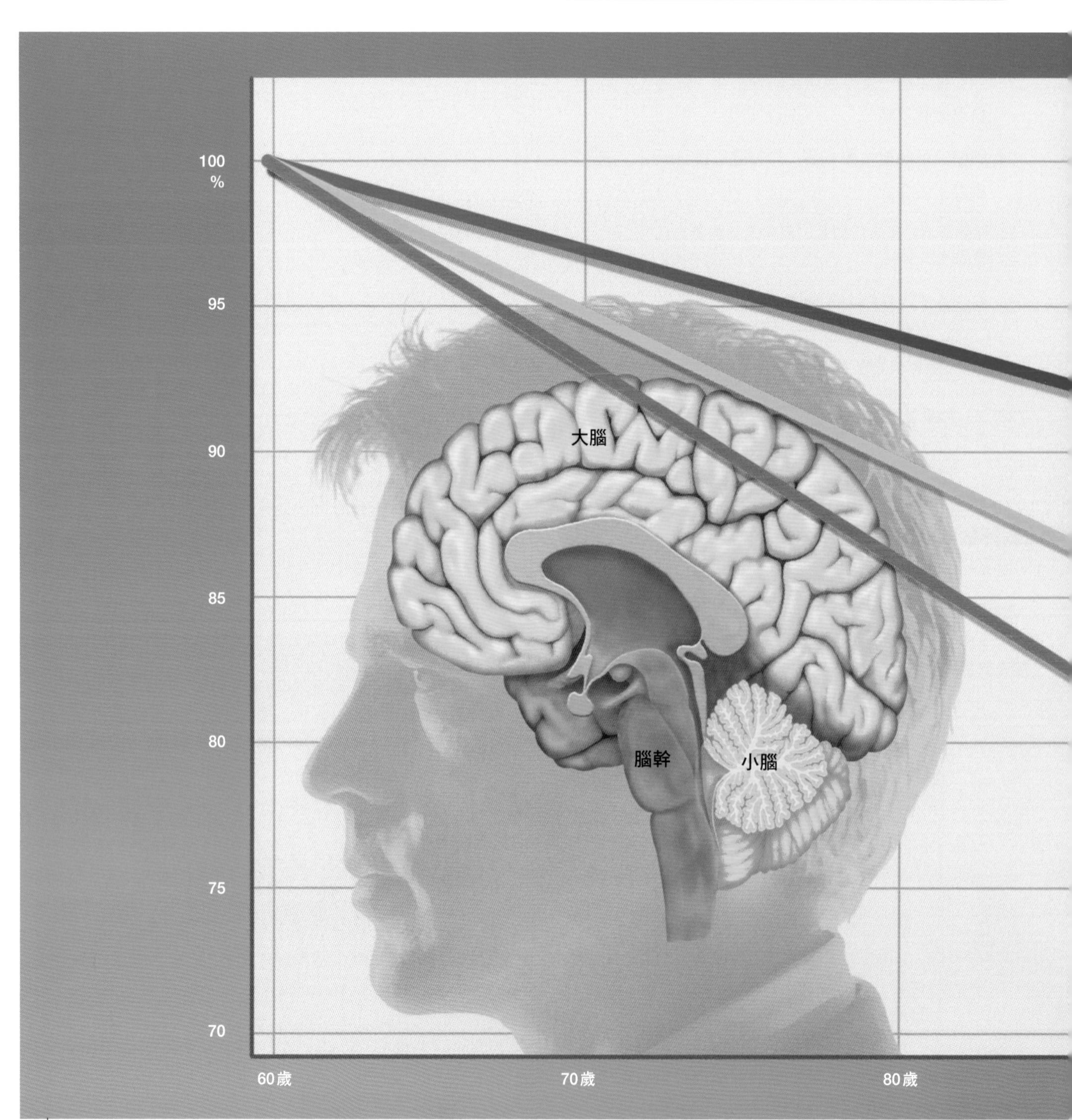

失智症指神經（神經元）退化、腦循環疾患、頭部外傷、腦炎等原因，造成腦部大範圍的障礙而整體認知功能降低的疾病總稱。

在不久的將來，每3～4人就有1位高齡者

2020年日本65歲以上占總人口約29%，而10年後的2030年，推測會達到31%。這種狀況中，老化最大的風險就是失智症，尤其是後述「阿茲海默症導致的失智症」問題，將變得愈來愈嚴重吧！

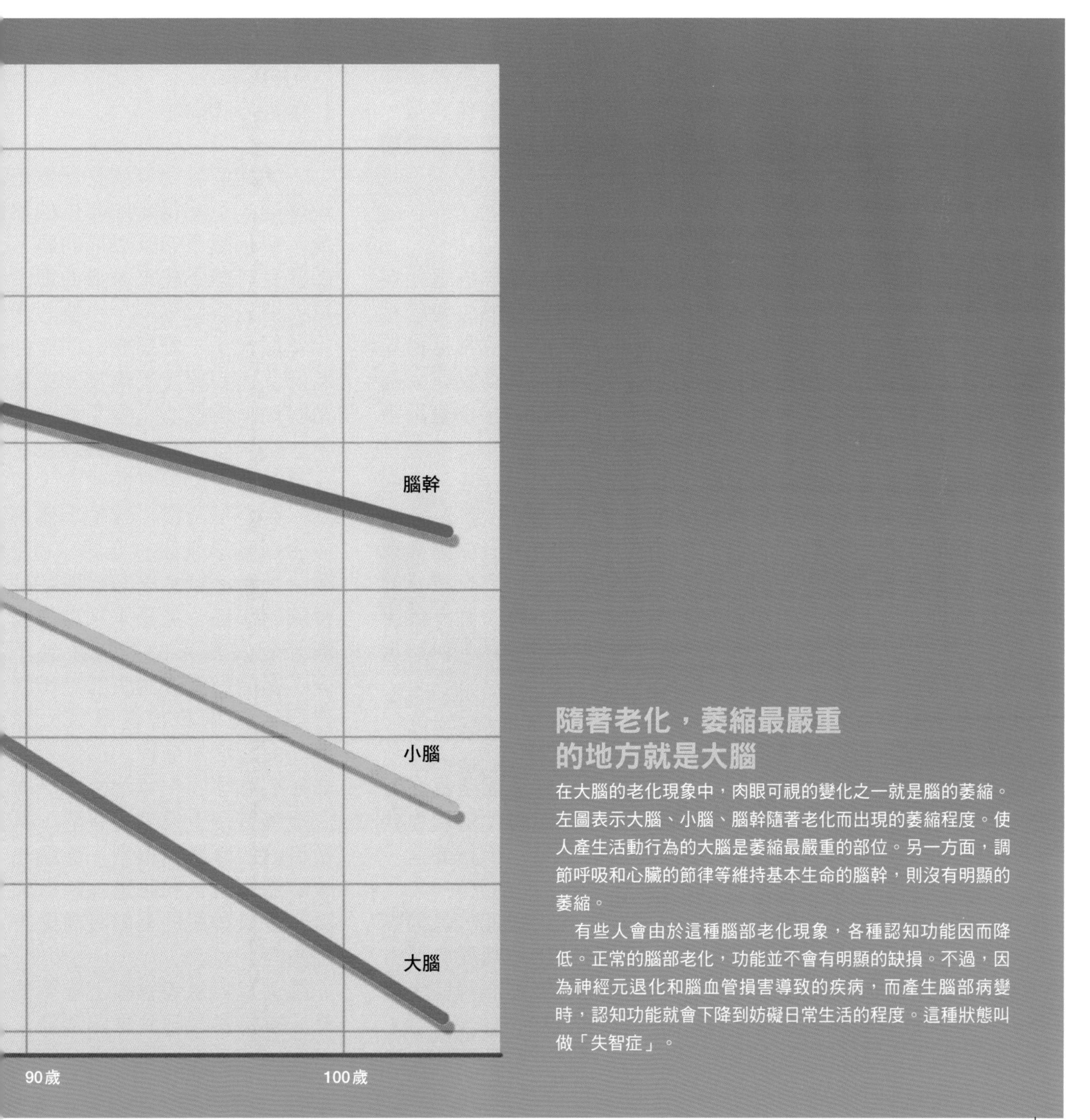

隨著老化，萎縮最嚴重的地方就是大腦

在大腦的老化現象中，肉眼可視的變化之一就是腦的萎縮。左圖表示大腦、小腦、腦幹隨著老化而出現的萎縮程度。使人產生活動行為的大腦是萎縮最嚴重的部位。另一方面，調節呼吸和心臟的節律等維持基本生命的腦幹，則沒有明顯的萎縮。

有些人會由於這種腦部老化現象，各種認知功能因而降低。正常的腦部老化，功能並不會有明顯的缺損。不過，因為神經元退化和腦血管損害導致的疾病，而產生腦部病變時，認知功能就會下降到妨礙日常生活的程度。這種狀態叫做「失智症」。

這種失智症，首先是記憶力（記得事物的能力）出現障礙，例如思考和判斷停滯，理解力降低，且變得無法正確判斷時間和場所。

失智症中除了這種認知能力出現問題外，情緒層面和動機層面也會出現障礙。也就是說，情緒上變得不開心或容易生氣，或相對地總是心情很好、沒有煩惱，一直心情很愉快，這種症狀也可視為人格的變化。在失智症相對早期時，就會出現自發性降低的情況。

失智症的三種疾患類型

失智症最常見的原因，是腦部整體神經元的損傷、神經退化疾病與腦血管疾病。其他尚有腦炎、因梅毒感染中樞神經系統造成廣泛性麻痺（general paresis）、代謝異常、營養失調等各種不同的原因所導致。

那麼，接著來看具代表性的失智症疾患吧。

①阿茲海默型失智症

這類型的失智症，是最具代表性的整體腦部神經元減少或萎縮的神經退化疾病。大多會產生記憶障礙，無法記得、回想起經歷過的事，症狀會慢慢地惡化。更嚴重的話會出現無法做出判斷，無法認知周圍的場所和人物，聽不懂話，無法使用物品，人格改變等症狀（這些症狀加起來就叫做失智症），並逐漸惡化。

②路易氏體失智症

路易氏體失智症（dementia with Lewy bodies）與阿茲海默型失智症一樣，屬於退化型失智症。路易氏體這種在神經元中發現的異常結構散落在整個大腦皮層中，從而做出診斷。除了失智症狀，特性是如帕金森氏症會併發動作異常，或出現活生生的人物、動物的視幻覺。

③額顳葉失智症

這種失智症也屬神經退化疾病，與阿茲海默症的失智症相比，發生率較低。更常見於年輕世代的疾患，其特點是大腦的特定區域萎縮，特別是顳葉和額葉等腦區。

家人或身邊的人注意到患者人格的變化，帶患者去看醫生，往往會發現患者偶爾會有漫不經心的態度，或無意義的衝動行為。亦可觀察到反社會行為、重複相同行為，與飲食相關的異常行為。

④血管型失智症

這種失智症的原因是腦血管疾病。大半情況會伴隨腦血管疾病引起的失禁、步行異常、麻痺等神經學上的症狀。

這種類型的失智症，是因高血壓、動脈硬化、糖尿病、心臟病等相關的腦部血管發生異常而呈現階段性的惡化。

明明記憶力穩健，判斷力卻有缺陷等精神功能降低，嚴重的話稱為「小洞性梗塞失智症」。雖然相對保有人格，但情緒方面容易出現心情不佳、易怒，並毫無理由便生氣、落淚等情緒調節障礙（emotional incontinence）。

如果家人罹患失智症

一開始感到奇怪的是記憶出現障礙，不記得剛才發生的事情，或是想不起來以前的事。即使有時想不起來身邊的事、熟人的名字和場所，也會心想「年紀大了，誰都會有同樣的狀況」而拒絕接受事實，或是相對地消沉擔心「是不是失智了」。另一方面在初期階段，家人也會有否認現實的傾向，認為「完全不奇怪」或是「偶爾發生這種事情也很正常」。接著，失智症狀愈來愈明顯，就會開始煩惱，擔憂未來該怎麼辦，對於將來的照護感到不安，開始徹底查詢失智症相關資訊，透過尋找名醫減少焦慮。失智症患者家人的應對方式各不相同。

不管有沒有得到失智症，為了自己的尊嚴與權利，建議先瞭解監護宣告和照護保險等知識，未來獨居的高齡者將愈來愈多。

跟失智症患者應對上重要的是「支持替代已失去的功能」

與「支持維持逐漸失去的功能」，具體而言指下述事項。

①運用便條紙或留言。在視線可及之處、日常生活動線中容易注意到的地方（廁所、洗臉台、冰箱、電話、門、窗等），用碩大文字或螢光筆寫下此人應該做的事。如果會忘記，要重複寫好幾次。

②運用日曆。可在日曆中寫下留言，或用大字寫下當天的行程。

③盡可能縮短臥室到廁所之間的動線。晚上開著夜燈，讓此人知道廁所的位置，以防止失禁。同時，只要點亮照明，就能避免受傷、跌倒，家人也較容易照護。

④運用照片和圖片。就算是無法順利理解語言的階段，只要有照片、圖片就能理解。

⑤家人和支援者要不斷反覆練習。減少對於失智症的情緒性言論，家人、支援者彼此之間建立聯絡網，共享資訊和經驗。

如果家人罹患失智症……

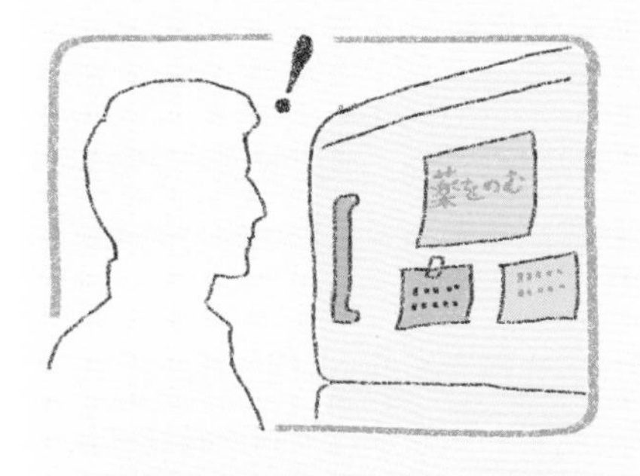

在容易注意到的地方貼上便條紙和留言，寫上患者應該做的事項。

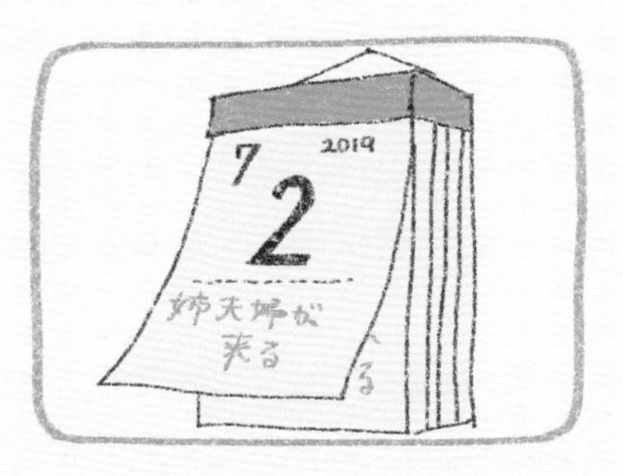

在日曆上寫上當天的行程。

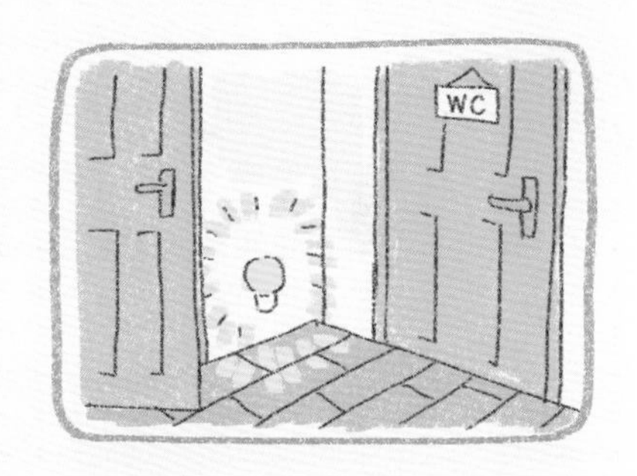

將臥室設在廁所附近，晚上開夜燈。

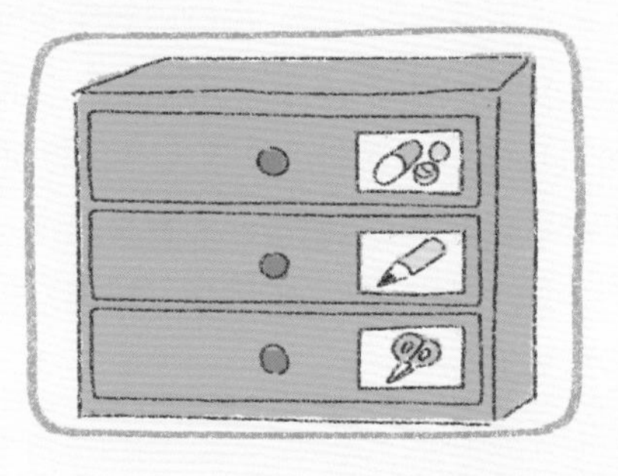

用照片和圖片，讓此人理解物品收納的地方。

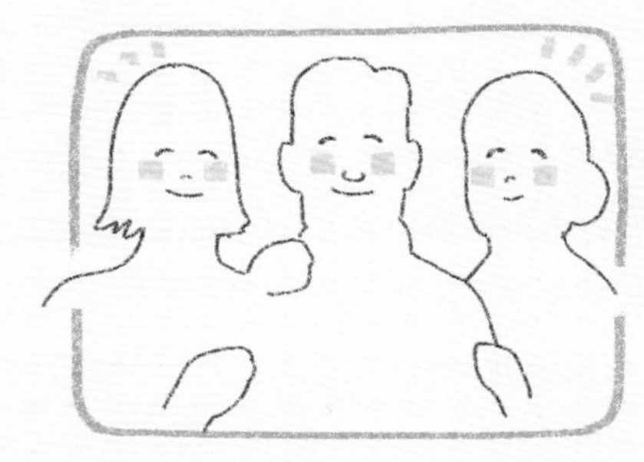

減少對患者情緒性的言論，家人和支援者彼此合作。

column

程序性記憶與工作記憶

現在已知海馬迴（hippocampus）對記憶非常重要，新的資訊會輸入海馬迴內。而暫時儲存的部分會將必要的資訊，移動到大腦皮質內，作為長期記憶保存。記憶分為用頭腦記憶的「陳述性記憶」（declarative memory）與用身體記憶的「程序性記憶」（procedural memory）。雖然海馬迴在記憶植物或人名等陳述性記憶中扮演著重要的角色，不過騎自行車、學會游泳等程序性記憶的中樞，位於大腦基底核與小腦。程序性記憶只要曾經記住，就不會忘記。

雖然短期記憶的容量有限，不過工作記憶（working memory）可強化短期記憶，擔任其通往長期記憶的橋樑。聯合區中的額葉聯合區（frontal association area）在工作記憶中扮演重要的角色。

column

到院前的情景 — 臨床心得隨筆

— 我跟妻子吵架了。我找不到冷氣的遙控器，認為是她把遙控器放在別的地方去了，用有些尖銳的話詢問後，妻子回答：「那種事情我怎麼會知道，我有事要去找女兒。」當天外出後就沒回來了。下午我打算收拾洗好的衣服時，發現遙控器就放在洗衣籃中。咦？為什麼放在這裡？想起來了，我想要清潔冷氣的吹風口，卻注意到那裡積滿灰塵。原來如此，原來是這樣。對不起，我很抱歉對妻子的態度這麼差勁。之後妻子回家後，我說我找到遙控器了，她回我一句「是嗎？」我原本打算道歉，卻說不出口。我也已經76歲了，雖然覺得自己老了，卻拉不下臉說出這種話。醫師，請問我失智了嗎？

由於我遇到這位先生如此正經地詢問，我也很認真地回答：「很遺憾地，你並沒有失智哦。」很遺憾這句話有點多餘，不過循著線索找到忘記物品的地方，並非病態的健忘，這屬於老化現象。幾歲以後會出現老化現象？何種程度開始可稱作病態的健忘？並沒有明確定義。

在這位男性之後，前來問診的是女性失智症患者的二女兒。病人就算患有失智症，也擁有因健忘而來的懼怕和羞恥心。這位小姐雖然跟媽媽約好在小田急電車的經堂車站見面，不過患者沒有趕上電車，因為她找不到準備好的包包。等她注意到包包放在玄關時，已經到了約好的時間。二女兒安慰媽媽說：「今天由我過去拿藥就好，沒關係的，下次再一起去吧。」並詢問我：「可以明白指出她很健忘嗎？」「如果這樣說，她會很消沉吧？」

我認為讓當事人知道自己健忘是很重要的。隨著老化，人生走到遲暮階段時，事物的輪廓會變得不清楚，最簡單的例子就是老花眼。老花眼在不知不覺間，無法看清楚身邊小東西的輪廓。由於文字看起來很模糊，或者看不到了，因此會改變物體的位置，試圖努力看清楚。40歲以後可以開始感覺到正在老化。我想說的是，就算有老花眼，也會有想讓物體輪廓變清楚的強烈自主意志。這種自主意志的表現，年齡愈長愈會被忽視。高齡者身為主角的活躍場合，從家庭和社會中逐漸被排斥，是因為權力平衡（power balance）的關係。給權力失衡而被當成弱者的高齡者明確的方向，應該可以支持他們逐漸失去生活價值的日常生活吧。

column

測量失智程度的改訂版長谷川式簡易智能評量表

有好幾種方法可測量失智症程度，不過在日本最受到廣泛使用的評估法之一是「改訂版長谷川式簡易智能評量表」。這是日本聖瑪莉安娜醫科大學名譽教授長谷川和夫所想出來的。如下表所示，請測驗看看。評估失智症程度時，在選擇適合的治療和應對時可派上用場。

可評估失智程度的改訂版長谷川式簡易智能評量表

題目	得分
1. 你幾歲了呢？（誤差在2年內都正確）	1分
2. 今天是幾年幾月幾日，星期幾？	年、月、日、星期各1分
3. 你現在人在哪裡呢？（能主動回答2分，在5秒鐘內從「在家？在醫院？在療養院？」等項目中選擇正確的情況，得1分）	正確2分，有提示1分
4. 請覆誦一次接下來的詞彙。之後會再問一遍，請記清楚。「(a)櫻花，(b)貓，(c)電車」(或者「(a)梅花，(b)狗，(c)汽車」)	能夠覆誦則各1分
5. 請回答從100依序減7的數字。（詢問100－7是多少？接著再減7後是多少？一開始的答案不正確的話，就不要問下去）	能正確說出93為1分，能正確回答86則2分
6. 請把我接著唸出的數字反過來說。「6－8－2」,「3－5－2－9」(將6－8－2，3－5－2－9反過來說，在3個數字的部分回答錯誤就停止)	各1分
7. 請回答剛剛讓你記住的詞彙(若能主動回答則各2分，無法回答的情況，給予提示(a)植物、(b)動物、(c)交通工具後，正確回答則1分)。	各2分，有提示1分
8. 展現5種物品給對方看後收起來。請回答剛剛看見什麼。（手錶、鑰匙、香菸、筆、硬幣等彼此無關聯的物品）	各1分
9. 請盡可能說出知道的蔬菜名稱。（途中卡住，等待約10秒仍無法回答時停止）	5個以下0分，6個1分，7個2分，8個3分，9個4分，10個5分

評估　21～30分……無異常　　20分以下……懷疑有失智症

總計＿＿＿＿分

※請務必前往醫療機構接受診斷，以做正確的判斷。

了解更多心理疾病

意識障礙與記憶的異常

思考失智症時，必須先瞭解意識和記憶的知識。本節整理了跟意識及記憶的障礙有關的資訊，一起來瞭解看看吧。

因中樞神經異常而發生意識障礙

意識是指將接受外界的刺激當作自己的經驗，或自己面對外在世界而表現出來的豐富精神活動。像這樣意識會出現異常，是由於各種不同中樞神經系統的異常所產生的現象，如下述分為四個階段。

意識障礙中偶爾會出現各種不同的興奮狀態、幻覺、錯覺等精神症狀。

譫妄是很常見的意識障礙，從輕症到中等程度的意識障礙（意識混亂）、錯覺、幻覺或是加上各種不同情緒障礙的複雜狀態。

這種狀態在夜晚惡化的情況，稱為夜間譫妄。

酒精依賴症中出現的譫妄震顫，特徵除了出現四肢顫抖、焦慮感和恐懼感變嚴重、幻視，尤其會出現看到蛇或蟲子等小動物的視幻覺。另外，有時會有展現職業習慣動作的工作型譫妄。

朦朧狀態是一種難以與譫妄區別的意識障礙。意識障礙的程度輕微，意識卻變得不清晰。雖然能夠一定程度認知外界的狀況，注意力和判斷能力卻會變弱，無法確實做出語言上的表現和行為。朦朧狀態也會出現在癲癇或解離症（歇斯底里）之中。

到了晚上大多狀況會惡化

意識障礙的特徵是會有變動。從意識障礙的情況恢復後，大半情況會無法回憶起當時的事，但有時仍會記得片段

column

意識障礙的四個階段

意識的三種要素，分別是清晰度、範圍和內容。一般的意識障礙指「清晰度」降低；範圍降低指「意識模糊」（意識範圍狹窄）；內容的變化指「意識轉變」。

意識障礙根據程度，分為下列階段。

意識清晰　清楚保持意識，能夠充分發揮原本精神功能的狀態。

意識不清　在這個狀態難以持續和集中注意力，理解能力降低，欠缺連貫性思考。

嗜睡　雖然對呼叫和痛覺刺激有反應，但刺激較少時，精神活動就會降低到睡眠時般的狀態。

昏迷　失去意識狀態，停止精神活動。停止身體的移動，吞嚥反射和痛覺反射般的神經功能也產生障礙。長期陷入深度昏睡即是植物人狀態。

記憶。

要診斷輕度意識障礙的話，注意力障礙（注意力受外在刺激而分散，屬反應能力的障礙）與思考障礙（無法妥善彙整思考活動，會話顛三倒四的障礙）是重要的指標。

記憶障礙分為許多種類

記憶與人類的精神活動時時相伴，是我們保有自我的基本功能，人類可說就是基於這種功能才得以成長的吧！

記憶會與各種不同的功能建立起關係。其功能可分類成記憶（固定記憶的功能），保存（儲藏記憶的功能）和回憶（回憶起儲藏記憶的功能）。

而記憶本身可以分為兩種，情節記憶（episodic memory）為個人生活上發生事情的記憶、自傳性記憶；語意記憶（semantic memory）屬於透過學習牢記、如知識般的記憶。

時間方面，記憶分為短期記憶、近期記憶和長期記憶。短期記憶與其說像重複言語般直接記憶，不如說反映了注意力；近期記憶是維持幾分鐘到幾天左右的記憶；長期記憶是維持幾天以上的記憶。

失憶症是大範圍中樞神經系統受損，譬如頭部外傷、腦部腫瘤、腦外科手術、腦血管疾病等情況所引發。另外，受酒精和藥物影響而導致失憶症的情況也很常見。

還有另外一種逆行性失憶症（retrograde amnesia）指失去某個特定時期以前的記憶，而順行性失憶症（anterograde amnesia）則指某個特定時期以後無法記憶的情況。

失智症相對來說能夠維持長期記憶和語意記憶，但常見喪失情節記憶。

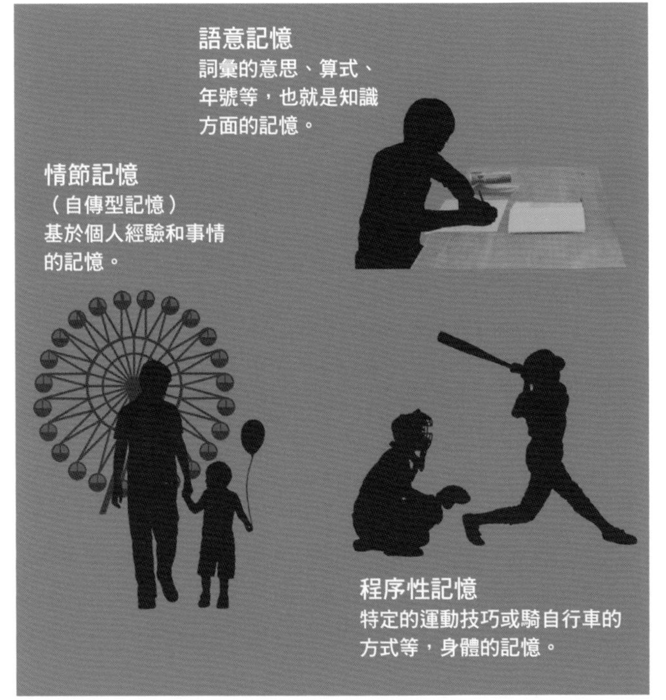
語意記憶
詞彙的意思、算式、年號等，也就是知識方面的記憶。
情節記憶
（自傳型記憶）
基於個人經驗和事情的記憶。
程序性記憶
特定的運動技巧或騎自行車的方式等，身體的記憶。

記憶的種類
記憶可由不同方式分類。左圖依據記憶的內容而分類，不過也有依據維持記憶的時間分類，以及自己是否認識記憶內容的分類（外顯記憶與內隱記憶）。

身體型疾患及相關病症

主要症狀是身體不適

即使檢查也找不出身體疾患，出現情緒問題和社會功能降低。

協助 松永壽人 日本兵庫醫科大學精神科神經科學講座主任教授

身體型疾患（somatoforms disorder）及相關症狀，指與痛苦、功能異常有關聯的身體症狀變明顯。一般而言，常見於基層醫療（初期進行的綜合性診療）的現場，在精神科並不常見。過去此族群稱為「慮病症」（現為疾病焦慮障礙症，是身體型疾患的相關疾病），由於醫學上無法說明，認為是「心病」，不過其後表現出來的身體症狀，被視為真正的臨床徵兆。

我們的精神狀態藉由自律神經系統展現身體症狀，是非常普遍的，但將個別症狀出現的反應，以其思考、情緒及行為的異常作為基準，就會逐漸被視為是疾患。

身體型疾患及相關病症，可分成以下三種。

①身體型疾患
②轉化症
③疾病焦慮障礙症

接著一個個讓我們看下去。

■ 身體型疾患

將身體症狀當作藉口，下意識逃避義務

這種疾患的診斷基準，是伴隨一種以上的痛苦，或引起日常生活中有意義混亂的身體症狀，對於身體症狀和隨之出現過度擔心健康、情緒、行為的展現，即便身體症狀消失了，依然認為症狀持續存在。

這種疾患與後述的轉化症，原本稱作「歇斯底里」。

雖然不清楚這種疾患的終生盛行率，但比較常見於女性。一般接受醫師診療的5～10%患者符合此項診斷。常在10多歲發病，偶爾會伴隨其他身體疾患。

患者會下意識將身體症狀當作藉口，逃避一般人需進行的義務，或者透過身體症狀象徵性地表現出本身的情緒和內心糾葛。

另外，造成這種疾患的神經生理性根本原因，有無法正確接收身體的感覺或刺激，或透過局部印象與聯想來認知事物的傾向。

這種精神疾患中，10～20%患者的一等親或兄弟姊妹患有這種疾患，已知會在家族間發病，一般認為發病與遺傳要素相關。

大多由一般醫師進行治療

這種疾患的患者，主訴和病史經常模糊不清，有時並不正確。此疾患的特性是經常併發憂鬱症、物質使用障礙、焦慮症、迴避性人格疾患、強迫型人格疾患等疾病，也容易變成慢性病。也有發病與生活壓力相關的案例。

這種疾患適合由基層醫療醫師進行治療。此時，需一邊進行定期的短時間面談與身體檢查，一邊掌握患者主訴身體症狀的情緒表現，還必須讓患者本身注意到病狀可能與心理因素相關。做心理治療時，為了

使症狀背後隱藏的情緒表現出來，必須提供支持。

■ 轉化症

3分之1的女性經歷過輕微症狀

轉化症（conversion disorder）會出現身體醫學難以說明的動作和感覺功能等神經學症狀（動作麻痺、失去力氣、動作異常、吞嚥症狀、說話症狀、癲癇發作、痙攣、知覺麻痺、失去感覺等）。這些症狀偶爾伴隨身體方面的障礙和解離症。

轉化症常見於女性，若包含輕度，則有3分之1的女性一生至少會經歷一次。雖然轉化症正確的終生盛行率不明，但預估這種疾患的發生率每年10萬人中約2～5人。

一般認為身體症狀與潛意識的煩惱有相關性。也有一種神經生理學假設指出原因是大腦皮質過度活化所致。

雖然患者主訴有知覺麻痺、視力障礙、聽力障礙等神經學上的症狀，但是現在的診斷學還無法說明這樣的現象，因此即使檢查也找不出身體的異常。有些患者甚至有異常的動作、步行的異常、無力等動作上的症狀。

其典型是變得無法站立或無法走動。即使對步行造成影響，患者並不會跌倒受傷。肌腱反射也沒有異常，亦不會發生肌肉萎縮。

雖然也會出現痙攣，但是由於3分之1的患者會併發癲癇，診斷時經常難以與真正的痙攣區別。

此疾患還有其他特徵，例如會在潛意識下想透過這種疾患取得該有的待遇（也就是想因生病獲得補償），或是對於症狀採取不嚴肅、毫不關心的態度。必須排除人為疾患、詐病等情況。

另外，偶爾也會伴隨依賴型

Q&A

Q **68歲的母親最近常說全身都在痛。她年紀也大了，我很擔心，帶她去醫院檢查，卻沒有發現異狀。這是精神方面的問題嗎？**

A 您母親有醫學上無法說明的疼痛，這種症狀非常普遍，其背後可能潛藏精神疾患。在檢查身體確實找不出病灶後，建議前往精神科接受檢查。若擔心您母親是否隨著疼痛而罹患特定身體疾患，則應該考慮接受身體型疾患及相關障礙症的診斷，而且也不要忘記考慮是否有憂鬱症的可能性。身體症狀成為憂鬱狀態前兆的情況並不少見，透過抗憂鬱症藥物治療，很有機會可以改善。

人格疾患、憂鬱症、焦慮疾患、思覺失調症。

幾乎會在1個月內改善

在轉化症中，有90%以上患者的症狀會在幾天到1個月內消失。症狀復發的患者，最多約25%。

在治療方面，採用頓悟治療（insight therapy）、支持性的心理治療和行為治療等療法。

若患者注意到症狀並非身體疾患造成，必須注意病狀屢屢會惡化，這種時候，重要的是充分支持患者。催眠治療、抗焦慮藥物、放鬆法也都是有效的治療方法。

■ 疾病焦慮障礙症

親人罹患嚴重疾患後發病

疾病焦慮障礙症（illness anxiety disorder）是由於患者的身體症狀以及對症狀抱有錯誤認知，如患者堅信自己因倦怠感、心悸、肩膀僵硬、頭痛、失眠等理由，罹患嚴重的身體疾患，要求接受治療。不過，即使做了許多檢查也找不出異常。疾病焦慮障礙症的男女發生率並沒有差異，以20～30歲的發病案例較多。

一般認為患者對於身體不適感的抵抗力較弱，對於身體感覺有錯誤的認知模式。病人下意識想藉由症狀取得病患該有的待遇，也是病因之一。

這種疾病的診斷基準，儘管沒有身體症狀（或者輕微），患者仍堅信自己罹患重病（其他精神疾患無法完美說明這種對於疾病的執著心），對健康抱持強烈焦慮，且易對健康狀態感到恐懼，以及不適當的迴避行為，如病患會反覆徹底身體檢查，或拒絕到醫院就診等，至少6個月都執著於是否生病，但懼怕的疾病種類因人而異。偶爾會在親人或患者本身罹患嚴重的身體疾患後發病。

因為病程大部分是暫時性的，已知是因心理壓力而惡化。約3分之1到2分之1的患者會在短期內恢復。

患者不會接受一般的精神科治療。但如果患者願意接受治療，用團體治療或頓悟治療等療法是有效的。

持續定期接受身體檢查，會提升患者的安全感。若患者有焦慮疾患和憂鬱症等併發症，也要對其進行藥物治療。

■ 其他相關症狀（人為疾患）

患者編造假症狀欺騙醫師

人為疾患是種少見的精神疾患，患者意圖假裝自己有身體疾患和精神疾患。也就是說，患者為了在醫院接受治療，會在檢體混入異物，或假裝自己有噁心、腹痛、暈眩、痙攣等，偽造各種不同的症狀欺騙醫師。而且還會在醫院昂首闊步，俗稱「逛醫院」，甚至接受不必要的手術。

這種精神疾患的命名，源自於18世紀德國只空談幻想的冒險和旅行的孟喬森男爵，他的綽號叫「吹噓男爵」，因此這種疾患也稱之為孟喬森症候群（Munchausen syndrome）。在診斷這種精神疾患時，患者會意圖產生症狀，獲得身為病患該得到的待遇，這一點是診斷關鍵。這種疾患中，常常有案例是患者在兒童時期曾有實際染病而療養，或是失去家人的經驗。

伴隨過度醫療行為的危險

這種人為疾患有時也伴隨「幻想虛言症」（phantastic pseudology），會把現實與幻想混為一談，為了吸引對方注意而不斷說謊。

這類疾患也有種是「代理人為疾患」（factitious disorder by proxy）。照顧者會意圖讓被照顧者的症狀發作，讓對方裝病。尤其有許多案例是母親讓兒童裝作病人。譬如患者虐待兒童，讓他受傷了，便刻意讓他裝作生病，把他當作患者，讓醫師治療。

這種疾患，不僅對此人生活

造成影響，由於醫療過失、不必要的手術而造成醫源病（iatrogenic disease），對醫療機構來說是很嚴重的問題。

不可以責怪患者

只要患者自己不承認這種疾患，基本上不可能進行治療。大部分的情況只要意識到自己的病狀是假的，患者就會逃離醫院。

治療首要關鍵在於醫師注意到這種疾患的存在。而人為疾患是患者求助的一種疾病模式，必須讓此人認知到這必須接受治療。

同樣地，也要將這點告知患者身邊的人。雖然必須讓患者知道這種疾患的存在，但責怪患者並沒有意義。

重要的是將這種人為疾患與詐病做出區別。雖然兩者都有意圖捏造症狀的共通點，但詐病的目的是怠慢學業或工作，或詐領保險金。另一方面，人為疾患的患者假裝有症狀，目的是想作為患者被照顧。

■ 其他的相關症狀（心身疾病）

其他相關症狀例如「心身疾病」。心身疾病如文字上的意義，是「心理」和「身體」的疾病，是因為壓力等心理因素成為導火線，而引起身體上的疾患。

類似的疾病，尚有身體型疾患。這種疾患雖然源於壓力而感到身體症狀，但經過各種調查後，卻找不出身體疾患。DSM-5將這種疾患的概念修正，歸類於「身體型疾患及相關症狀」內。

這種心身疾病本身並非單一疾患，不過是在不同的身體疾患當中，符合這種定義的總稱罷了（見第93頁的表格）。雖然在DSM-5中並沒有刊登這種疾病，卻是日本常見的一種精神疾患。

即使是因為身體而引起的疾患，在其病程中，心理因素亦扮演著重要角色的案例，和被視為一般身體化疾患和焦慮症，出現在以身體疾患為主的情況，在廣義上有時也視為心身疾病。

身體與精神是相連的

話說「病由心生」，至今已經曉得身體與精神息息相關，也會產生作用，也闡明了疼痛、懼怕和憤怒等情緒會引起心臟和消化器官功能的變化。雖然我們的身體會對壓力產生反應，保持恆定，但長期處於壓力下或過度反應的話，各種器官就會出現各式各樣的障礙。而疼痛和憤怒等情緒，也屬於一種壓力刺激作用。

大腦的視丘和位於下視丘的神經元，控制著許多內臟的自律神經系統。心理因素會產生身體疾患就是這個原因。譬如，因為強烈的焦慮造成不斷腹瀉，或者嘔吐，出現下意識排斥，不想接受事實等症狀。

患者認為這只是身體疾患

那麼，為什麼同樣的壓力，會造成不同身體器官的心身疾病呢？關於這一點，可考量到以下三個理由。

①因為出現障礙的器官原本就很虛弱
②因為特定的壓力與身體症狀結合，發展成身心症狀
③身體症狀是被壓抑的潛意識之表現

心身疾病的患者會認為自己的疾病單純只是身體症狀。在治療過程，患者本人首先必須理解關於該疾患的心理學層面。也就是說，讓此人理解這種身體疾患是壓力等心理因素產生的，會進一步減緩患者的焦慮。

在實際的治療中，會組合生理治療與社會心理層面的治療。包含放鬆和呼吸法的訓練等認知行為治療也有成效。

觸及患者的性格傾向也很重要。由於性格傾向與心身疾病有非常密切的關係，透過心理分析洞察自己的性格傾向，逐漸改變它。另外，也要進行具體的生活指導，為了舒緩焦

慮、緊張而投與抗焦慮藥物，或透過呼吸法練習放鬆的自律訓練，培養不會強化焦慮行為模式的行為治療也有成效。

另外，生理回饋（biofeedback）在心身疾病治療上備受矚目。這種訓練是預測體內作用的回饋機制，將一般無法知覺、難以自發性控制的血壓、心跳、肌肉電位、皮膚溫度、腦波等生理上的指標，透過工學機器的輔助而增幅，轉換成可知覺的資訊而產生回饋，將其當作線索而達成自我控制。

現在，在原發性高血壓、心律不整、頭痛、斜頸、雷諾氏現象、癲癇等治療中，這種回饋訓練是有成效的。

由於心身疾病的身體症狀涵蓋臨床各科的領域，一般治療都會在該症狀的診療科進行。近幾年，標榜身心科，專門進行身心醫學治療的醫師也開始從事心身疾病治療。

Q&A

Q

我從以前就有時會肩頸僵硬和頭痛，在40歲初換了工作，過一陣子後，開始連續好幾天頭痛與肩頸僵硬。同時，也愈來愈常想著工作而睡不著。我該怎麼處理呢？前往精神科檢查時，醫師說我沒有生病。

A

由於您的情況，是換工作後開始有顯著的肩頸僵硬與頭痛，因此似乎與職場環境的變化有關聯，而由於工作的煩惱也會帶到就寢時，工作壓力可說已經對生活產生負面影響了。連休息時也會感到緊張的話，正是工作壓力對精神造成負擔的證據。像這樣的情況，訓練壓力管理的技巧應該有幫助。

這種技巧要從尋找壓力的原因開始做起。譬如說，在職場明明有話想說卻讓自己忍耐，因而累積壓力，這時便要開始思考如何妥善說出自己的主張，進行自我肯定訓練，或許會帶來效果。另外，如果原因是過勞，就請有意識地增加日常好好休息的機會，或許還必須重新討論對工作的看法。同時，為了有效率地休養，學習放鬆法和自律訓練也有幫助。

column

誰是吹噓男爵？

吹噓男爵是18世紀住在德國某個城鎮的孟喬森男爵的綽號。由於他在酒吧會誇大其詞，吹噓一聽就知道在說謊的冒險和旅行而得名。譬如說，在某片雪原上睡在某根木棒旁，早上清醒後打算剷雪，卻發覺自己睡在教會的屋頂上，大概都是這樣子的故事。1951年居住在倫敦的醫師亞夏（Richard Asher，1912～1969）基於這位吹噓男爵，將人為疾患命名為「孟喬森症候群」。

當作心身疾病的身體疾患

循環器官疾患	狹心症、原發性高血壓、原發性低血壓、心悸
消化器官疾患	胃十二指腸潰瘍、潰瘍性結腸炎、腸躁症、食道狹窄、賁門狹窄、便祕、胃下垂、功能性消化不良
呼吸器官疾患	過度換氣症候群、氣喘
泌尿、生殖器官疾患	夜尿、頻尿、經痛、女性性功能障礙、陽痿、膀胱過動症
皮膚疾患	圓禿（鬼剃頭）、發癢、蕁麻疹、皮膚炎
內分泌系統疾患	甲狀腺功能亢進、更年期障礙
代謝疾患	糖尿病、肥胖
其他	神經痛、頭痛、肩頸僵硬

Q&A

Q **17歲的女兒偶爾會發燒而向學校請假，但有天早上我發現女兒在摩擦體溫計，似乎在假裝有發燒。我該如何理解她的舉動呢？**

A 以精神科的立場來看，這種疾患應該評估為人為疾患或者詐病。雖然此兩種疾患都是主訴假的症狀，不過兩者的差異是人為疾患的患者想獲得病患的角色（由於身為病人會被細心照顧，或免除義務），相對地，詐病除了怠慢學業和工作以外，還有其他目的。但實際上由於患者的說法欠缺真實性，因此經常無法區分人為疾患與詐病。在這種情況，女兒應該有不得不「說謊」、讓她不想上學的理由，因此首先應該站在當事人的立場詢問這些情況。不過家長對於女兒這種行為想必有複雜的想法吧，去尋找教育諮詢和精神保健諮詢的窗口和專家商量，一定可以幫助到您。

解離症

失去記憶或出現其他人格

明明記憶中殘留一般知識，卻失去患者個人的記憶。

協助　今井淳司　日本東京都立松澤醫院精神科主任醫師

解離症指意識中斷的疾患。「解離」如文字所述，是分離的意思。這種疾患會產生部分意識分開，或獨立活動的狀態。

解離症之中，包含「解離性認同疾患」(dissociative identity disorder)，「解離性失憶症」(dissociative amnesia)「自我感喪失疾患」(depersonalization disorder)，一起來了解吧！

■ 解離性認同疾患

同一個人之中存在多個人格

解離性認同疾患以往稱為多重人格。在同一個人之中，存在多種不同人格般的舉動，在解離症中，是最為嚴重且容易慢性化的疾患。

美國作家凱斯（Daniel Keyes，1927～2014）的傳記式暢銷小說《24個比利》(The Minds of Billy Milligan)，描述主角具有23個其他人格的煩惱，蔚為話題，想必有許多人看過吧？

直到19世紀，解離性認同疾患仍被視為有某種東西上身的附身狀態。不過在19世紀初期，根據法國醫生沙爾科（Jean-Martin Charcot，1825～1893）、法國科學家簡耐特（Pierre Jane，1859～1947）、奧地利醫生弗洛伊德（Sigmund Freud，1856～1939）的研究，知曉這種狀態與解離症狀相關。

column

《變身怪醫》是解離性認同疾患的故事

說到雙重人格、解離性認同疾患，想必所有人都會想到英國作家史蒂文森（Robert Louis Stevenson，1850～1894）的這篇中篇小說吧？這部小說在1886年發行，時間點相當古老，不過到現在仍為人津津樂道。人類同時具有善惡之心，傑基爾博士發明一種藥，喝下就能變身成毫無道德、殘暴的海德（自己的負面人格）。成為海德後，雖然會解放邪惡的衝動，然而後來即使沒有服用藥物，海德也會出現，難以回到善良面的傑基爾，最後走向不得不自我了斷性命的悲慘結局。以文學提出人類另一面的問題，可說非常獨特。這種交換人格、詭異的書，給予當時的社會強烈的衝擊，雖然遭受不少批評，不過其後「傑基爾與海德」(Jekyll & Hyde) 成為一般有雙重人格意義的詞彙。

主人格憂鬱且過度講求道德

關於這種疾患的發病頻率並沒有定論，不過好發於青春期後期和成人期早期，尤其常見於女性。另外，也經常伴隨焦慮疾患、憂鬱症和雙極性疾患、身體型疾患、性功能疾患、物質使用障礙、飲食障礙等，如何與邊緣型人格疾患進行鑑別診斷時常是問題。

雖然這種疾患的原因不明，不過幾乎所有病例都曾有過幼兒期的性虐待、身體虐待等心理創傷（嚴重的內心受傷體驗）。另外，一般認為容易被催眠、容易接受暗示的體質也與這種疾患的發病相關。

可以觀察到兩種以上的人格，而且至少其中一位人格，會忘記另一位人格的行為，這種情況便可診斷為解離性認同疾患。

人格的轉換快速且戲劇化。每個人格都顯示一貫的人格特徵、人際關係、行為模式，也有案例是每個人格都有自己的名字。

雖然主要是對主人格施加治療，不過偶爾會有憂鬱且強烈焦慮，過度講求道德的情況。副人格經常具有與主人格完全相反的特質，最常觀察到的就是幼兒化的副人格。

一般認為最有效的治療方式，就是在安全的環境下，促使患者反覆說出心裡煩惱的「心理治療」。透過這種治療調和人格。偶爾也會並用催眠治療和藥物治療。

■ 解離性失憶症

與失智症不同種類的記憶異常

這種失憶症的特徵，在於患者明明喪失了個人記憶，卻殘留一般知識的記憶，可以輕易跟失智症出現的記憶障礙做出區別。

若為解離性失憶症患者，在失憶以外的其他功能並無窒礙。相對地，因為其他腦損傷而導致的失憶，會伴隨混亂的行為。

此時無法回想起來的記憶，大半情況與壓力、外傷的經驗相關。這種症狀常見於女性，成人隨著年齡增加，發病的機率逐漸減少。

一般認為這種病況，是記憶中情緒性的因素在作用。意思是在許多案例中確實有憤怒、悲傷、懼怕等帶有不愉快情緒的經驗，於是傾向將這種經驗從記憶中排除。

不在乎記憶有缺損

如前所述，找不出身體醫學方面的記憶障礙，而且在廣泛範圍都有失憶的情況，必須考慮將這種狀況診斷為解離症。

解離症的失憶會快速發展，但患者對記憶的缺損狀況卻是態度平靜，不會焦慮。

失憶的病程發展快速，大多為突然發病，而且幾乎會完全恢復。

為了透過治療使失去的記憶恢復，必須做心理上的支持。此時，為了讓患者將取回的記憶視為自己的記憶，也必須考量精神方面的治療。這是由於許多失去的記憶都伴隨不愉快的痛苦，可預測承受這些時，心理上會有惡化的可能性。

併發憂鬱症、焦慮障礙的話，會同時做抗憂鬱藥物和抗焦慮藥物等精神藥物的治療與心理治療。

有時也會旅行好幾千公里

解離性失憶症有時會出現解

column

什麼是變身願望？

解離性認同疾患的人格交換，是潛意識發生的病態現象。不過，這種人格交換也表現此人的變身願望。誠如一般所知，也能用人工引起這種催眠狀態。另外，雖然也有人透過服裝、化妝實現變身願望而獲得滿足，但這種有意識進行變身的情況，並非多重人格。

離型漫遊症（dissociative fugue）的症狀，主症狀為患者在解離狀態中從自家或職場漫遊（逃走）。

這個狀態的患者無法回想起自己的經歷，有時會在新的土地以新的身分展開新生活。

不過，患者並不會如同解離性認同疾患般出現人格的交替。大半情況，是因為經歷戰症和災害，或被捲入犯罪等面對個人危機而發病。

患者在漫遊的期間雖然會忘記自己的生活，但對遺忘這件情並不會表示焦慮。回過神後，雖然會想起漫遊之前發生的事，但漫遊時發生的事卻不會留存在記憶中。解離性漫遊症的病程，一般而言是幾小時到幾天的短期，但也有案例是持續好幾個月，或旅行好幾千公里。

和解離性失憶症的情況一樣，治療的目標是介入潛在的情緒障礙，讓患者慢慢恢復外傷經驗的記憶，與其原本的人格融合。

■ 現實感消失疾患

不認為自己的情緒和思想屬於自己

這種疾患的特徵為自我喪失感，接著現實感持續消失，或者反覆出現這些症狀。自我感喪失指自己的思想、情緒、感覺、身體和行動所有一切，彷彿從自己體內抽離。患者會認為：「我什麼人都不是。」、「雖然知道自己擁有情緒，卻無法感受到情緒。」、「無法感受到自己的思想屬於自己。」

在自我感喪失的經驗中，也有自己觀察另一個自己的經驗，最極端的就是「靈魂出竅經驗」。

另一方面，現實感消失，意指感到自己從周圍世界中脫離而出。彷彿待在霧裡或夢中，或自己與周圍的世界宛若隔著一道牆。患者本身雖然對於這種狀態感到精神方面的痛苦，不過在其他人眼中，患者就像是情緒起伏不大的機器人。

幾小時到幾天之間的暫時性自我喪失感，以及現實感消失，是一般廣泛常見的症狀。不過，這種狀態長期持續或反覆出現，在醫學上完全滿足自我感喪失疾患診斷標準的案例明顯較少，在美國的終生盛行率約2%。沒有性別差異。平均發病年齡為16歲。

有相當比例的患者，在幼兒期遇過情緒虐待或忽略等心理創傷。疾患發作之前的導火線，為巨大的壓力、憂鬱、恐慌發作等焦慮，以及使用非法藥物。

其他解離症、解離性疾患

解離型失神疾患（dissociative trance disorder）

失神狀態就是對周圍的反應和注意力降低，產生意識變化。典型的案例就是降靈術的靈媒、日本恐山巫女的招魂通靈、水晶占卜或自動書寫等狀態。所謂的催眠術也可說是透過人為暗示而產生的狀態。

另外，也有只在特定文化和地區才有的疾患。比如北海道阿伊奴人的伊幕（imu），印尼的發狂症（amok），馬來西亞的驚神症（latah）。這些疾患中會出現意識模糊（注意力的範圍變狹窄），違反此人意志而做出同樣動作和言語等漫無目的且長時間反覆的行為。這種失神狀態會出現自己被精靈、神明、特定的動物取代，且個體被支配的附身狀態，即使此人的意識恢復，也常常忘記被附身時的過程。

甘瑟氏症候群（Ganser's syndrome）

這種症候群的特徵是有意做出答非所問的回答。另外，常有並存失憶、漫遊、知覺異常、轉化症的情況。同時，也有特徵是患者一被他人看見，症狀就會更加惡化。由於最初出現這種症候群的是男性受刑人，因此有時也會視為監禁反應（在監禁狀態產生的精神症狀）。

雖然大半情況都會立刻恢復，但此人即使回神，仍不記得自己的症狀。

Q&A

Q

我在幾年前變得容易健忘，周圍的人都說我在不知不覺之間做了許多事，也被醫生診斷為解離症。雖然現在已經恢復了，但我擔心是否會遺傳給孩子。

A

解離症是否會遺傳，目前仍在研究的階段，因此在這邊無法斷言。不過，我認為不需要太過擔心。比方說，即使證實發病與遺傳相關，且本書許多精神疾患也提到「遺傳疾患與其發病有關」，但此結果是在調查非常多的家庭之後，才證實有遺傳的跡象，與個別案例是兩回事。此外，即便是與遺傳有關的精神疾患，但可以肯定的說，養育方法等遺傳以外的因素也息息相關。該慶幸的是，普通人的精神並沒有單純到會被少數的基因所影響。

關於您的情況，解離症是一種相對輕微的解離性認同疾患，而且最重要的是已經克服了。也就是說，具有即便身處在困難，也能夠從這種狀態恢復的優秀特質。這種正向的特質，不也很有可能遺傳給小孩嗎？我認為不需要太擔心這個問題。

Q

同事升遷後過了一陣子，偶爾會無故曠職。詢問他家人後，得知他早上上班離開家後，會去打柏青哥或茫然度過，但卻不記得自己做過什麼。工作上的重大責任似乎讓他累積相當多的壓力，希望不會演變成嚴重的情況……。

A

這個案例中的無故曠職，可判斷為心因性漫遊。由於經過一天就會回到家中，漫遊的時間不長，但考慮到他所處的狀況，必須盡快治療比較好。升遷後馬上就發生這種情形，可推測是工作的負擔和壓力相當大。若這種職場狀況持續下去，甚至會失去自我控制能力，發生大規模的漫遊或引發憂鬱症，甚至有可能演變成自殺。您同事的案例，除了需要接受精神科的治療，職場的治療介入也尤其重要。

注意力缺失過動症

主要症狀為注意力渙散、過動、衝動

無法安靜下來、忘東忘西，或無法整理和收拾東西。

協助 岩波 明 日本昭和大學醫學部醫學講座教授

治療憂鬱症、雙極性疾患、焦慮疾患等難治療的案例中，大半帶有注意力缺失過動症（注意力缺失過動疾患，簡稱ADHD）等疾患。

在4歲之前難以鑑別

幾乎所有文化圈中，至少有5%的兒童被診斷為ADHD，成人的比例至少2.5%。

在幼兒期，家長會注意到小孩無法安靜、太過活潑的狀態。兒童在成長的過程中原本就活潑好動，因此到4歲為止難以區別是正常的發育過程，抑或是疾患。幾乎所有情況都是在就讀小學的年齡發現的。

由於注意力渙散，常忘記東西、無法遵守約定或犯錯

ADHD的主症狀即注意力不足（注意力渙散），在學校會引起各式各樣的問題。常有忘記帶鉛筆、橡皮擦等文具，忘記寫作業，忘記錢包、手錶、家裡鑰匙、手機、眼鏡或重要的課本，不曉得那些東西放在哪裡。即使被提醒有東西忘了帶，由於無法矯正行為，在學校總是被斥責。

而且還無法專心上課，看起來就像一直在發呆。也無法守時，上學經常遲到。由於做事拖拖拉拉，也無法完成作業。成人的話則會發生上班遲到、無法遵守約定或無法遵守工作期限等問題。

也會發生遇到微弱的刺激或被其他人叫住，就會忘記之前在做什麼事情。在日常活動中，容易忘記加派工作、跑腿、回電話和信件、在期限前繳款、開會和玩耍等約定。

而且由於不擅安排做事步驟，無法排列優先順序，所有事情都會半途而廢，也會出現無法整理資料、文件或檔案的問題。

在寫文件時，由於無法顧及到細微的地方，也會漏看，因此常出現錯誤，不過即使指出這些錯誤，也沒有學習效果，會反覆出現錯誤。

家裡變成垃圾屋

由於無法按照步驟整理物品，或無法區分重要與不需要的物品，因此在學校無法整理座位上的東西，在家無法丟棄物品，導致房間裡堆滿東西。例如房間內常把垃圾與文件放在同個地方，房間和家中堆滿垃圾。如果獨居，也會變成所謂的垃圾屋。

因為過動而靜不下來，課堂中無法乖乖坐著

ADHD的另一個主症狀就是過動（衝動），這個問題可具體列舉下述事項。

首先，無法安靜下來，會想移動身體的一部份。比如移動手指或抖腳，用腳在地面上拍打節奏，或用手指敲打桌面。也會出現靠在椅子上，或靜不

column

關於發展障礙中的原發性疾患與次發性疾患

發展障礙分為泛自閉症障礙、特定學習障礙、注意力缺失過動疾患、動作障礙（運動障礙）、溝通疾患、智能障礙（第107頁），這些稱為原發性疾患。疾患隨著年齡增長，會引發各式各樣的社會不適應症，因此也會引起焦慮疾患、憂鬱症和雙極性疾患、藥物濫用、酒精依賴、賭博依賴等併發症，常需要前往醫療機構和諮詢機構。這種併發症稱作次發性疾患。

一般會優先治療併發症，不過若原發性疾患為ADHD的情況，則會優先治療次發性疾患，用對ADHD有效的藥物進行治療的話，時常可見成效。

下來而翹腳等行為。

也無法一直坐著，會想離開座位，次數多到引起周圍的人側目。能否一直在座位上坐好度過1小時，或許是ADHD的一種標準。而且也無法做安靜的活動，或安靜地度過。

經常太多話，把其他人的事也說出口

ADHD的患者有多嘴的傾向。別人的話還沒說完就插嘴，或蓋過其他人的聲音，搶在別人前一步先說話。

會介入其他人正在做的事。即使旁人出聲制止，也無法停止自己的行為。

此外，無法排隊等待，或無法前往需要排隊的商店。這些皆為出現於兒童或大人身上的過動（衝動）行為。

難以適應學校和職場

這些疾患的結果，導致有些案例的學生時代學業成績不佳，或成為繭居族等問題。長大成人後，因為無法順利適應職場，或績效不佳、工作態度惡化，很有可能會失業。

疾患導致的衝動行為造成離家出走、藥物濫用等不良行為，而長大後，出現反社會問題行為的可能性也會增加。

此外，兒童時期容易受傷，長大後比一般人更容易發生交通事故、違反交通規則。

接著，由於ADHD患者不擅長連續性、持續性的課題，因此身邊的人偶爾會責怪「怠惰」、「沒有責任感」、「不想合作」。經常被同年齡的同伴排斥、忽視、霸凌。擁有這種疾患的人，就學經驗較少，工作績效也偏差。

被周圍的人認為性格異常

過動疾患在10年前，較不為人所知，一般會認為此疾患就是孩子的性格。變成大人後症狀也沒有好轉，便覺得是他自身性格扭曲。

因此，會認為是家長養育不盡責而將過錯責怪在家長身上。兒童對於自己的自信降低，心懷自卑感等，都是阻礙成長的因素。

雖然已有研究在進行關於ADHD的發病機制，但尚未掌握明確的原因。

ADHD用藥物治療有成效

後面採用《DSM-5 精神疾病鑑別診斷手冊》中的內容，可

column

ADHD展現與儲物症類似的症狀

強迫症狀相關的疾患中，有一種症狀叫做「儲物症」，會儲藏無關緊要且已經沒有價值的物品，無法丟棄它們，也無法放手。

如果演變成嚴重的情況，會無法在廚房煮菜，躺在床上無法入眠，無法坐在椅子上等等。物品會堆滿到無法確保可活動空間的狀態。儲物症的患者無法下決心斷、捨、離，如此一來便會沒有生活空間，患者因此而占據車內、庭園、公司、朋友或親戚家中等空間生活。

擁有這種疾患的人，有優柔寡斷、完美主義者、躲避、拖延、難以擬定計畫工作、注意力渙散等特質。若儲存的是物品，較少給其他人添麻煩，但如果儲物的對象是動物，將對第三者造成莫大的困擾，容易演變成個別案例。

根據美國與歐洲進行的地區調查，估計2～6%的人口有儲物症。常有從20多歲年輕的時候就開始儲物到晚年的情況。

ADHD也會像這種儲物症的患者，無法丟棄物品，家中充滿囤積物等狀態，但兩者是不一樣的疾病。大多情況，若只看充滿物品和垃圾的房間、家中，難以判斷此人到底是儲物症還是ADHD。

簡易評估的ADHD。診斷後若有問題，建議接受專家的診斷。

而ADHD的治療法，用藥物治療有成效。兒童、成人的ADHD皆使用Atomoxetine（商品名：思銳）、派醋甲酯（Methylphenidate，商品名：利他能）、Guanfacine（商品名：Intuniv）。17歲以下的孩子則用Lisdexamfetamine（商品名：Vyvanse）。

ADHD擁有創造「耀眼作品」的才能

由於ADHD患者有前面介紹的這些症狀，在社會中會遇到各種困難。不過同時也具有性格獨特、才能出眾的特質。

現在要介紹一位定期前往筆者診所回診的少女。她從小學低年級時就有嚴重的睡眠和情緒障礙，不擅長算術、國語和體育。11歲開始看診時，已經有拒學的情況了。不過，她在繪畫方面有著出眾的才能。她用水彩一筆一畫描繪出自己的世界（第105～106頁）。像她這樣的孩子，與典型成長的兒童不一樣，而是透過繪畫表現自己的想法。她說道：「閃閃發亮的作品從天而降，我只不過把降臨的靈感畫出來罷了。」她最後進入藝術相關的函授高中就讀。在新冠肺炎的疫情時代，也通過高中的面談指導，定期回診。期待她的才能進一步成長。

注意力不足／過動症的鑑別診斷
（Differential Diagnosis for Attention-Deficit／Hyperactivity Disorder）

注意力不足／過動症（ADHD）的特徵症狀是注意力不足、過動及衝動，不符其發展水準，且已負向影響其社會和學業／職業活動，它必須與下列狀況鑑別…	與注意力不足／過動症相反…
活潑兒童的正常行為	符合其發展水準。
刺激不足的環境	導致與無聊相關的注意力不集中。
對立反抗症	特徵可以是因為拒絕遵從他人的要求，而抗拒工作或學校任務，常伴隨著不合作、敵意及蔑視。但在ADHD，由於有困難維持心智運作、易忘記指示及易衝動，才厭惡學校或需耗費心智的任務。
間歇爆怒障礙症	特徵是高程度的衝動行為，但也有嚴重攻擊他人的發作，這點與ADHD不同。若一再發作衝動攻擊，且已超過在ADHD通常所見而值得獨立的臨床關注，則也可作間歇爆怒障礙症的額外診斷。
行為規範障礙症	特徵可以是高程度的衝動，但也有反社會行為的模式。

※第101～104頁表格授權自合記圖書《DSM-5精神疾病鑑別診斷手冊》（2018年出版）

重複動作障礙症	特徵是重複的運動行為，可能類似ADHD的運動行為增加。但與ADHD相比，其運動行為通常固定和重複（例如，身體搖擺、自我咬傷），而ADHD可見的煩躁與不安寧則通常不特別。
特定學習障礙症	特徵可以是由於挫折、缺乏興趣、或能力有限而產生的不專注行為。但有特定學習障礙症卻無ADHD的患者，在學校課業之外沒有功能損害。
智能不足（智能發展障礙症）	這些孩童被安置於對其智能程度不合適的學習環境時，特徵可以是不注意、過動及衝動的症狀。沒有ADHD的智能不足孩童在執行不屬於學業的任務時沒有症狀。在智能不足的孩童要診斷ADHD，需要就其心智年齡而言，不注意力或過動已太超過。
自閉症類群障礙症	特徵可以是由於社交溝通缺陷及不能容忍預期的事件過程被改變而暴躁發脾氣，造成無社交接觸及社會隔離，至於ADHD的社會功能障礙和被同儕拒絕則與不注意和過動的症狀相關，其不良行為和脾氣暴躁則與衝動或自我控制有關。
失抑制社會交往症	特徵是社交失抑制，但無ADHD的完整症狀群。失抑制社會交往症的兒童也有極度照顧不足的歷史。

侵擾性情緒失調症	特徵是普遍的易怒及不能容忍挫折。鑑於大多數有侵擾性情緒失調症的兒童和青少年也有符合ADHD準則的症狀，也可作此額外診斷。
焦慮症	特徵可以是由於害怕、擔心及反覆回想而注意力不集中的症狀。在ADHD，注意力不集中是因為被外部刺激或新的活動分心吸引力，或過度投入令其愉悅的活動。
鬱症	特徵可以是不能專注；但專注力不足只在鬱症發作之時才明顯。
第一型及第二型 雙相情緒障礙症	特徵可以是活動量增加、專注力差、更易衝動及易分心，但這些特質是陣發的，只一次發生幾天到幾週。此外，症狀也伴有高昂或易怒的心情、誇大及其它特殊雙相情緒的特質。雖然ADHD的患者也可能在同一天內顯示心情的劇烈變化，這點不同於躁症發作或輕躁症發作的心情變化，必須持續至少1週（在輕躁症發作則為4天），此為第一型和第二型雙相情緒障礙症的臨床指標。
邊緣型、反社會型及 自戀型人格障礙症	共通特質是言行失序、社交上唐突無禮、情緒失調及認知失調。這三種人格障礙症與ADHD的不同處在於存在額外的適應不良特質，例如自殘、反社會行為、害怕被放棄及缺乏同理心。如果ADHD和人格障礙症的準則都符合，兩者可同時被診斷。

藥物引發的 ADHD 症	特徵是注意力差、過動、或衝動的症狀是藥物〔例如：支氣管擴張劑、isoniazid、抗精神病藥物（導致靜坐不能）、甲狀腺替代藥物〕造成，且當停用此藥後即症狀消失。若症狀僅在藥物使用期間發生，則不宜診斷為ADHD。
認知障礙	特徵可以是類似於ADHD呈現的認知障礙；但可用其典型初發年齡很晚來區分二者。

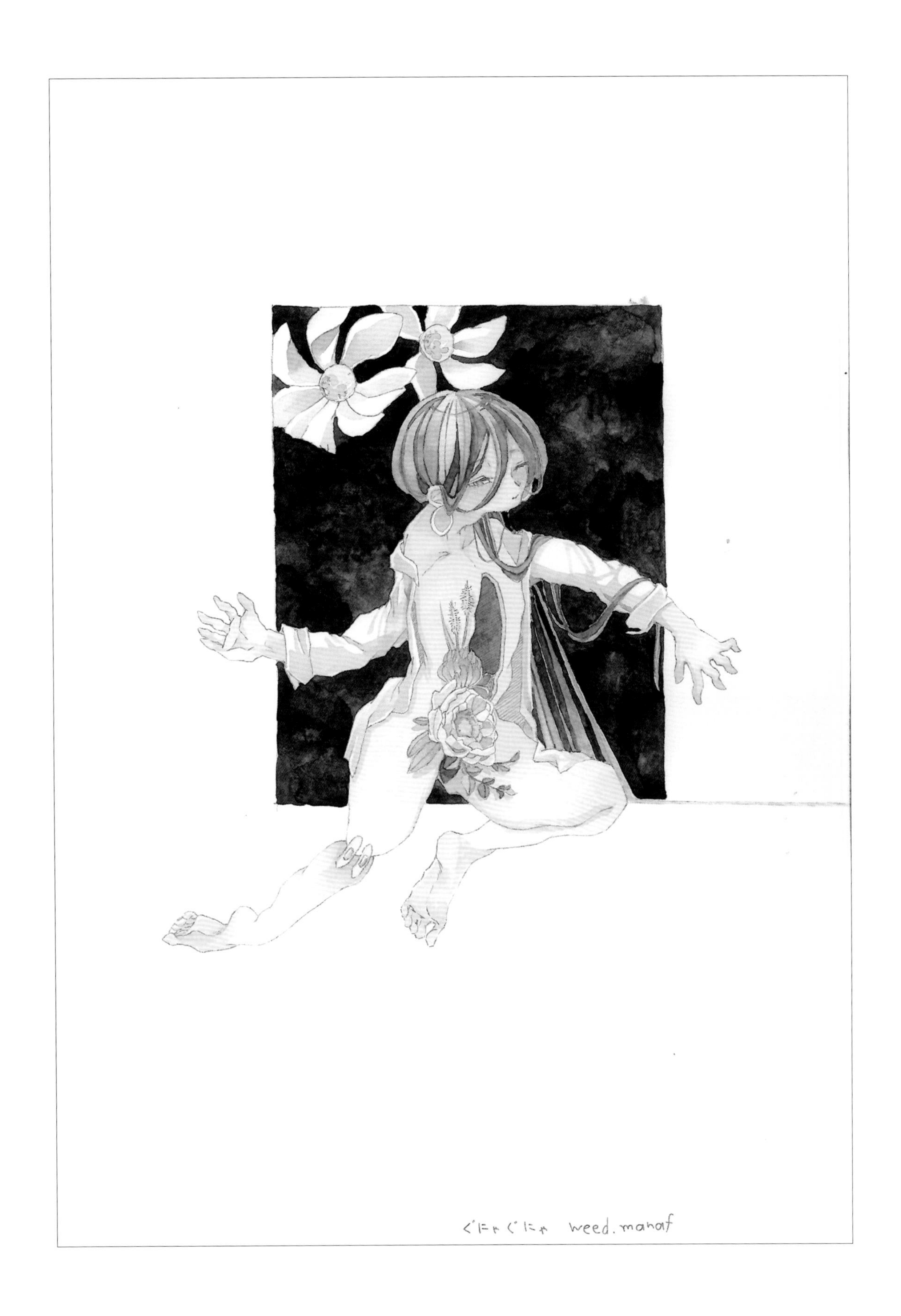
ぐにゃぐにゃ weed.manaf

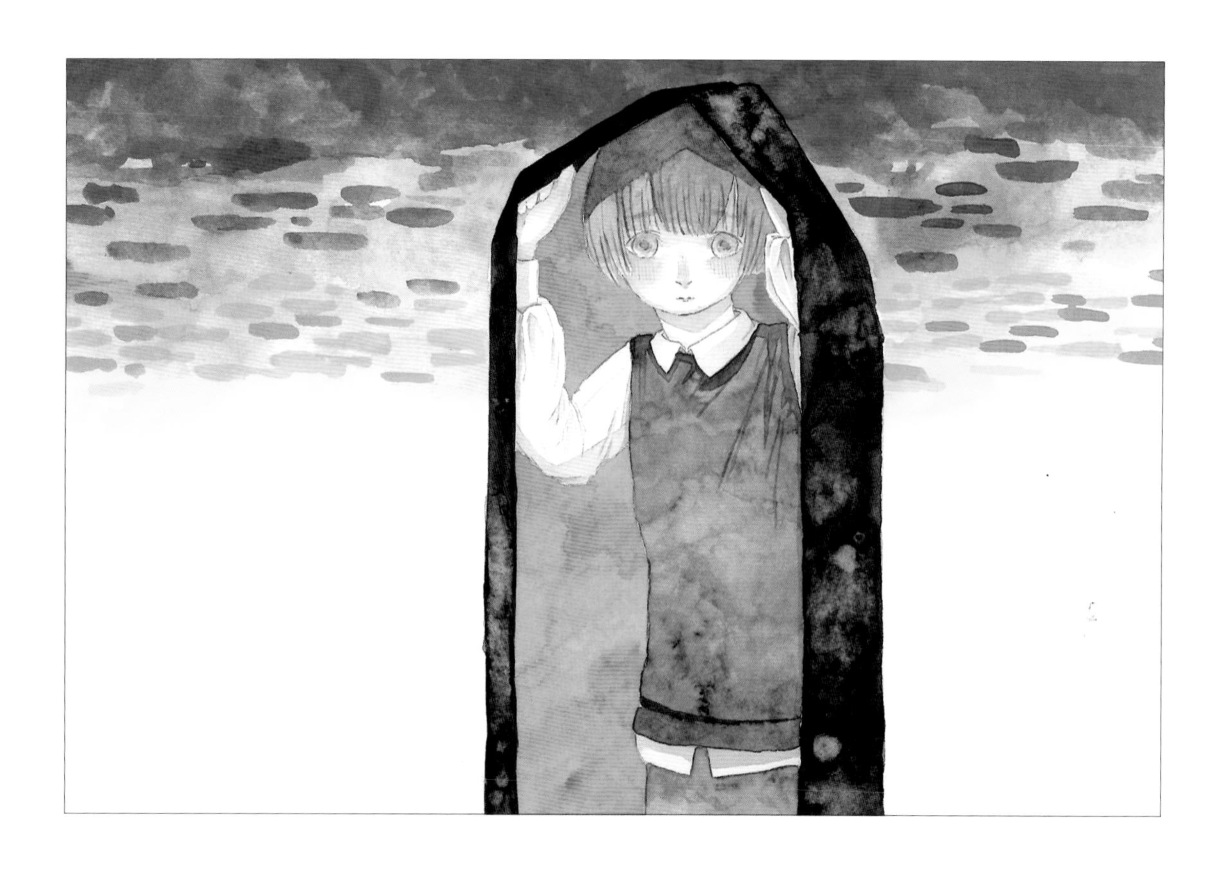

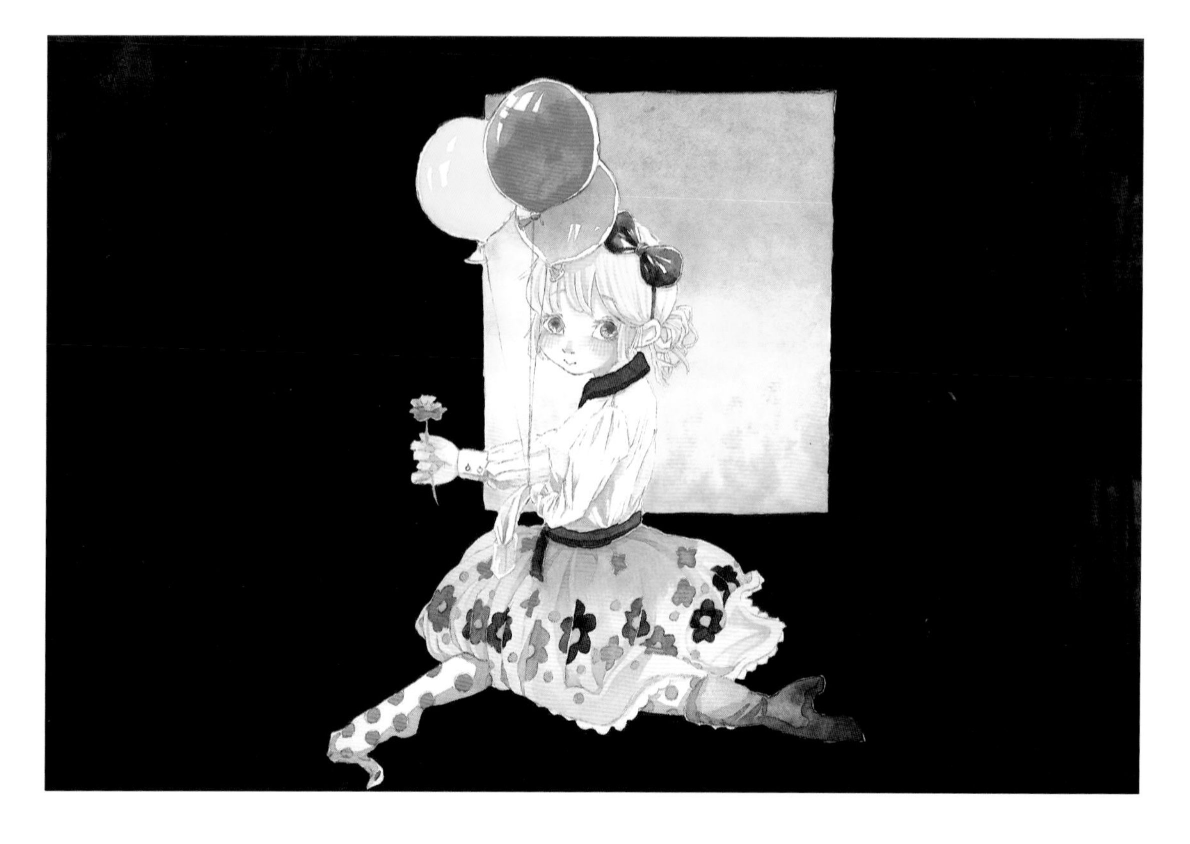

自閉症類群障礙症

近年不斷增長的成人發展障礙

不擅長溝通，對於某些事有強烈執著的傾向。

協助 岩波 明 日本昭和大學醫學部精神醫學講座教授

日本在2005年4月1日施行發展障礙支援法，這邊指的發展障礙是自閉性疾患（自閉症）、亞斯伯格症候群（Asperger syndrome），還有其他如廣泛性發展障礙（pervasive developmental disorders）、特定學習障礙、注意力缺失過動疾患，其他同屬此類的腦功能疾患中，該症狀一般在低年齡發病。

而且在日本將早期發現發展

發展疾患、發展障礙的種類

智能障礙	邏輯思考、問題解決、計畫、抽象思考、判斷，在學校學習、從經驗中學習等智能功能的缺失，同時也出現無法自立和社會責任等適應功能的缺失。在發展時期發病。
溝通障礙	難以學會講話、書寫、手語等語言的「語言疾患／語言障礙」，難以發音的「語音症／語音障礙」、「口吃」，難以取得溝通的「社交溝通困難／社交溝通障礙」。所有症狀在發展期早期出現。
自閉症類群障礙症	溝通能力有缺失，如無法與其他人進行一般的對話、無法對情緒和情感感同身受、對其他人沒有興趣。另外，出現刻板動作，對習慣頑固、堅持，對於侷限的事物有強烈的執著，或對於感覺刺激展現異常的興趣。雖然在發展早期就出現症狀，但也可能長時間都沒有注意到。
注意力缺失過動症	出現在對話或玩耍時無法維持注意力、難以按照順序做事、弄丟需要的物品、忘記約定等注意力渙散的情形。另外，也有無法安靜待著、無法排隊等待輪到自己、話太多、干涉他人等過動性的症狀。
特定學習障礙	讀字、理解力、拼寫、閱讀文章的能力、數字概念、學習計算、數學性推論等缺陷。這些學習能力的缺失雖然從學齡期開始出現，但目前尚未完全釐清。
動作障礙	分為手腳不靈巧或動作技能缺失的「發展協調障礙」，以及看起來反覆做出毫無意義運動的「刻板動作障礙」，突發且快速反覆出現動作（發聲）的「抽動障礙」。在發展早期就會發病（抽動障礙在18歲以前）。

障礙、各鄉鎮支援發展的責任義務、發展障礙病友的自立當作參與社會的重點，具體而言，在各都道府縣皆有設立發展障礙病友支援中心，對發展障礙病友進行支持。

而在2013年，美國精神醫學學會的診斷基準睽違19年經過改版，《DSM-5》將發展障礙的分類和定義更新了。在前一版的DSM-IV-TR中，並不認同廣泛性發展障礙與注意力缺失過動疾患並存，不過在《DSM-5》中，認同了多種發展障礙的並存。因此，也不得不重新整理用語，《DSM-5》中將亞斯伯格症候群、自閉性疾患（自閉症）合併，變成自閉症類群障礙症（又稱泛自閉症障礙、自閉症光譜障礙）。

在進入社會之前，有可能沒注意到自閉症類群障礙症

自閉症類群障礙症的特徵，就是人際關係不順遂。不擅長將自己思考的事、感覺的事傳達給對方，加上有時無法適度理解對方的想法，使彼此無法進行有效的溝通。也因此在日常生活中產生各式各樣的問題，容易累積壓力。

除了溝通方面的障礙，偶爾可見對各種事感到固執，或某件事從腦中揮之不去而感到困擾。從幼兒期就能看出這種行為的特質，但端看養育環境，經常會忽視這個可能性。

另外，根據智能發展程度，也會一定程度潛藏溝通障礙、強迫行為、刻板行為，因此在兒童時期有時不明顯。智能較高的話也能妥善適應人際關係和環境，常有到成人前都不曉得自身患有障礙的情況。特別是IQ超過100的患者在進入學生生活前，疾患並不明顯。

然而一旦進入社會，就出現許多與學生時代大相逕庭的地方。在學生生活，只要遵守設定好的事並將其記住重現，就是優秀的學生，能得到高度評價。進入社會之後，就沒有被指派的課題和功課了。畢竟每天需要的是主動找出問題和課題，與年齡和生活背景不同的其他人合作、解決問題。

為了在社會上生活，與對方溝通是最重要的成功關鍵，因此也有案例是出社會後才遇到

column

智商的分布

目前測定智商（intelligence quotient，IQ）用的檢查表，以魏氏智力量表和比西智力量表最具代表性。智力檢查以同年齡團體中的位置為基準，將標準得分用Deviation IQ（離差智商）計算。魏氏智力量表的標準差為15，70以下與130以上為異常值；比西智力量表的標準差為16，下限為68，上限為132。

IQ以100為標準，約有68%的人分布在85～115的區間。95%的人分布在70～130的區間。70以下的群體定義為智能障礙（智能發展遲緩）。50～70為輕度智能障礙，30～50為中度，20～25為重度。

順道一提，智能障礙的患者若要申請「身心障礙手冊」，必須接受智力測驗鑑定。台灣衛生福利部採用魏氏兒童、成人智力測驗或比西智力量表。若採魏氏兒童或成人智力測驗時，智商範圍極重度為24以下，重度為25至39，中度為40至54，輕度為55至69；若採比西智力量表時，智力範圍極重度為19以下，重度為20至35，中度為36至51，輕度為52至67。

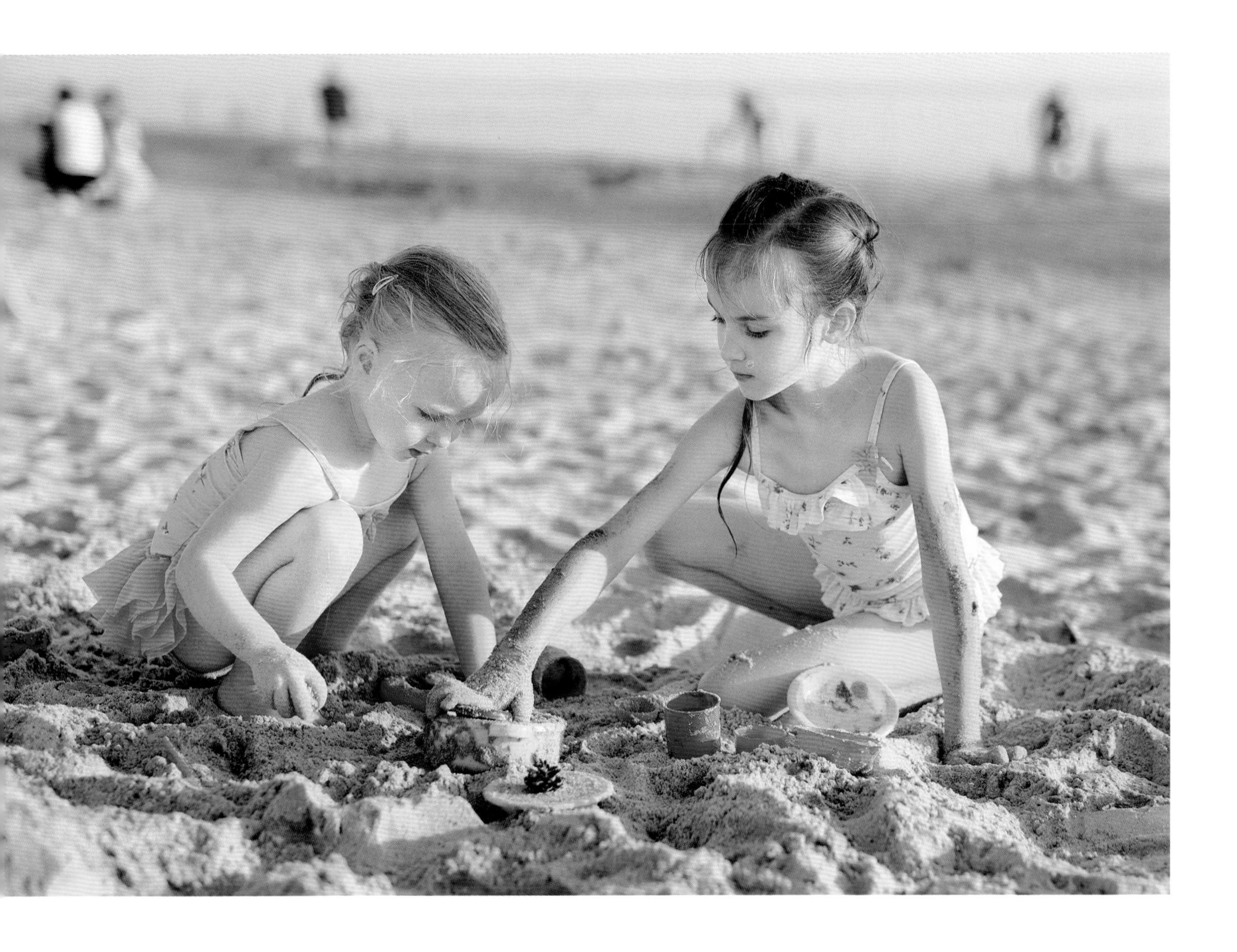

此疾患帶來的問題。

不擅長玩家家酒

在幼兒期展現出來的特徵例如無法對上其他人的視線，肢體語言、臉部表情、說話的抑揚頓挫等有異常。因此，經常獨自玩耍，偶爾會和其他孩子相處不來，這種現象從青春期到青少年期都會發生。

另外，對電車等交通工具感興趣，甚至能記住站名、車名等細節。除了公車、轎車等交通工具，也會記住運動選手名或植物、動物名稱及其生態。

而自閉症類群障礙症的患者，由於身處在自己的世界中，因此不擅長所謂的「家家酒」。玩家家酒需要想像力，要想像眼前有個不存在的桌子和椅子，在上面放著碗盤，用沙子或小石子充當食物，假裝吃下後說聲好吃，但病友無法做到這點。因為他們無法把實際看見的砂石想像成馬鈴薯。從兒童時期就會展現這些特徵。

為了讓患者發展、維持、理解人際關係，由誰養育，或是在何處養育等養育環境，也與當下時代的文化性大幅相關。

只要遇到小變化就會不開心

說到日常行為的特徵，就是刻板行為，會重複做出單純的動作，像是手疊手、彈指頭等。也會出現轉動硬幣、轉鉛筆、把玩具排成一排等重複性的行為。

與場合無關，有時會不斷重複一句話。譬如說把自己當成

「莎莉與安娜測驗」

1. 左邊的女孩子是安娜，右邊的女孩子是莎莉。
2. 莎莉在一旁看著安娜把球收進「籃子」內。
3. 安娜離開房間。
4. 安娜不在時，莎莉從「籃子」中拿出球，放進「箱子」內。
5. 不久後，安娜回來了。她打算從箱子裡拿出球時，會從「籃子」還是「箱子」開始找呢？

正確答案）「籃子」。安娜應該不知道球被移到「箱子」內了，因此會從自己放入的「籃子」中開始找。

5歲兒童接受此測驗的正確率約8成，不過4歲兒童的正確率約5成以下。泛自閉症障礙的患者等「心智理論」尚未發展成熟的人，會認為「因為球放在箱子裡，因此安娜會去找箱子」。

1.

2.

3.

4.

5.

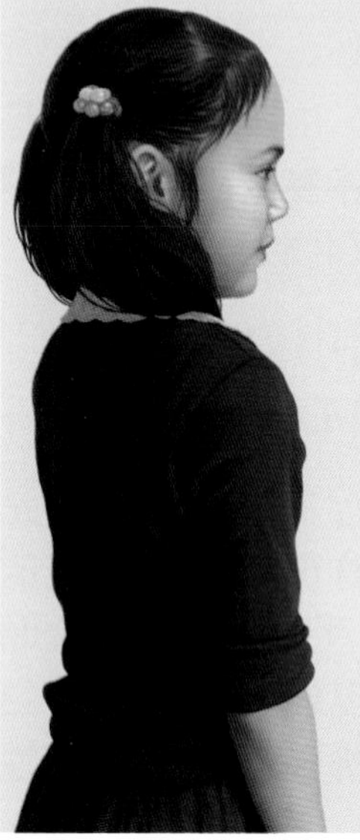

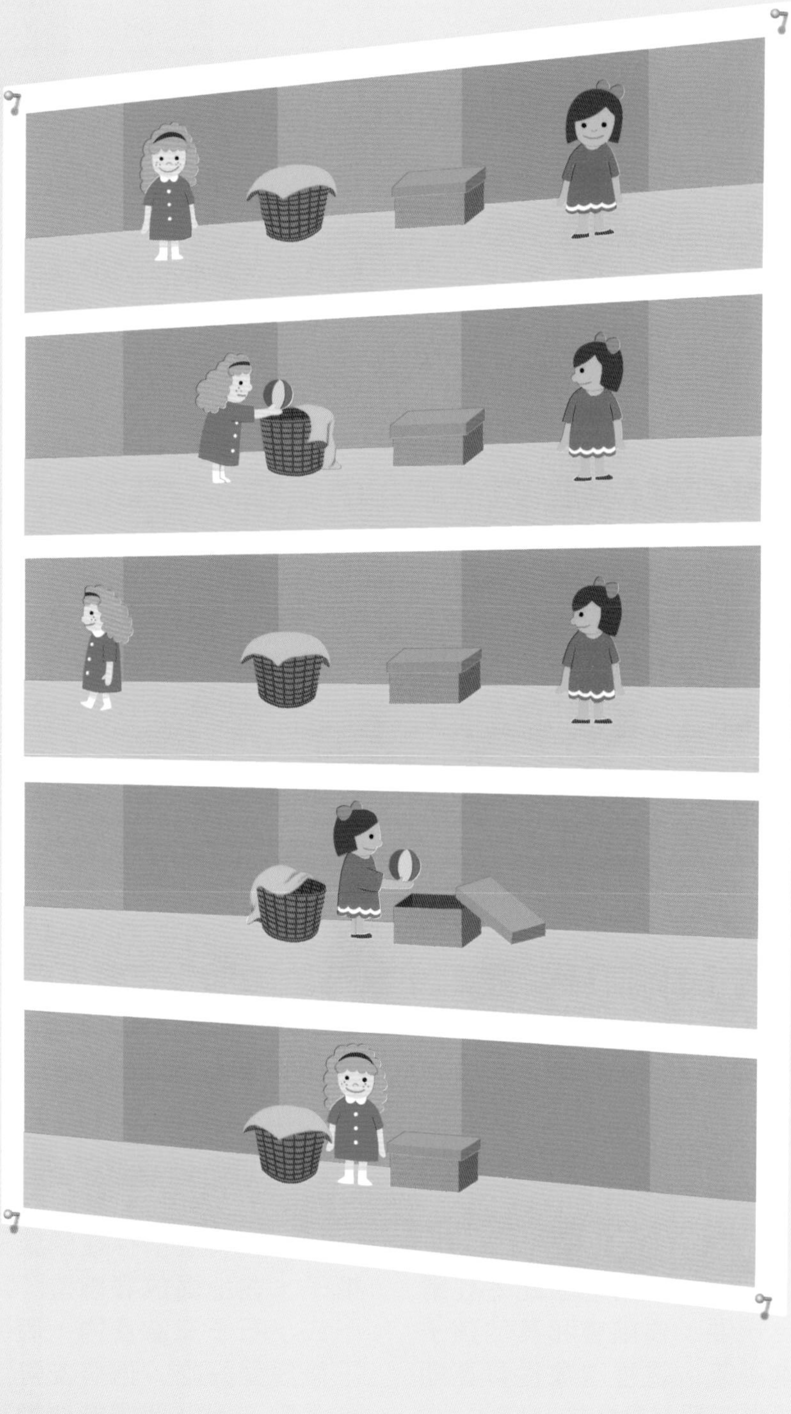

「莎莉與安娜測驗」是能夠站在他者觀點思考的能力

上圖「莎莉與安娜測驗」（Sally-Anne task），只要任何人親身思考，就能夠講出正確答案。這種「站在他者觀點思考」的腦功能，稱為「心智理論」（theory of mind），在4～5歲左右就會成熟。自閉症類群障礙症就是失去這種功能的疾患。

「你」，在會話途中不斷插嘴。旁人詢問他「為什麼」時，也會如鸚鵡般跟著回答「為什麼？」

同樣地，對於習慣有強烈固執的傾向。譬如說如果喜歡的物品位置改變，就會不開心。不喜歡微小的變化。

還會把行為儀式化，經常決定好做事的順序。如果這個順序被阻擾或是中斷，就會重頭開始。

另外，對感覺刺激較為敏感、展現興趣也是一種特徵。患者對特定的聲音和味道敏感，或對口感有一定的堅持。如果喜歡冰冷的陶器就會經常撫摸，盯著旋轉的物品和發光的物品也不會厭倦，對於食物的喜好分明，若是喜歡的食物，可以連續好幾個月吃同一種食物，另一方面對於其他食物和料理毫無興趣。

矯正自己行為認知 行為治療帶來效果

根據美國及多國的研究報告，約有1%的人口有自閉症類群障礙症，在出生後約2年會注意到該疾患的症狀。在發展遲

Q&A

Q

我的孩子經診斷為發展障礙中的ADHD。他就讀高中二年級的時候，即使在教室內上課，也無法專心聽教師講課，或不擅長抄寫黑板上的內容。在全國模擬考時，由於不擅長在答案紙上塗黑，即使知道正確答案，也無法在答案紙上正確的欄位中作答，因此得分無法進步。對於像我孩子這樣的身心障礙者，是否有任何措施呢？

A

在發展障礙中，自閉症類群障礙症的孩子不喜歡周圍有雜音，會因為雜音分心，無法集中精神考試，只是默默等待時間經過。另外，注意力缺失過動疾患（ADHD）的孩子，即使知道考試問題的正確答案，但因為需要在答案紙上塗黑欄位時，由於注意力渙散，經常會塗錯。為了不弄錯，必須反覆檢查好幾次，因此在解答時，與健康者相比需要花費更多的時間。在大學入學中心測驗中，診斷有發展障礙的人，可能需要採取特別的措施，如延長測驗時間、檢查答案、在別的教室考試、陪伴者可在考試教室的入口陪伴等。即使成功考進大學，也對學校生活進行充分支援，從入學到開始上課前的選課、課堂等學習支援、學生生活支援、就職支援、災害支援等。

緩的重症病例中，也有在12個月內極早發現的情況。從這種疾患的雙胞胎一致率為37～90%來看，一般認為除了遺傳因素外，社會、文化的因素也有影響。

在後面提供《DSM-5 精神疾病鑑別診斷手冊》關於自閉症類群障礙症的鑑別診斷，若有疑慮的話可以參考一下。左欄為鑑別指標障礙症時，需納入或排除的障礙症（非病理況況），右欄則是與指標障礙症區分的診斷特徵。

請把這種參考當作一種指引。就像身體不舒服時量體溫，體溫升高就會去醫院的感覺，將這種參考結果當作是否接受專家診斷的判斷依據。

現在並沒有特定的藥物可以治療自閉症類群障礙症，因此注意到自己的症狀，並矯正行為的認知行為治療是有效的。

column

擁有驚異、特殊能力的學者

英國的唐醫師（John Langdon Down，1828～1896），發現有一個具有特殊記憶力的男性案例。這位男性只要讀過一遍厚重的書籍，就能夠記下所有事，也能夠倒著把文章唸出來。不過其他能力很普通，無法將這種記憶力活用在生活上。像他這種能力與身上的其他能力大幅相異，且擁有一般人沒有能力的人，稱為「學者」（savant）。這種學者症候群常見於自閉症類群障礙症的患者身上。

比起女性，較常在男性身上發現。只聽過一次音樂就能夠重現，能覆誦電話簿、圓周率、週期表。擁有只短暫看過飛機照片，連細節也能夠重現的影像記憶能力等。1988年由霍夫曼（Dustin Hoffman，1937～）主演的熱門美國電影《雨人》（Rain Man），身為學者的主角雷蒙記下所有牌，在賭場大賺一筆的情節，應該還有許多人印象深刻吧？

column

與自閉症類群障礙症相似的症狀 — 選擇性緘默症

焦慮症中有種疾患屬於選擇性緘默症。雖然在家中會說話，但面對感情融洽的朋友、親戚在的場合就不會說話，在托兒所、幼稚園、小學都不說話。經常在需要社會性交流的場合中發現此疾患的存在，盛行率為0.03～1%，性別和種族的盛行率沒有差異。可以觀察到表現過度內向，懼怕在人前變狼狽，被社會孤立而成為繭居族。與自閉症類群障礙症的不同之處，在於擁有正常的語言功能並只在限定的情況發生。未滿5歲發病。隨著成長有時會自然消失，但焦慮疾患嚴重的情況，也有案例會在成人後變成社交焦慮疾患（social-anxiety disorder）。

自閉症類群障礙症的鑑別診斷
（Differential Diagnosis for Autism Spectrum Disorder）

自閉症類群障礙症的特徵是存在多種情境有社交溝通與社會互動的持續缺失，並伴隨侷限、重複的行為、興趣、或活動之模式。它必須與下列狀況鑑別…	與自閉症類群障礙症相反…
Rett 氏症	包括在掌管社會互動神經系統之退化階段（即1到4歲之間）社會互動能力的中斷，也有頭部成長減速、失去手的動作能力及平衡協調不良等特徵。
思覺失調症	兒童期初發之思覺失調症的發展之前，通常先經過一段正常或接近正常發展的時間。思覺失調症前驅狀態可能包括社會能力損害和非典型的興趣與信念，而可能與自閉症類群障礙症可見的社會能力缺陷相混淆。幻覺和妄想本是思覺失調症的定義特徵，這在自閉症類群障礙症並未見到。
選擇性不語症	特徵是在正常的早期發展後開始，且在一些「安全」的場合（例如：在家中與父母相處時）有合宜的社交溝通功能。
語言障礙	特徵是沒有社會互動的質性障礙，此人的興趣範圍與行為並沒有侷限。
社交（語用）溝通障礙症	特徵是社交溝通和社會互動的障礙，但是沒有自閉症類群障礙症特徵中侷限或重複的行為或興趣。
智能不足（智能發展障礙症）	涉及智力功能的一般性損害；其社交溝通技能水準與其它知識技能之間並無差異。若智能不足患者的社交溝通和社會互動，相對於其正常非語言溝通技能的發展水準而言已屬嚴重損害，則診斷自閉症類群障礙症即屬合宜。
重複動作障礙症	發生於沒有社會互動和語言發展障礙的情況下。若此重複動作是自閉症類群障礙症的部分表現，則不作重複動作障礙症的診斷；但當此重複動作造成自我傷害而成為臨床關注的焦點，則同時給予兩種診斷可能適當。

※此頁表格授權自合記圖書《DSM-5精神疾病鑑別診斷手冊》（2018年出版）

溝通困難、溝通疾患

對話交流有困難的疾患

難以流暢地開口說話，也難以配合對方和狀況進行交流。

協助 岩波 明 日本昭和大學醫學部精神醫學講座教授

溝通疾患（溝通障礙），分為語言、對話、溝通三種障礙。

「語言」是為了溝通而將形式、功能、記號，遵循其規則使用；「對話」是透過聲音，將內心想法對外展現的方法，包含構音（articulation）、流暢性、發聲、共鳴；「溝通」是所有語言性、非語言性的行動，會對他人的行動、想法或態度造成影響。而在兩種以上語言環境中成長的人，必須考慮文化和語言的狀況，進行疾患的診斷。

什麼是語言障礙？

這種疾患難以理解語彙、語法及敘述方式，或難以熟練地使用語言。學會語言且熟練運用的能力，會受到展現聲音、肢體動作等能力（表達能力），與接受、理解對方傳達語言的能力（接受能力）影響。

患有語言障礙（language disorder）的孩子，說出第一個詞彙（第一次說出有意義單字）的時期，和講出單字和句子的時期較晚，而且語彙量較少，也缺乏多樣性。文章簡短單純，文法也會出現錯誤，尤其過去式經常犯錯。由於中文、印尼文沒有過去式，診斷歸國子女的語言障礙時，必須慎重。而因為語言能力比其年齡應有的能力還要低，無論學業成績、工作能力、有效溝通，或社交上的言行舉止，都會造成顯著影響。

大半有家族史的疾患會在發育早期出現病徵。4歲以後診斷有語言障礙的話，大半長期不會有變化，即使成人後也會持續。有接受性語言障礙的兒童，比起表達性語言障礙為主的兒童，預後較差。

兒童在3歲前喪失對話及語言功能，可能是神經疾患的徵候，如自閉症類群障礙症或類似蘭道-克雷夫症候群（日本僅有30人左右，少見的腦波異常與語言性的疾患）。

什麼是語音障礙？

語音障礙（speech sounds disorder，又名構音障礙）即使發出聲音也無法順利說話。語言能力基本上沒有問題，但在出聲說話時必須理解語音（言語的聲音），並正確用下顎、舌、唇發聲與呼吸，若無法順利做到，就可能難與周圍溝通，進而對學業和工作產生影響。

語音障礙的兒童即使到7歲也會發音含糊，或發音時從口中跑出空氣，無法順利說話，但幾乎所有情況都能透過治療改善。

診斷時應該注意的疾患是「選擇性緘默症」。此類兒童雖然會在親近的家人面前說話，但有時在祖父母或表親前無法順利說話。

column

選擇性緘默症的案例

有位母親因注意力缺失過動疾患而定期回診。她有3個小孩，年紀最小的妹妹模樣有點奇怪，於是在小學5年級的時候前來就診。由於這位小朋友不擅長特定科目，也不像其他孩子般正常發育，被懷疑有發展障礙，且因遺傳自母親的關係，併發注意力缺失過動疾患與自閉症類群障礙症。透過藥物治療，才比較適應學校的生活。其後雖然進入想讀的國中，卻發生空間認知障礙，無法搭上想搭的電車，搭上與學校反方向的電車，或一個人無法獨自搭電車等症狀。因此最初第一個學期由母親陪同上學。最後在國一快結束時，在診察過程開始不說話了。若催促妹妹開口，她就會看向母親打暗號，或者發出微量的聲音，我們才能對話。不過她在家裡和學校都很健談，也會吵架。雖然現在已經高中三年級了，在門診依舊不肯開口說話。在校成績與其他學生差不多，不過姊姊要時常監視她念書。另外，老師們也理解此疾患的特性，個別提供學習上的支持。

童年期語暢異常、童年期語暢異常障礙（口吃）

口吃患者無法流暢說話。重複如「啊——啊——啊——」的單音、音節、單字，或「啊————」地拉長，有話說到一半就中斷等特徵，也會避免說出發音困難的單字。同時，也會伴隨眨眼睛、抖動嘴唇或甩頭等動作。當事人認為這種症狀很難為情，也會顧慮講話對象而避免開口，在學業、工作甚至生活上有時會遭遇困難。

在他人面前發表言論、入學考試或求職面試等心理壓力大的狀況，症狀會變嚴重。

發病年齡為2～7歲。65～85%的兒童說話可變流暢。一等親或兄弟姊妹擁有此疾患的情況，發病頻率是一般人口的3倍以上。

社交（語用）溝通障礙症

一般而言，人不會一直用同一種態度說話。端看說話對象是成人、兒童、朋友、職場上司或學校老師，說話方式會改變。同時，與好朋友一起吵鬧的派對場合，和在安靜的圖書館之中，依談話的狀況也會改變說話方式。社交溝通障礙症的特徵，就是無法因應這種談話對象和狀況進行溝通。

患者無法察言觀色。有時只能了解文字表面的意思，聽不懂諷刺或玩笑話等文字外的意思，總是拘泥形式，說話方式很僵硬。因此，無法順利與他人溝通，容易影響人際關係。

這種疾患很少在語言和對話發展階段的4歲以下被診斷出來。恢復的程度有個人差異，有人在兒童時自然改善，也有成人後才出現障礙。

此疾患的盛行率並不明。家人有自閉症類群障礙症或特定學習障礙的人，發病風險較高。一般認為這種疾患與遺傳、環境、發展各方面的問題有關。

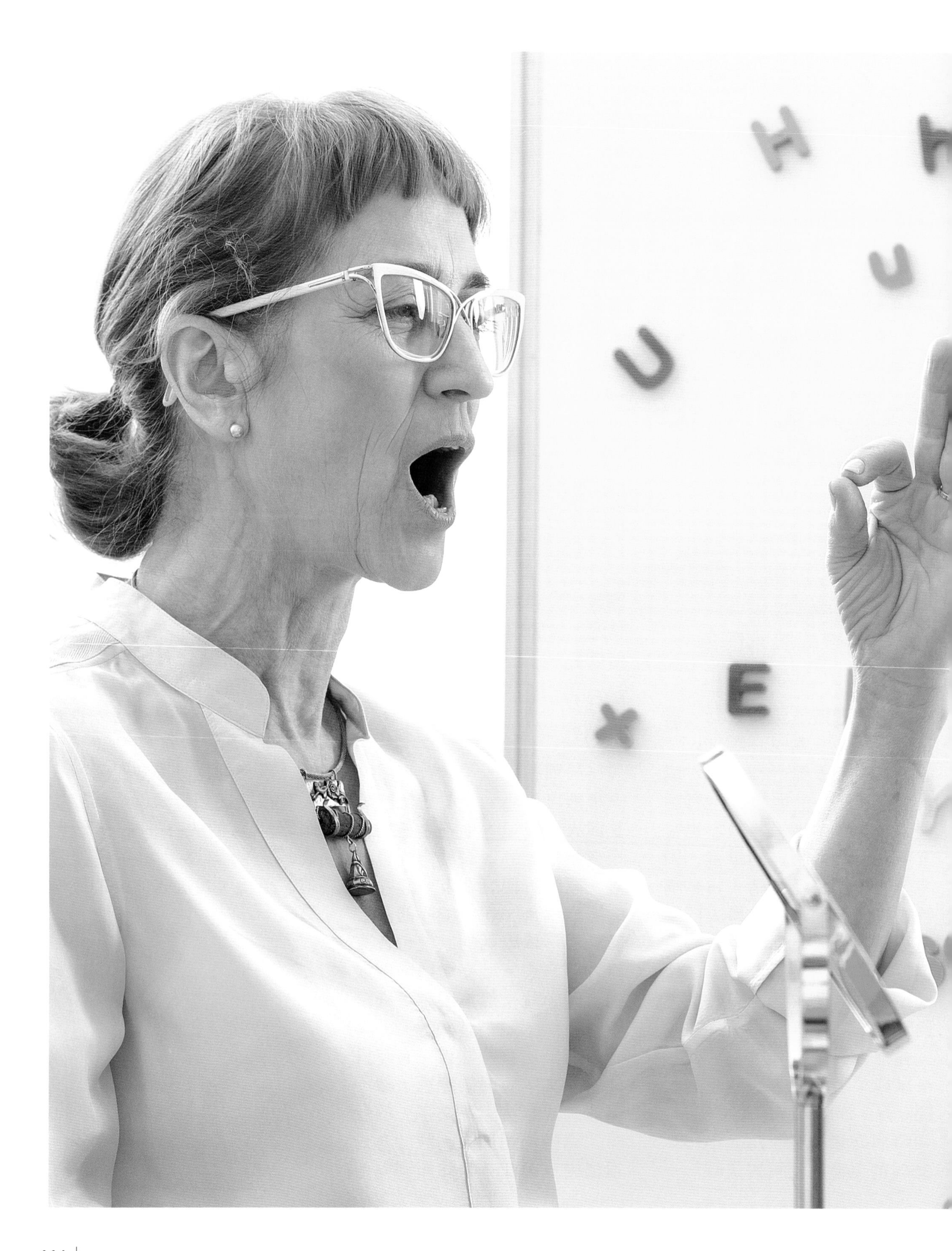

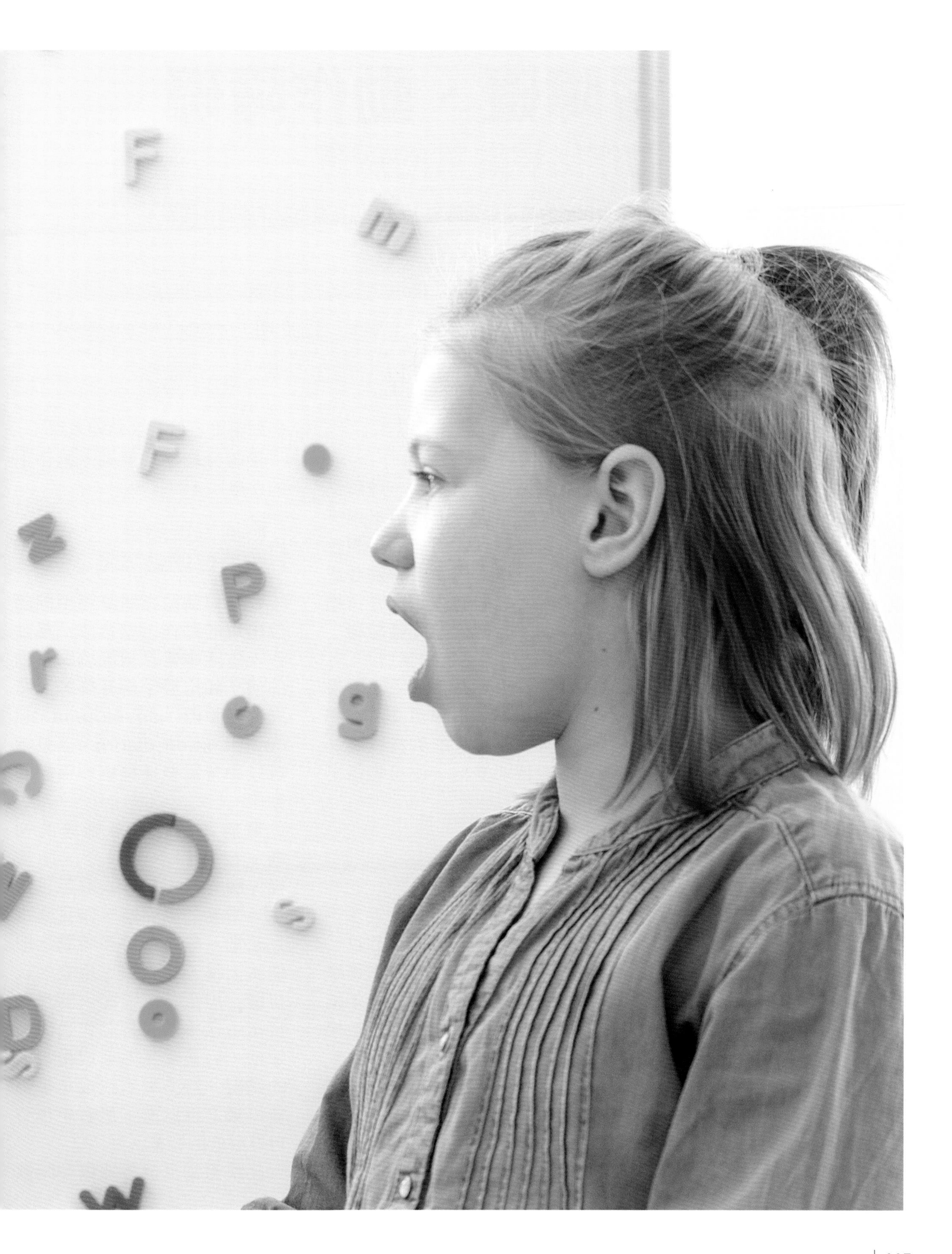

特定學習障礙、動作障礙

學習能力與動作出現異常的疾患

分為讀書、算術等伴隨特定學習困難的特定學習障礙，與出現特徵性動作的動作障礙。

協助 岩波 明 日本昭和大學醫學部精神醫學講座教授

特定學習障礙指關於特定領域的能力，患者的智能跟不上一般水準。從小學時就跟不上學校的進度，成人後也常為工作感到辛苦。常見伴隨注意力缺失過動疾患的情況，也容易陷入憂鬱狀態。不過，已知可透過支援改善。

特定學習障礙可以分為三種類型。

閱讀障礙

閱讀單字或文章的速度緩慢，或者是無法正確理解。同時，此疾患難以理解文章的意義。在探究患者腦部的實驗中，顯示腦的構造和血流模式有異常。

為了克服障礙需要特別的支持。首先，讓此人理解寫下的文字對應何種發音。如此一來，從文字到單字，能夠理解的範圍亦會逐漸擴大。根據個人差異，可改善到不需要特別支持程度的年齡並不同。

書寫障礙

無法正確寫出文字、理解文法和標點符號，而且難以用文章將自己想到或思考的事表達出來。這種疾患大多會隨著成長而減輕，只有少數人會持續到成人。時常伴隨閱讀障礙，兩者的遺傳因素皆很強烈。

為了克服障礙，必須練習書寫文字和文章，學習文法等特別支持。若患者能夠持續專注在這種特別支持，便可獲得更好的效果。

算術障礙

無法記住數字和九九乘法，計算速度慢，無法正確計算。雖然可勉強學會小學低年級學到的基礎算術、默背和折手指計算等，不過進階一點的數學推論問題就跟不上了。

除了遺傳有可能導致算術障礙外，教育等多重原因可能也有關係。一般認為可在就學前支援患者認識數字，或在小學低年級進行計算的特別支援。

接著介紹關於運動、動作上的疾患。

發展協調障礙、發展性運動障礙

動作協調意指將身體不同部位出現的動作，整合成一種動作。生活中常見用到協調運動的例子如用雙手綁鞋帶等。發展協調障礙（developmental coordination disorder）是指難以學會需要這種協調運動的動作。

發病年齡在發展階段的初期。學習揮手、學坐、爬樓梯、騎自行車、穿衣服等日常生活常見的動作時，常見緩慢且笨拙、需花費許多時間。即使長大後，穿衣服、用餐、玩拼圖、用工具、運動、開車等日常生活中的各種動作也明顯笨拙，對日常生活造成相當大的妨礙。許多患者在成年後仍會持續這種狀態。患者中也有自尊心低的兒童。

此疾患常見於母親懷孕時飲

column

智能障礙

用智力測驗檢查IQ，低於比平均值2個標準差，或更低於此情況即定義為智能障礙。在平均100，標準差15的測驗中，65～75分以下符合此情況。過去需要低於IQ 70，不過最近也愈來愈常不將IQ視為絕對的標準。DSM-5指出的分類為：（1）學習技能、抽象思考、執行功能、短期記憶等概念領域，（2）在社交場合出現的溝通功能等社會領域，（3）測量日常的具體生活能力的實用領域。測量此三種領域的重症程度，分為輕度、中度、重度、最重度。台灣現在仍將IQ低於70視為智能障礙的基準。

酒或早產、出生體重低。與視覺運動有關的神經發展階段出現異常的話，也會發病。

要治療這種疾患需進行平衡感的訓練。同時，由於患者因自己的笨拙對隊伍造成困擾而感到自卑，為了讓此人不要在意，也會提供支援讓患者能享受足球等團體競賽的樂趣。

刻板動作障礙、刻板動作疾患

患者彷彿被他人強制似的反覆進行無意義的動作，如揮動手掌、握住或彈手指、晃動身體。另外，也有反覆拍打自己的頭、敲打身體部位、戳眼睛或自我傷害等行為，動作發生的頻率和持續時間各不相同。有時會因沉迷在某件事，或感到壓力時發生的傾向。

刻板動作障礙（stereotypic movement disorder）在幼兒期初期時發病。只要正常長大，大多情況會隨著年紀增長而減緩。

這種疾患會採用行為治療或藥物治療，或者兩者一起進行。藥物治療一般用到多巴胺抗拮劑。

抽動症、抽動障礙

抽動障礙的患者分為身體突然動起來的「動作型抽動」，或突然發出聲音的「發聲型抽動」。動作型抽動中，分為眨眼或聳肩的「單純動作型抽動」，以及拍打自己、跳躍或彈跳的「複雜動作型抽動」；發聲型抽動中，也分為咳嗽或吸鼻子等「單純發聲型抽動」，以及反覆說固定單字，或說猥褻字眼等髒話的「複雜發聲型抽動」。有時候也會無意識模仿對方的舉動和聲音。同時，妥瑞氏症（Tourette's syndrome）是動作型抽動與發聲型抽動兩者皆為慢性的疾患。抽動障礙在焦慮和興奮時惡化，冷靜下來專注時可抑制。

此疾患經常在18歲以下的兒童發病，但大半情況成人後症狀會減緩，發病與遺傳因素有關。同時，父親高齡、出生時體重低，母親懷孕時吸菸等也是讓症狀惡化的因素。

行為治療中的習慣逆轉訓練（habit-reversal training）有效，但也有案例是投藥後出現成效。

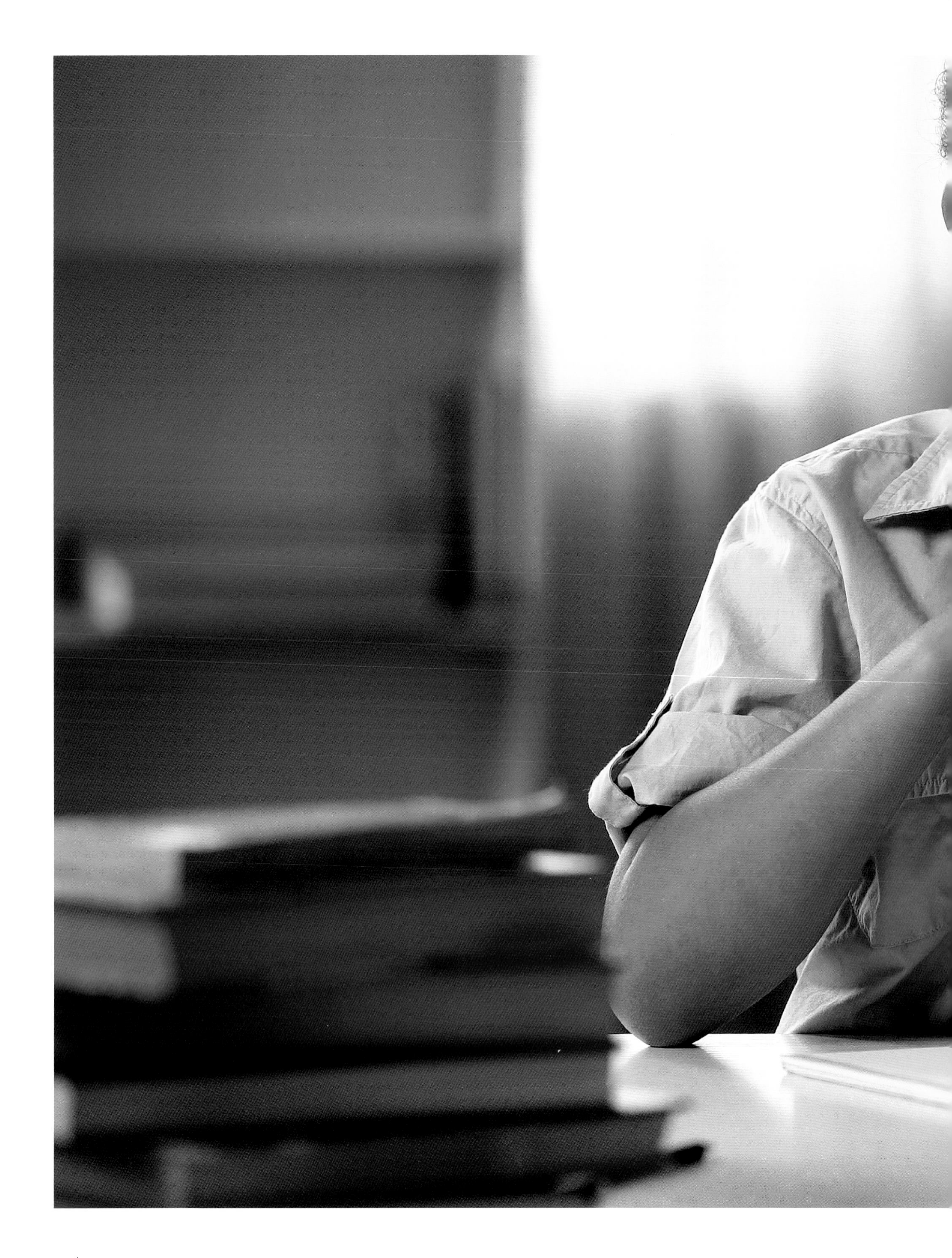

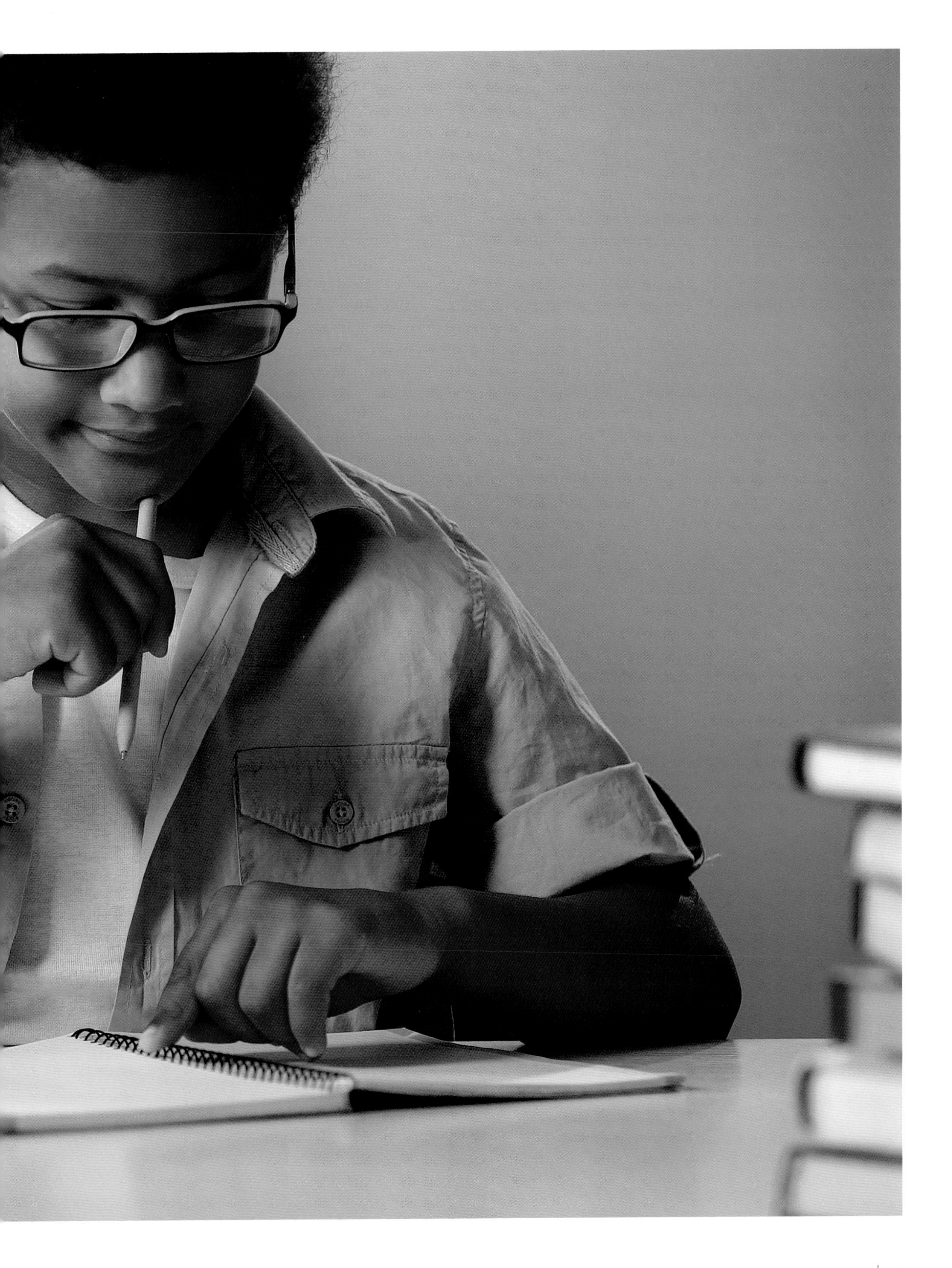

性別不安
感到生理性別不調和的狀態

感覺自己的性別與生理性別相反，也有人進行變性手術。

協助 **針間克己** HARIMA診所院長

這種狀態指天生的性別（生理性別）與自己實際感受到的（心理）性別不同而覺得痛苦。過去這種狀態被視為精神疾病，因而遭致批判和反對的聲浪。根據美國精神醫學學會製作的診斷基準第四版文字修訂版《DSM-IV-TR》所訂定的名稱是「性別認同疾患」（gender identity disorder）。2013年發行的DSM-5中，將病名改為「性別不安」，雖仍被列入手冊中，但已將「疾患」（disorder）用字移除。於2022年生效的WHO診斷標準《ICD-11》，將性別不安從精神疾患的章節中移除，移動至新成立的「與性別

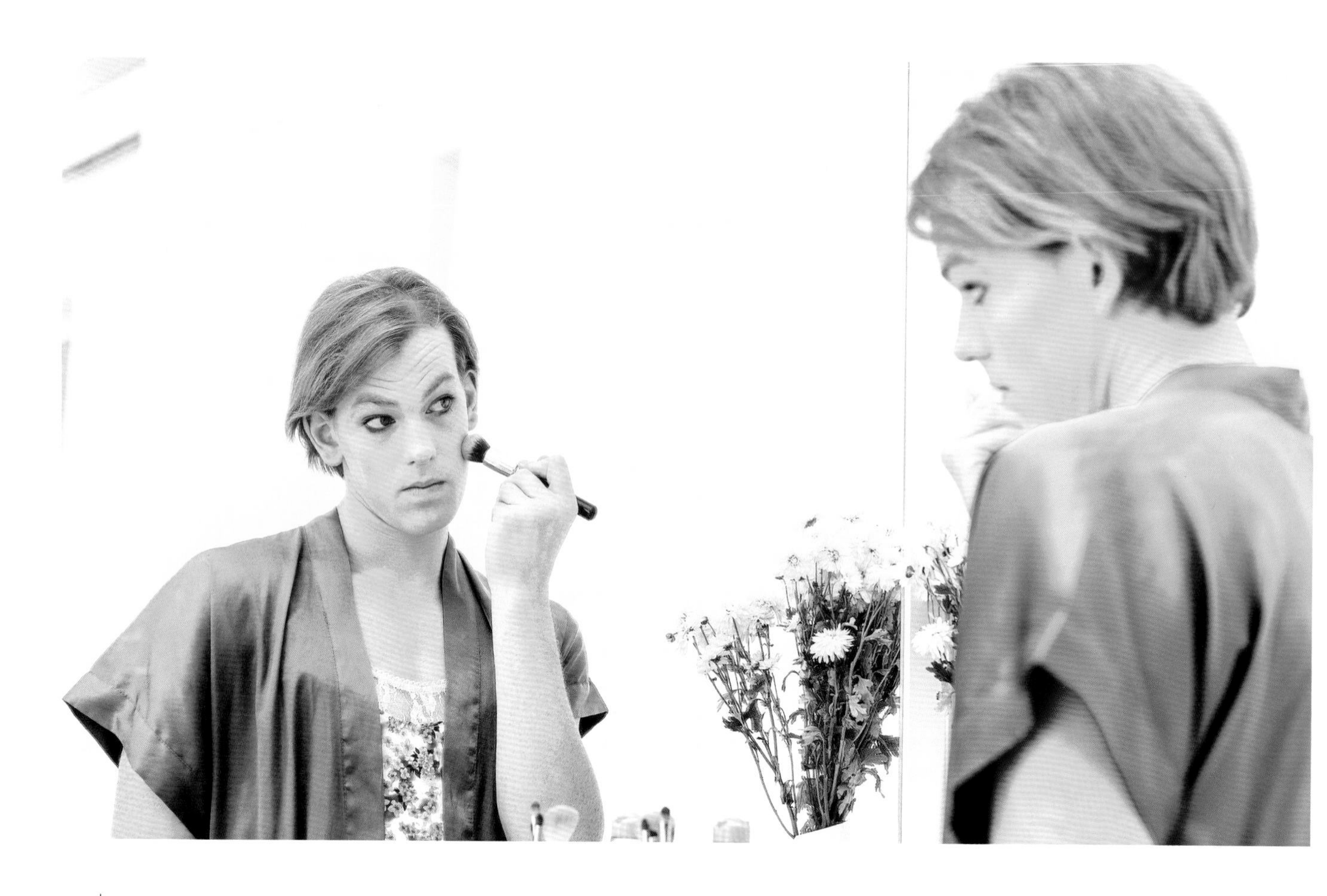

健康相關的狀態」的章節，名稱也變成「性別不一致」（gender incongruence）。意即在ICD-11中，不再視其為精神疾患了。

想成為男生的女生、想變成女生的男生

有性別不安的女童，青春期前會有「想變成男生」的願望，也會主張「自己是男生」（長大後變成男生），不會玩女生的玩具，對女生的行為沒有興趣。男女間最大的差異之一在於排尿的方法，但患者不喜歡像女孩子坐著排尿。另外，也會在意身體構造和發育的不同，想要像男生一樣有陰莖，或者當乳房膨脹、初潮開始時會感到厭惡。

而有性別不安的男童，則同樣想成為女生，主張自己是女生，對男生的玩具沒有興趣，討厭男性身體的特徵。

到了青春期，外表的身體特徵發育時，男女都會出現想隱藏這些特徵的行為。天生為男性的患者，隨著體毛增加，會將下肢的毛剃除，也會隱藏勃起。女孩為了隱藏隆起的胸部，會束緊胸部、駝背行走或穿著較大件的毛衣。

青春期後，開始前往醫療機構尋求治療，如激素治療、變性手術等。變性手術的前提是術前希望性別轉換成異性的狀態，至少持續1年以上。從男性變性成女性，進行促進女性第二性徵的激素治療（投藥雌二醇、黃體酮），而且會處理體毛，切除陰莖與精囊，製作人工陰道。從女性變性成男性的情況，會進行激素治療，投與睪固酮。手術方面則是切除乳房、子宮、卵巢，也會做人工陰莖。幾乎所有接受變性手術的患者都滿意其結果。相對地，進行這種變性手術前，感到性別不安的青少年和成人考慮、嘗試自殺的危險性較高。

即使進入對性行為積極的青春期後期，大半患者也不會讓伴侶看自己的性器。同時，由於不喜歡被看或被觸摸，性行為也有所限制。性方面的喜好也看得出特徵。大半患者對與自己生理性別相同的人，可感受到性吸引力。

分成兒童時期開始感到異樣的早發性，與成人後的晚發性

性別不安分為早發性與晚發性兩種。早發性性別不安從兒童期開始，持續到青少年期和成人期；晚發性性別不安從青春期以後開始。青少年與成人隨著性興奮，偶爾會熱衷於扮成異性。幾乎所有早發性的女性，在青少年與成人時常從女性身上感受到性吸引力。晚發性為大致上對男性感受到性吸引力。另外，晚發性的女性，不會出現因性興奮而扮成異性的行為。

性別不安患者的苦惱

性別不安的人從兒童時代就會遇到霸凌、欺侮，或者對與自己性別認知相反的服裝感到心理負擔，因而拒絕上學。即使成為青少年和成人，人際關係影響愈來愈大，甚至會妨害學業和工作。其結果造成焦慮症、侵擾行為、衝動控制方面的障礙，並會併發憂鬱症等精神疾患，從學校退學或失業。

在日本有條法律是「性別認同疾患」，只要滿足變性手術等一定的條件就能改變戶籍資料。在2019年底，已經超過9000人變更戶籍上的性別。變更戶籍資料的人約有2成因性別不安而在醫療機構接受診斷。在日本接受性別不安診斷的人，生理性別為女性的人，是男性的2～3倍之多。

column

性別分化疾患

男女的身體是如何形成的呢？男性的性染色體對組合為XY，女性為XX。這種性染色體的訊息，進而讓精囊和卵巢形成，而且根據這些作用，男女各自產生特有的性器官。這種過程叫做「性別分化」（sex differentiation）。而性別分化疾患，即是在這種性別分化的過程出現某些異常，正常的性染色體、性腺、性器官在出生時沒有形成。

男女的不同從何時開始出現?（1～3）

圖片中，上方為男性胎兒，下方為女性胎兒的成長階段（從左開始為受精後1天、3週、5週、7週、12週），顯示每個階段生殖器官（卵巢或精囊）的成長。

1. 受精後到第7週為止，男女並無不同

從受精到第7週為止的胎兒，看不出男女的區別。

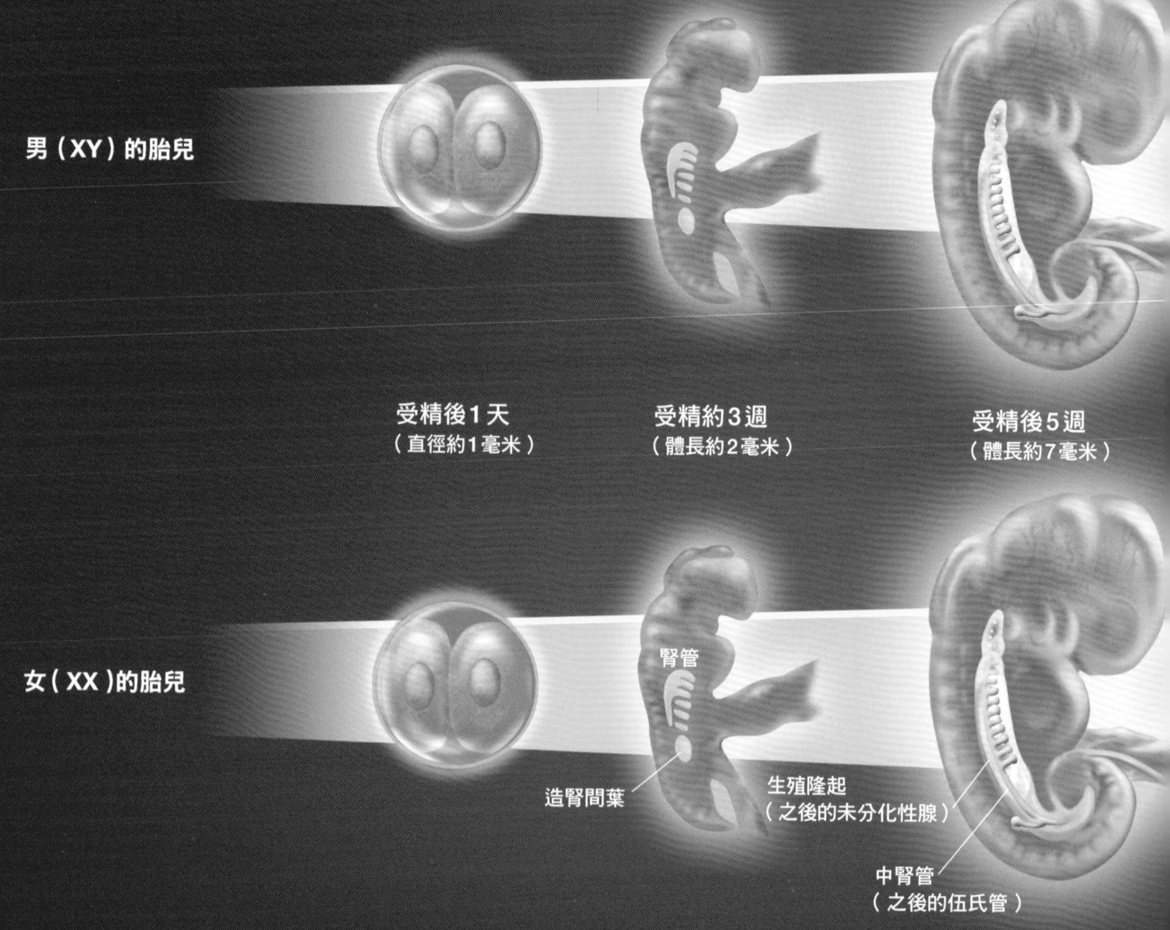

男（XY）的胎兒

受精後1天
（直徑約1毫米）

受精約3週
（體長約2毫米）

受精後5週
（體長約7毫米）

女（XX）的胎兒

腎管

造腎間葉

生殖隆起
（之後的未分化性腺）

中腎管
（之後的伍氏管）

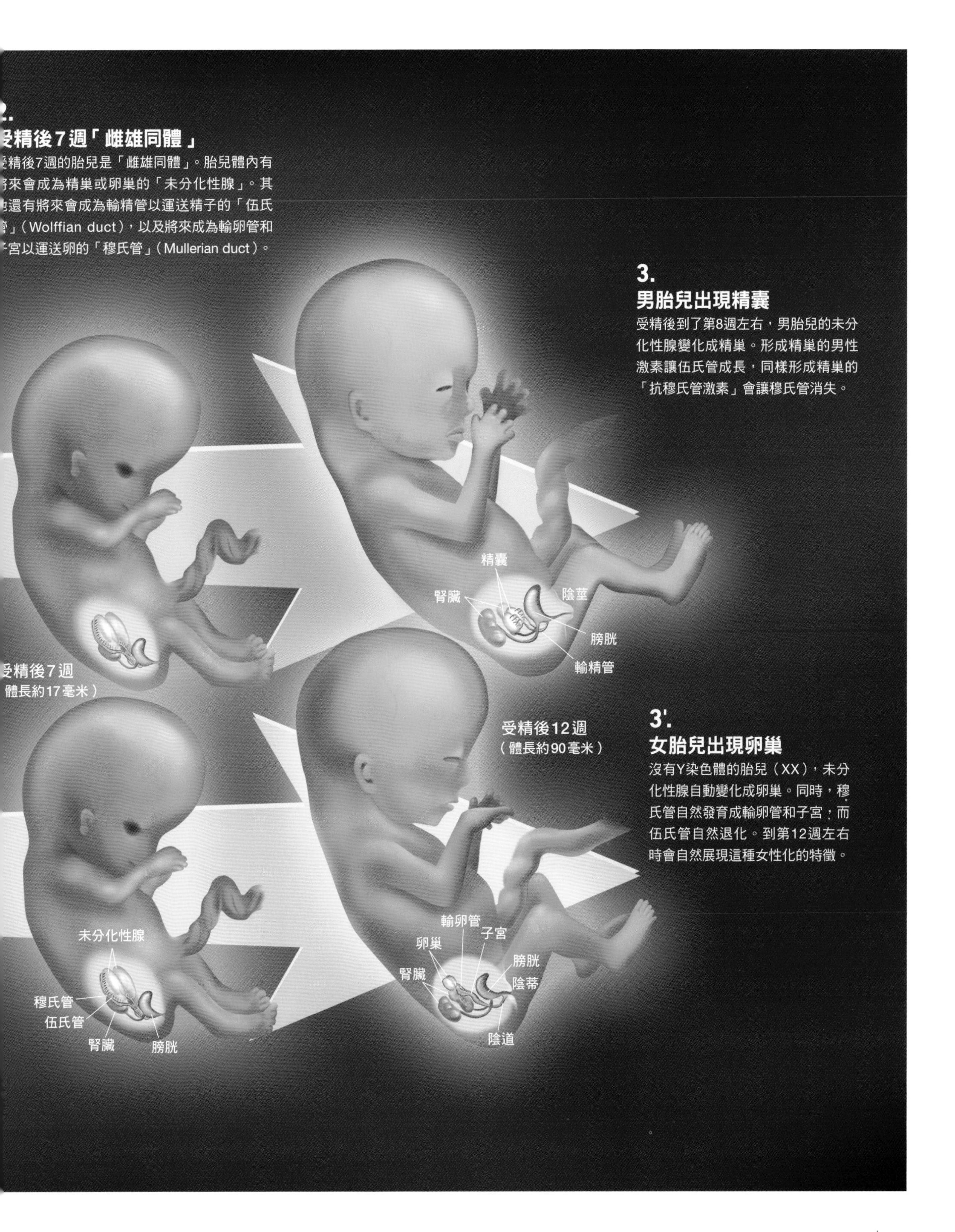

精後7週「雌雄同體」
精後7週的胎兒是「雌雄同體」。胎兒體內有
來會成為精巢或卵巢的「未分化性腺」。其
還有將來會成為輸精管以運送精子的「伍氏
」(Wolffian duct),以及將來成為輸卵管和
宮以運送卵的「穆氏管」(Mullerian duct)。
3.
男胎兒出現精囊
受精後到了第8週左右,男胎兒的未分
化性腺變化成精巢。形成精巢的男性
激素讓伍氏管成長,同樣形成精巢的
「抗穆氏管激素」會讓穆氏管消失。
精囊
腎臟
陰莖
膀胱
輸精管
精後7週
體長約17毫米)
受精後12週
(體長約90毫米)
3'.
女胎兒出現卵巢
沒有Y染色體的胎兒(XX),未分
化性腺自動變化成卵巢。同時,穆
氏管自然發育成輸卵管和子宮;而
伍氏管自然退化。到第12週左右
時會自然展現這種女性化的特徵。
輸卵管
子宮
卵巢
膀胱
腎臟
陰蒂
陰道
未分化性腺
穆氏管
伍氏管
腎臟
膀胱

侵擾行為、衝動控制及品行疾患

無法控制情緒和行動，有時也會導致犯罪

無法壓抑憤怒的情緒而攻擊他人和物體，或追求快感而縱火或竊盜。

協助　齊藤卓彌　日本北海道大學醫院兒童青春期精神醫學研究部門特聘教授

侵擾行為、衝動控制及品行疾患，指情緒和行為的自我控制有問題的障礙。有「對立性反抗症」（oppositional defiant disorder）、「陣發性暴怒疾患」（intermittent

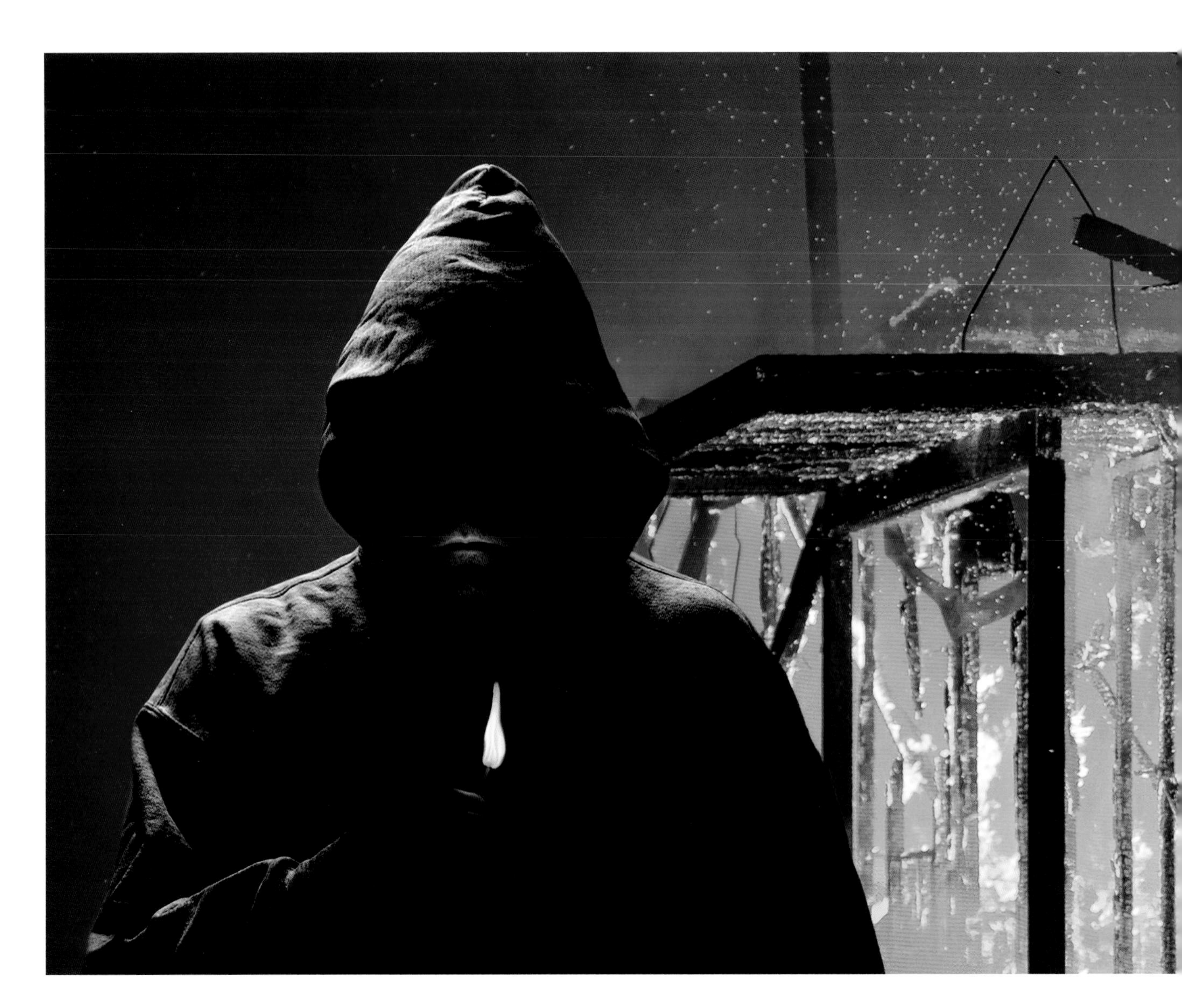

explosive disorder)、「品行疾患」、「反社會人格疾患」、「縱火癖」(pyromania)、「竊盜癖」(kleptomania)等疾患。

對立性反抗症、品行疾患在幼兒期、兒童期或青少年期開始時出現。另一方面,反社會人格疾患,一般在青少年～成人以後出現。陣發性暴怒疾患、縱火癖、竊盜癖出現在兒童期到高齡者等所有年齡層。

對立性反抗症、對立性反抗疾患

意指有怒氣、挑撥行為、執念過深且長達6個月以上的狀態。怒氣指生氣、容易煩躁、神經過敏、火氣升上來;挑撥行為指反駁長官或成年人,拒絕遵守規則,反抗要求,刻意找麻煩的行為,把自己的失敗怪罪到他人身上;執念過深指過去6個月有2次以上心懷不軌且做出執著的行為。這些行為障礙,對患者本人、家人、同伴等身邊的人帶來痛苦,或對學業、工作、其他社會生活帶來負面影響,是診斷的基準。

出生時養育環境時常發生變化(如改變養育者等),或是在忽略養育的家庭長大,是引起這種疾患的原因之一,不過器質因素和生理因素也有所關聯。同時,此疾患的患者經常併發注意力缺失過動症與品行

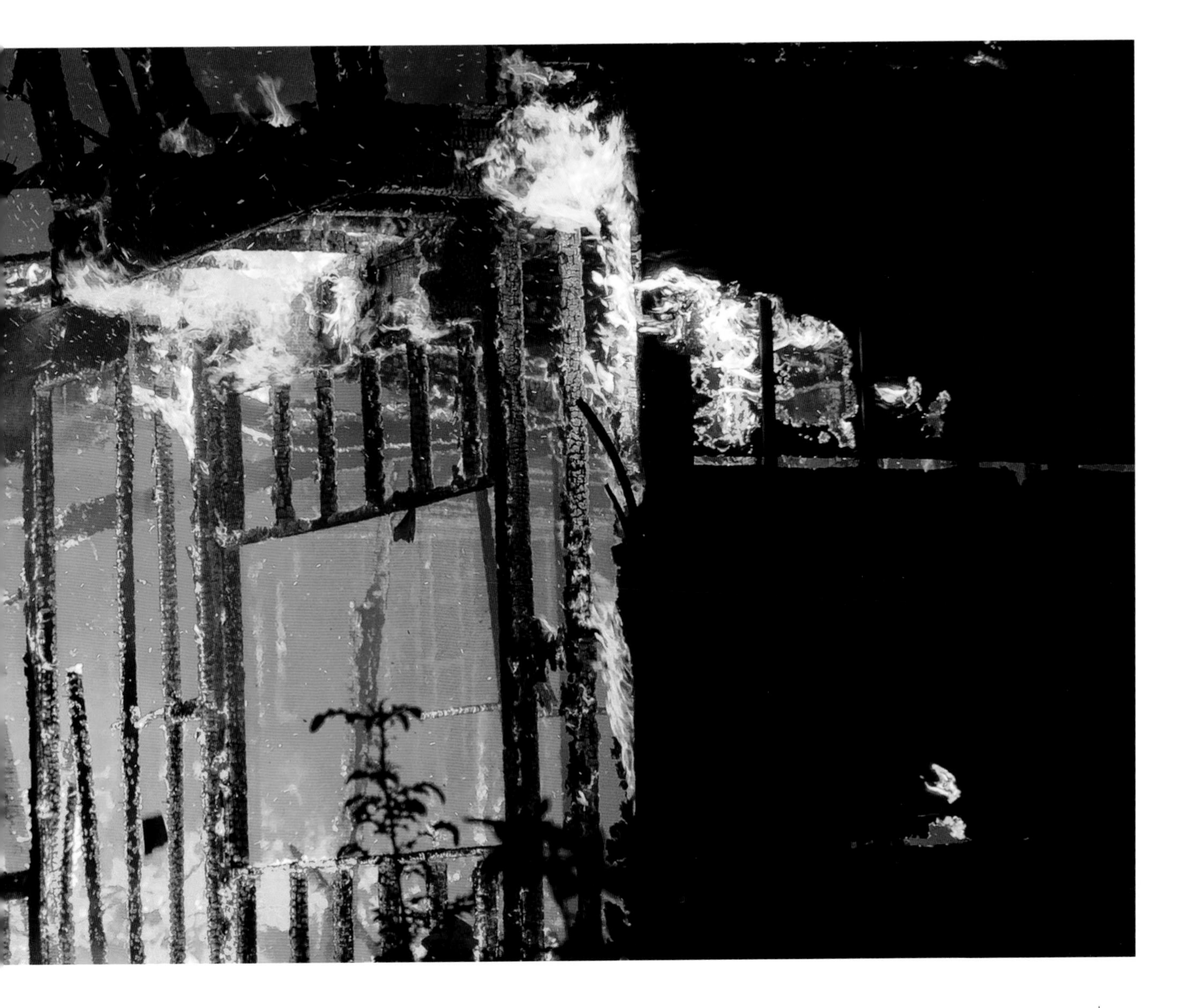

疾患，也已知道經常有自殺的危險。推測盛行率為3.3%，男性較高。

最初的症狀在就學前展現。喜歡挑撥、爭執、執著深等情緒有造成品行疾患的危險。成人後會增加反社會行為、衝動控制的問題、物質濫用、焦慮、憂鬱的危險性。

陣發性暴怒症、陣發性暴怒疾患

此疾患無法壓抑憤怒的衝動與急遽爆發的攻擊性。具體而言，歇斯底里、嚴厲的批評、爭執和吵架（言語上的攻擊），攻擊和破壞（行為上的攻擊）他人、動物和物品。沒有計畫性，並非為了某種目的採取行動。一般暴怒在30分鐘以內會抑制。3個月內平均每週會有2次以上的暴怒，原因諸如朋友或同伴的微小挑釁。診斷基準之一是超過6歲。從兒童期後期到青少年期最常見，少有40歲過後發病的情況。

陣發性暴怒症常在親戚中出現，從雙胞胎研究也知道有遺傳的影響。有人指出是血清素作用的異常，或腦邊緣系統、眼窩額葉皮質、杏仁核等功能異常。

品性疾患

品行疾患的患者冷淡且沒有感情。會反覆侵害他人的人權、社會規範和規則。規則的侵犯分成四個種類。

①對人和動物的攻擊性

霸凌他人，做出威脅、恐嚇行為，與他人展開劇烈的爭吵，使用菜刀、棍棒等凶器危害他人，對他人和動物的身體做出殘酷行為，或者是襲擊他人、飛車搶劫、搶劫、持凶器搶奪，強制發生性行為。

②破壞所有物

為了造成重大損害而縱火。刻意破壞他人的持有物。

③造假和竊盜

入侵他人的住處、建築物、車輛內。有目的對他人說謊，欺騙他人、偷竊、偽造文書。

④違反重大規範

從未滿13歲開始，即使雙親禁止，偶爾也會在晚上外出，沒有許可便離開家，整夜未歸，不斷未得到允許便擅自離家出走、翹課。

品行疾患分為10歲以前發病的「兒童期初發型」，與其後發病的「青春期初發型」。第一次發病多在16歲以下，兒童期初發型以男童較多，偶爾出現對他人身體使出暴力行為。時常併發注意力缺失過動症。預後不佳，成人期引起犯罪行為、物質相關疾患、情感疾患、焦慮疾患、創傷後壓力疾患、精神病疾患、身體化狀症的危險性很高。另一方面，青春期初發型很少持續到成人期。能夠適應社會、工作之後，症狀就會緩解。

一般人口中的盛行率約為4%。種族和民族性不同的國家也差不多。盛行率從兒童期到青少年期大量增加，男性比女性高。女性中較常見到說謊、不愛念書、離家出走、賣春等行為。

品行疾患的患者天生性格扭曲、難以調整情緒。智能在平均以下，言語理解力也低。疾患發生的原因有：雙親忽略、不一致的嚴厲管教、身體或性虐待、看管不確實、在孤兒院生活、過去頻繁變更養育者、雙親有犯罪史等家庭環境。

品行疾患受到環境因素與遺傳因素的影響皆強烈。雙親、養父母、手足有品行疾患，發病的危險性也會增加。另外，有酒精使用疾患、憂鬱疾患、雙極性疾患、思覺失調症、注意力缺失過動症、品行疾患等家族史的情況，發病危險也會增加。

研究指出，患者腦中腹側前額葉皮質與杏仁核等在內的「額葉－顳葉－邊緣系統」等控制情緒相關部位的構造及功能出現異常。

反社會人格疾患

參考第44頁。

縱火癖

懷有目的進行2次以上的縱火，是縱火癖（pyromania）的診斷基準之一。患者嚐到縱火前的緊張感和興奮，為火災與伴隨而來的狀況著迷。若附近發生火災，一定會趕往現場，刻意讓火災警報響起，或觀看因火災牽連到的設施、設備和人員而感到快樂。毫不在乎火災造成喪命、建築物的損毀等情況，不如說很滿意火災造成的悲劇。衝動縱火的人大多有酒精使用疾患的病史，也會併發反社會人格疾患、物質使用疾患、雙極性疾患、賭博成癮等。

竊盜癖

不是因為想要該東西，而是有想偷東西的衝動而反覆偷竊。偷竊之前，他們感到緊張和興奮；在偷竊時，他們感到快感和釋放感。

column

金閣寺縱火事件

日本小說家水上勉直接跟金閣寺縱火的犯人林承賢見面，談話後寫出《金閣炎上》這本小說。三島由紀夫的小說《金閣寺》也很知名，內容描述犯人身為舞鶴禪宗院的孩子，具有語言障礙。不幸的身世再加上母親的過度期待、對於語言障礙的絕望等諸多原因，讓他對國寶金閣寺縱火，將其燒得一乾二淨。雖然林承賢在事件後試圖自殺，不過被救回一命。根據精神鑑定的結果，知道他罹患思覺失調症的同時，也患有肺結核，最後由於肺結核惡化而病死了。縱火癖的定義是從點火燃燒的情況感到愉快、快感。這個犯人也在一瞬間，由於破壞行為而獲得快感吧？不過從之後企圖自殺的行為來看，應該不屬於縱火癖的範疇。另外，即使反覆縱火，據說只有3%左右的案例符合縱火癖所有診斷標準。

column

無法戒除竊盜的頂尖模特兒

這位女性在高中畢業後成為模特兒，二戰過後10年左右，成為日本的頂尖模特兒，身為知名化妝品的模特兒登上雜誌封面。雙親感情不睦，由於父親有酒精依賴疾患，經常看到父親對母親施暴。隨著年齡增長，對男性的不信任感增加，自從能夠自由使用金錢之後，沒有人能夠限制她的行為，便開始相信能夠用金錢控制人類。從38歲開始出現竊盜癖的時候，已經是成功人士了。竊盜癖的契機只是件小事，由於店員待客不靈光惹她生氣，才在百貨公司偷東西。第一次偷東西時雖然很不安，但因為成功得手後獲得爽快的解放感，像這樣不斷偷竊後，終於遭到逮捕。雖然贊助廠商都有送贈品，分明沒有偷竊的理由，但她也會偷自身代言的化妝品。來我的門診之前，已經進過5次監獄了。在我擔任主治醫師之後，她又進過2次監獄。由於竊盜行為是發作性的，身邊的人無法阻止。她在那之後也有犯罪行為，現在正在審判，再度入獄的可能性很高。她的年紀已經82歲了。

性倒錯障礙群
性行為和性對象出現異常

偷窺行為，和對兒童或者內衣等物品產生性興奮。

協助　**針間克己**　HARIMA身心診所院長

這是異常性行為以及性對象異常的疾病總稱。異常性行為分為求愛障礙（courtship disorders）與苦痛性愛障礙（algolagnia disorders），求愛障礙有窺視癖、暴露癖、磨擦癖，而苦痛性愛障礙分為性被虐症與性施虐症；性對象的異常，分為戀童癖、戀物癖及異裝症。

求愛障礙

窺視癖（voyeuristic disorder）是看見沒有警戒心的人全裸、脫衣服、進行性行為時，會產生強烈性興奮的疾患。對未經同意的人實踐這些性衝動，或因為其性衝動和幻想感到痛苦，妨害到工作和社會生活。這種症狀並非一時性的，而會持續6個月以上。

診斷時必須排除青春期、青春期前期對性的好奇心和性行為的亢奮。因此，雖然大半實際發病年齡未滿15歲，不過18歲以下無法診斷。

常見的行為是在樓梯、電扶梯等處偷窺、偷拍。接著介紹在日本滋賀縣發生的案例吧！有位膳食公司的女性（20多歲）在養老院的院區內被襲擊，據說趕來的上司也因為犯人而負傷，警察因此開始搜查。不過最後被逮捕的卻是這位上司。他單方面喜歡這位女性，從日常生活就會做出異常行為，如偷拍她換衣服等。

另一方面，暴露癖（exhibitionistic disorder）是對沒有防備的人露出自己的性器官，並會因此產生強烈性興奮的疾患。暴露癖佔性犯罪的3分之1。高齡者的這種露出行為，需要與阿茲海默症等認知疾病鑑別診斷。

磨擦癖（frotteuristic disorder）是未經同意觸摸他人，從摩擦身體獲得強烈性興奮的疾患。下述這種案例幾乎每天都會出現在報紙上。

A公司23歲的員工由於在電車內觸摸女高中生的胸部等色狼行為而被逮捕。這個男人是色狼慣犯，已經是第5次被逮捕了。據說從上次坐牢出獄後，馬上就發生同樣的事件。

苦痛性愛障礙

性被虐症（sexual masochism disorder）指從被凌辱、毆打、束縛或其他承受痛苦的行為中，產生強烈的性興奮。

性施虐症（sexual sadism disorder）與其相反，藉由對他人造成身體或是心理方面的痛苦，藉以產生強烈性興奮的疾患。

異常的性對象

戀童癖（pedophilic disorder）是指透過對青春期前的兒童或13歲以下多個兒童的性行為，產生強烈性興奮的疾患。

戀物癖（fetishistic disorder）指對沒有生命的對象，或對生殖器官以外的身體部位產生強烈性興奮的疾患。

一般戀物癖的對象指女性內衣、男性和女性的鞋子、橡膠製品、皮衣等。譬如在日本埼玉縣，發生過晾在陽台上的女性胸罩被偷，最後是名20多歲的男性被逮捕的事件。據說這位男性對胸罩有強烈的興趣才進行偷竊，警方從他家中搜出302件女性胸罩。

異裝症（transvestic disorder）指對穿著異性服裝產生強烈性興奮的疾患。

性倒錯在日本的盛行率不明，患者幾乎都是男性。精神科醫師幾乎不會在醫院見到患者，大多是在引起事件被逮捕後的精神鑑定中會面。

會診斷出性倒錯的時期是在未滿18歲的青少年期。也會併發物質濫用、情感疾患、焦慮疾患、人格疾患等疾病。

用認知治療處理性倒錯可以見到成效。藥物治療中雖然用選擇性血清素再回收抑制劑（SSRI）、抗雄激素（anti-androgen），卻尚未確立成效。

關於人類多種性行為何會出現異常，目前仍有所爭議。2022年生效的WHO的ICD-11，性倒錯被認為是「對自己和他者可能出現危害的性行為」，異裝症則已經從項目中被移除。

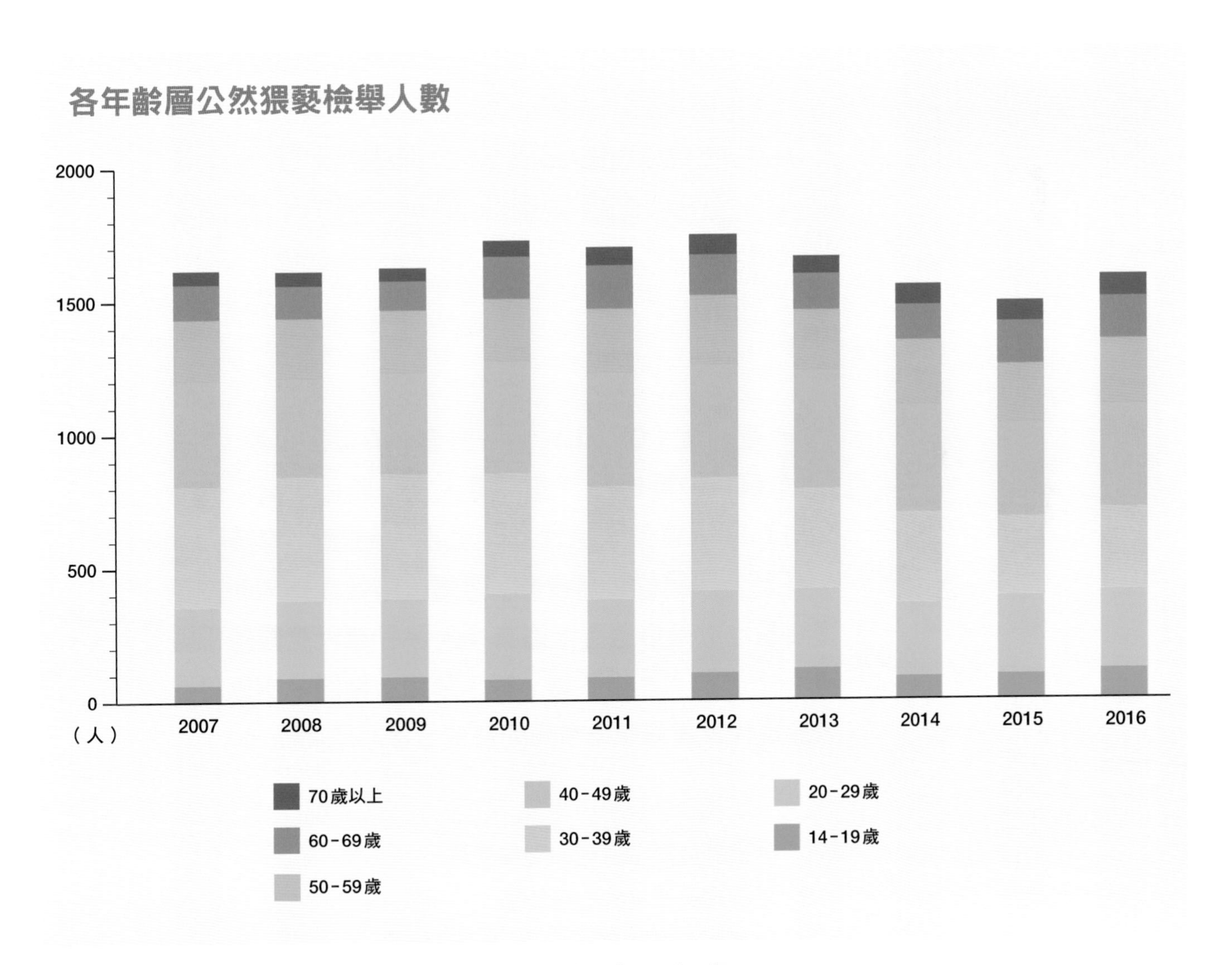

最常被檢舉公然猥褻的年齡層為30多歲到40多歲

上圖為日本被檢舉公然猥褻的人數和年齡的變遷（2007年到2016年）。觀察被檢舉人數最多的年齡層，到2010年為止是30多歲人口最多，但從2011年起40多歲人口追上，2013年以後是40多歲的人口最多。

出自：《2016年的犯罪情勢（2017年7月警察廳）》

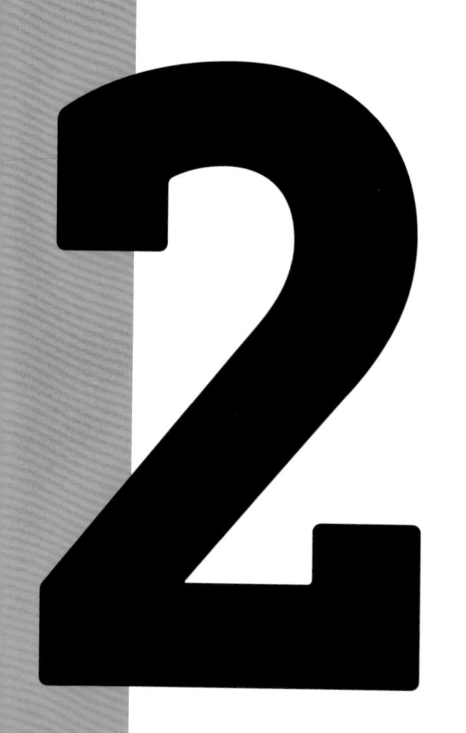

現代社會常見的心理問題

聚焦現在備受關注的新冠肺炎憂鬱、正義魔人、社群網路疲勞、產後憂鬱、虐待等心理疾病。

監修 假屋暢聰
Maynds Tower Mental Clinic院長

新冠肺炎（COVID-19）對全世界造成影響，「新冠肺炎憂鬱」、「正義魔人」等新冠肺炎引起的獨特心理問題備受矚目。而社群網路普及的結果，「炎上」、「社群網路疲勞」等過去未曾見過的新型心理問題也愈來愈嚴重。還有令人深思家人意義的「虐待」、「產前／產後憂鬱」等也頻頻上新聞。本章將聚焦於現代社會愈來愈常見的各式各樣心理問題。

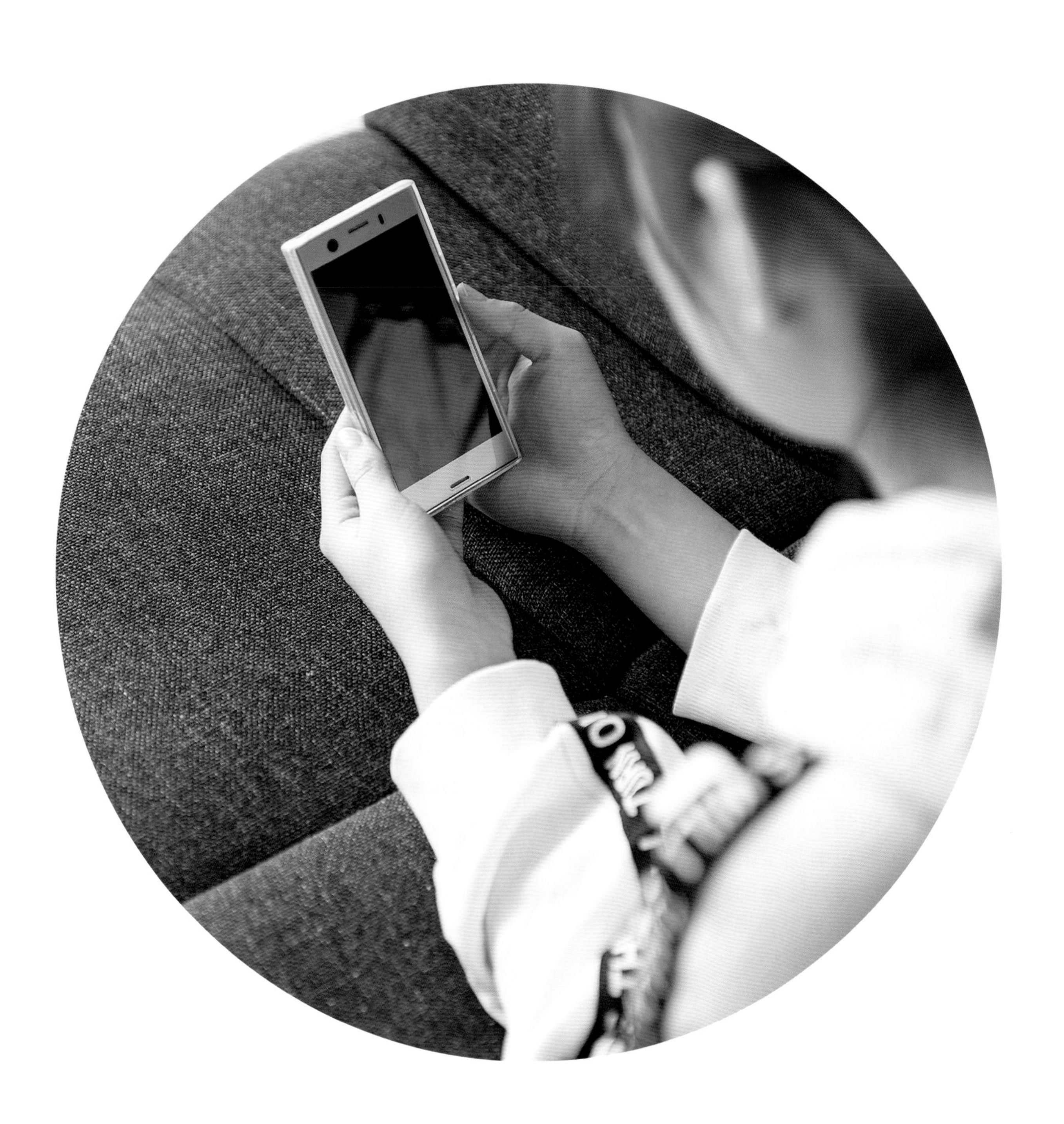

新冠肺炎疫情造成的心理問題

行動受限下的壓力對精神帶來變化

全球性規模的傳染病擴大，使社會結構產生變化，許多不得不改變生活型態的人都承受著壓力。

協助 齋藤正彥 日本東京都立松澤醫院院長

2020年開始的新冠肺炎疫情蔓延至全球，進入2022年也沒有停歇的跡象。由於新冠肺炎改在家工作的人變多，也有許多人避免外出，在家的時間因而大幅增加，幾乎所有人的交際和生活型態皆大幅改變。

新冠肺炎疫情的前後，罹患精神疾患的人數也增加了吧。長年以來致力於精神醫療的齋藤正彥院長說：「確實有報導提到自殺和虐待的案件增加了，不過把這些情況通通認為與新冠肺炎有關就想得太簡單了。自殺人口增加的大半原因，是經濟貧窮、焦慮、看不到未來。由於新冠肺炎導致工作被解雇、公司倒閉，為此痛苦而自殺的話，或許讓人認為跟新冠肺炎有關，但這與傳染病本身必須劃一條線分開思考。新冠肺炎是傳染病，屬於身體的疾病。而精神醫學能做到的事有限。新冠肺炎疫情蔓延引起的是憂鬱症和家庭暴力等問題，與其說是心理疾病，不如說是對嚴峻的經濟社會狀況所反應的正常心理狀態。必須從各式各樣的觀點提供綜合性的支援。」

松澤醫院收容具有精神疾患的感染者

如松澤醫院這種專職精神科的醫師和醫療人員，過去幾乎沒有機會接觸傳染病患者。同時，醫院中也有許多清潔人員和物流相關人員等非醫療人員在工作。

2020年5月，松澤醫院開始收容感染新冠肺炎的精神疾患患者後，以全體職員為對象，進行關於自己、家人、同事感染的問卷調查。結果顯示，許多職員對於自己感染和周圍的人感染的情況出現焦慮反應。這是因為人對於未知及不確定的事物，常會感到害怕。

齋藤院長表示：「松澤醫院從2020年1月～3月，舉辦了好幾次分享COVID-19相關知識的讀書會，講解病毒的特徵和性質，基本的預防感染方法、傳染路徑等正確知識，讓非專業人士也能夠理解，已讓所有員工都具有正確的知識後，才開始收容患者的業務。」也就是說，大多情況對於COVID-19的焦慮，最重要的不是「精神照護」，而是提供資訊、消除不安。松澤醫院在其後也重複進行同樣的調查，處理職員於各時期的焦慮。

齋藤院長說道：「雖然守護醫院最簡單的方法就是緊閉大門，但是我們不會這麼做。」接著表示：「我們持續收容患者，且預防院內的群體感染，避免無謂的接觸以降低傳染風險的同時，醫院會全體徹底執行基本的標準感染防止策略，也會要求患者配合。松澤醫院中的新冠肺炎專用大樓清掃、物流、醫療事務人員，一如往常地工作。醫院全體上下能夠攜手合作，是多虧因應各個員工的需求進行細節上的資訊傳達與訓練。」

也就是說，為了「合理的害怕」，首先必須共享正確的知識，只要能夠知道正確的知識，焦慮和壓力就會減少。齋藤院長認為為了有效陪伴大家的焦慮，這是最重要的，並表示：「一般人口中的新冠肺炎憂鬱，是由多種因素引起的，例如害怕被傳染的焦慮、因為感控措施導致生活節奏改變、人與人的交流減少、經濟陷入貧困等。不是把精神醫療放在第一線，而是整個社會全體都需一起擬定對策，所有人都必須適應這樣的生活。正確理解疾病，正是所有對策的基本做法。」

新冠肺炎憂鬱、正義魔人，疫情所帶來的社會病理

單方面攻擊在警戒期間中外出或不戴口罩走在街上的人，這種「正義魔人」、「口罩警察」偶爾會上新聞。即便是這種事例，齋藤院長也斷言：「這不僅限於疫情。我認為在這200年來，日本逐漸成為不認同多樣性的社會。」

日本最近乍看之下正在成為認可多樣性的社會，但要包容多樣性並不容易。齋藤院長指出：「與正義魔人和口罩警察一樣，強烈要求大家一樣的同儕壓力，原本就是這個國家具有的社會病徵，只是現在浮現出來而已。即使疫情平息，也不可以忘記這種病灶仍然會持續存在。」

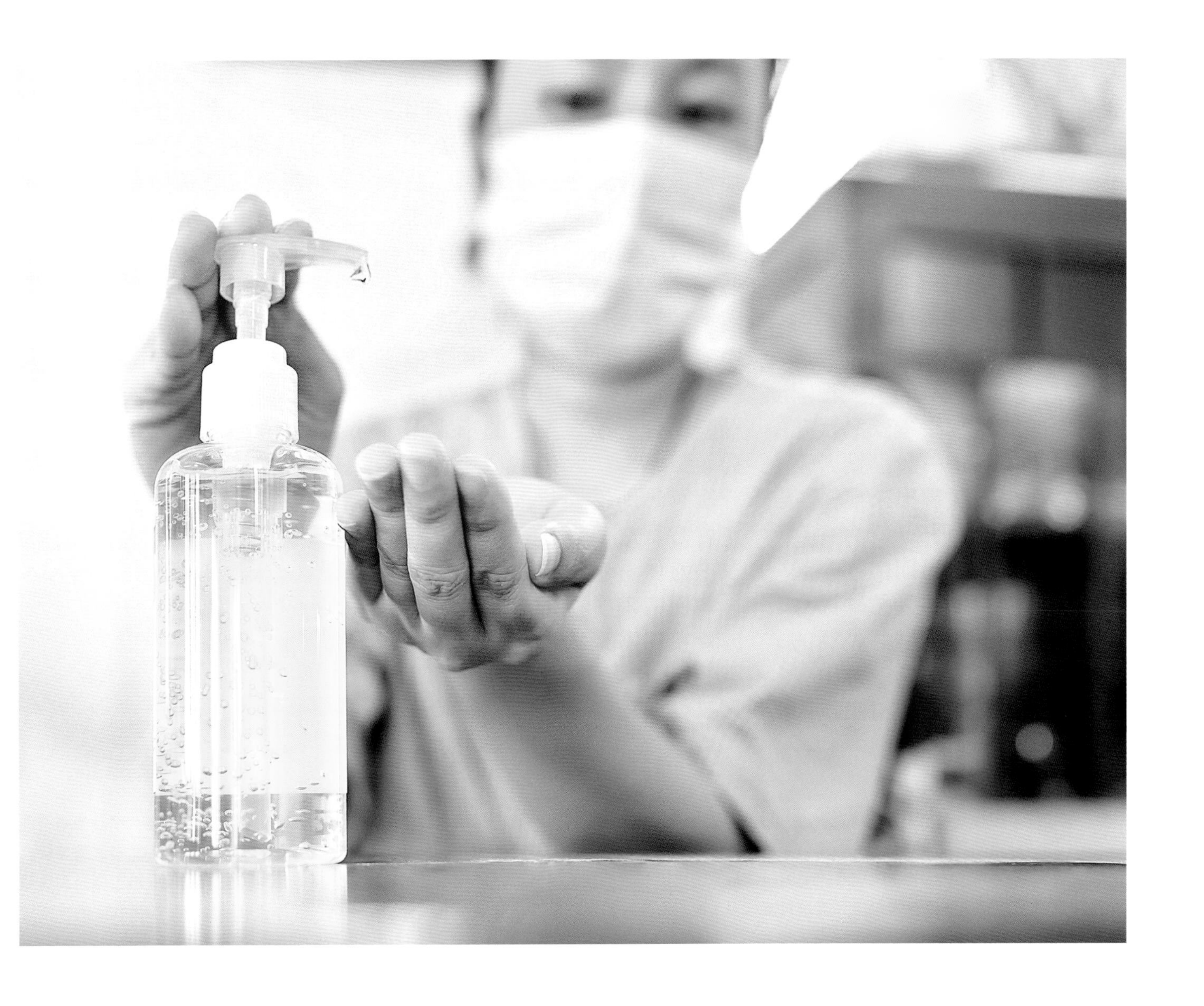

虐待和家庭暴力增加了嗎？

報導指出雙親對兒童的虐待，和來自配偶的家庭暴力（domestic violence）在疫情中增加的可能性。實際上又如何呢？

疫情造成學校停課，轉變為線上授課，也有許多人的工作轉換成居家工作吧。政府建議大家待在家，因此家人在同一個屋簷下度過的時間大幅增加了。平時保持適當距離感的家人，在狹窄的家中度過的時間增加，因而產生壓力，被嚴厲指出家庭內暴力和虐待增加的可能性。

不過，一般認為不只有這種負面變化而已。齋藤院長也指出：「對於不知何時平息的疫情感到不滿和焦慮，被強迫待在家的壓力等契機，可能引起虐待和家庭暴力。不過，這種家庭內部的問題，原本就潛伏在其家庭中，只是由於疫情帶來的壓力而大幅顯現出來罷了，這種想法較為合理。」

實際上，整理出能待在一起的環境，讓原本總是忙碌擦身而過的家人，能夠好好說話的時間增加了。雖然無法外出，也有不少人反而很珍惜家族團聚的時間，加深與家人之間的牽絆。疫情對家庭造成的變化，不只有負面影響而已。

精神疾患的患者所面臨的問題

如前面所述，即使是過去精神方面健康的人，也有許多人在疫情中承受壓力而感到不舒服。那麼，從以前就患有精神疾患的患者，又會面臨什麼問題呢？

齋藤院長表示：「松澤醫院的思覺失調症患者相對較多，而對這樣的患者而言，度過日常生活時有各種不便。2020年4月發出緊急事態宣言後，為了無法前來接受診療的患者，我們會將處方箋郵寄給對方。雖然緩解了醫院的排隊現象，但並沒有解決醫院前藥局的人潮。要說為什麼，是因為患者中有人是領取自力支援醫療（精神通院醫療）輔助金※，這種輔助金必須在規定的指定藥局領藥。雖然之後這種規定已經緩解，即使如此，在實際寄送處方箋之前，都不曉得會這麼不方便。」松澤醫院在那之後，便取消了寄送處方箋，改成直接郵寄藥物，以解決這種不便。

另外，松澤醫院的日間照護中心曾於發布緊急事態宣言後暫時關閉，於6月17日重新營業。接著，有大批等不及的民眾提出入住申請。其後在職員與患者的合力下，一邊徹底防止感染，在第2次的緊急事態宣言後（2021年1～2月）仍持續運作。齋藤院長認為重要的是兼顧滿足患者需求與防止感染擴大的做法，不要放棄。

齋藤院長說道：「思覺失調症的患者要維持生活節奏，在治療上和身體管理上都很重要。停止日間照護，不僅會打亂生活節奏，藉此勉強維持患者與周圍人們的牽絆也會被切斷。因此持續接受日間照護很重要，患者也會戴口罩、洗手、避免在飲食時對話等，配合預防感染。」

隨著用電話複診長期化，問題也浮出檯面。因為透過見到醫師而維持的人際關係變淡，也無法進行每3個月～6個月一次的健康檢查。因此現在，不會無故持續用電話複診，而是嘗試以每3個月進行一般診察，試圖解決此問題。

※自立支援醫療制度是為了除去、減緩身心障礙，可減輕自我負擔額度而以公費負擔的醫療制度。對象是精神通院醫療（精神患者不住院，持續回診的制度）、更生醫療（基於身心障礙者福祉法而配給身心障礙手冊的人）、育成醫療（提供18歲以下失能者之醫療服務和經濟支持）。精神通院醫療的補助對象是減輕治療精神疾患的精神藥物費用、精神科日間照護等費用，使用醫療保險不僅只需負擔3成醫療費用，透過本制度，甚至可減輕至1成。不過，透過此制度申請減輕醫療費用，只可在各都道府縣或指定都市指定的「指定自立支援醫療機構（醫院、診所、藥局、訪問看護站）」，限於證明上記載的對象（依據厚生勞動省網站內容）。

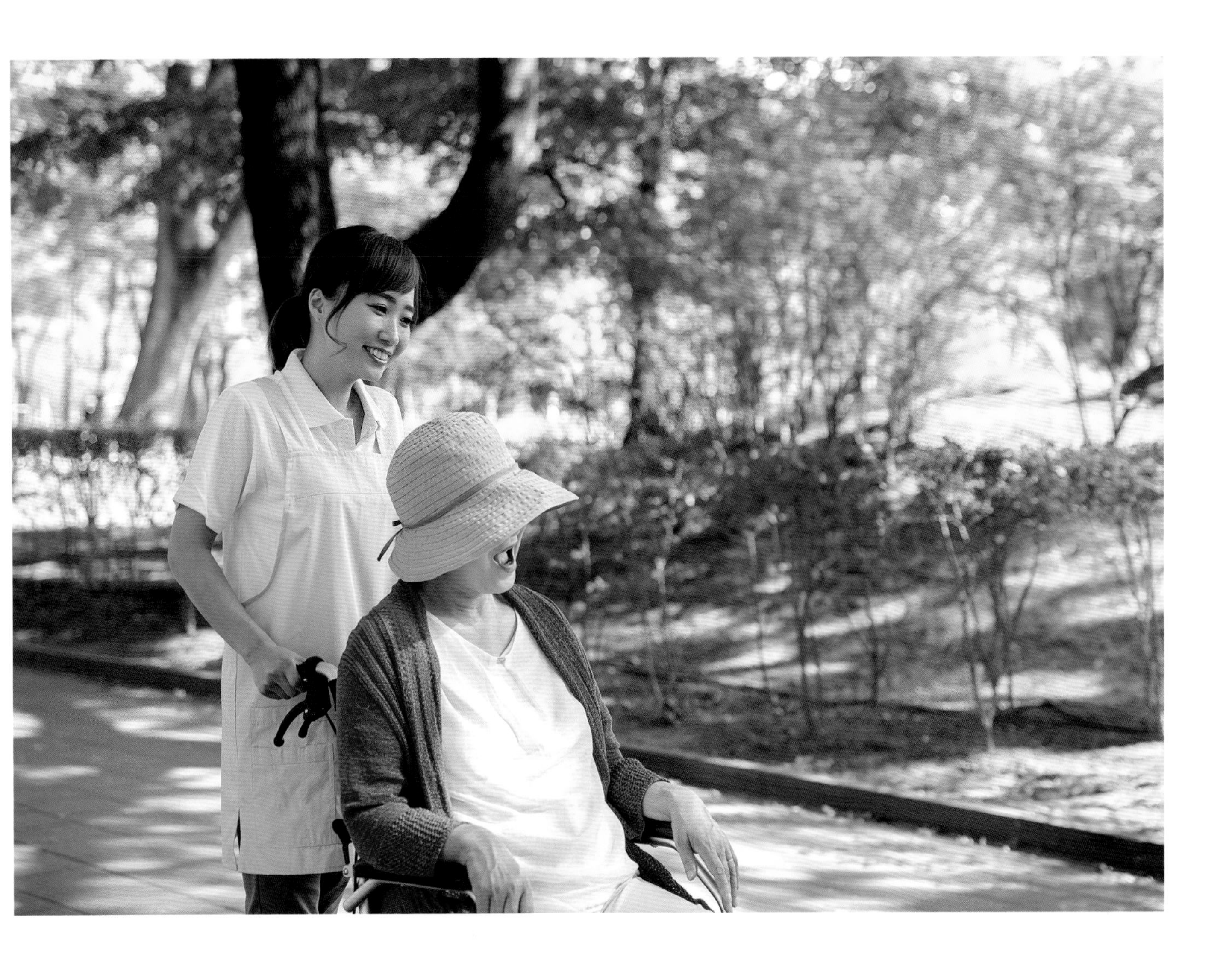

失智症與「三密迴避」的矛盾

一般認為有慢性病的高齡者對病毒較敏感，重症的風險較高。由於罹患失智症後，無法保護自己遠離傳染病，風險又更高了。養老院和日間照護服務機構等照護失智症的地方，便會有人群聚集。況且，在家中或機構內，照護時無法避免密切接觸。也就是說，三密迴避（此為日本政府推出的防疫宣導，指避免密閉空間、密集和親密接觸）之中有兩種是無法避免的。照護員和家人本身為了不成為傳染源，必須格外慎重。

齋藤院長說道：「由於新冠肺炎疫情蔓延造成支援服務減少，家人也會避免使用，給高齡失智症患者造成莫大的打擊。日間服務的暫停也讓高齡者的身心健康受損，到府支援的停止使得在家照護的品質降低，使家人的壓力增加。這些情況也是虐待的原因，必須注意。」

這次疫情蔓延，除了高齡者相關機構，也顯現出各種社會福利領域的脆弱性。為了透過社會福利守護活著人們的身心健康，必須活用這次的教訓，以打造更美好的社會。

（撰文：藥袋摩耶）

社群網路造成的心理問題

對於他人的寬容降低，產生同儕壓力

匿名性高且容易產生連結的社群網路，方便的同時也伴隨危險。

協助 岩波 明 日本昭和大學醫學部精神醫學講座教授

在2020年春天，發生日本女子摔角選手因為社群網路上過度的批評，感到痛苦而自殺的悲劇。這幾年由於遭受社群網路上過度的批評而出現心理疾病，或選擇自殺的新聞愈來愈常見。

根據聯合國「永續發展方法網路」（SDSN）進行的「全球幸福調查」※1《World Happiness Report 2020》，日本的「幸福指數」在156國之中排名第62名。從2012年起，每年都會進行這個調查，日本在2017年排名第51名，2018年排名第54名，2019年排名第58名，而今年（2020年）排名第62名，連續三年排名都下滑。這種調查除了主觀的幸福指數※1（意指人們對生活品質或富饒、充實、滿足度相關的主觀評估），還加入了好幾種評估項目以進行排名。

日本在「對他人寬容」這個項目有格外低的特徵。由於日本與其他國家相比，語言和文化相同的比例非常高，原本容易產生多樣性的價值觀、目標和宗教等，就變得差不多。缺乏多樣性的結果，並不追求個體性和獨特性，而是要求每個人看起來都一樣，容易形成難以反對他人意見，而且難以站出來表示反對的環境。可說日本社會的結構容易促成抨擊和炎上。

社群網路普及加強了這種傾向

像這樣對他人的寬容度較低，強制做同樣的事而容易產生同儕壓力的社會，會開始產生將不合群的人視為異端分子，出現予以排除的心理。而社群網路的匿名性，令人產生不會被知道自己名字和身分的安心感。這些情況都會滋長抨擊個人的現象。

即使是由某個人發起的微小批判，若誤以為贊成其批評才是正確的人增加，就容易導致「炎上」，這是日本網路用語，指對於網際網路上不謹慎或非常識的行動、行為和言論，責怪、批評、毀謗中傷等留言和反應蜂擁而至，導致事態和狀況難以收拾。

任職於日本昭和大學附屬烏山醫院，參與精神疾患診察的岩波明院長表示：「2000年初，關於日本九州、中國地區受到禽流感侵害，有對養雞場經營者夫婦知道感染卻隱瞞通

※1「全球幸福調查」，是聯合國「永續發展方法網路」基於美國蓋洛普公司（GALLUP）收集的資料，取得英國、美國研究團隊的合作，彙整出的全球性調查，針對世界上156個國家，從2012年每年實施。《World Happiness Report 2020》於2020年3月20日公布。這種全球性調查，是用坎特里爾階梯量表（Cantril ladder），從0～10分中評分，調查主觀的幸福指數。同時，除了主觀的幸福指數，加上①國內生產毛額（GDP），②社會福利制度等社會支持，③健康壽命，④人生的自由指數，⑤對他者的寬容，⑥對國家的信任指數等6個項目後進行排名，公布出全球排名。台灣在2022年的排名為第26名，在2021年為第24名。

報，導致最後自殺的事件。這起事件經過分析後，認為是媒體過度取材（media scrum）將夫婦逼到絕境。2004年也發生過社群網路抨擊3名日本人在伊拉克被當成人質的事件。從2000年開始，過度抨擊增加的原因和社群網路的普及有關。匿名性更高，在社群網路上不會暴露自己名字和身分的安心感，成為過度抨擊從以前就和自己意見不合的人的導火線。」

為什麼網路上會發生「炎上」

研究指出，在網路上，特別是在匿名性高的社群網路進行過度抨擊的人，有高學歷、40歲以上男性較多的傾向。一般認為，平常在家庭和職場過著普通生活，看似規規矩矩的大人，利用不知道真面目的匿名模式，將日常生活中感到的不滿等情緒一吐為快的可能性較高。同時，在社會中肩負起責任，作為有良知、有正義感的人，更容易無法原諒他者的失敗和不公不義。

此時，加上方才陳述的缺乏寬容性，批評他者的話語就會充滿力道。社群網路甚至有匿名的保護，因此心理障礙降低，容易單方面將自己的正義強加於他人身上。這種類型的人，大半不會無的放矢，而是掌握所議論的內容，為了追求對方的矛盾而有邏輯地攻擊。岩波院長認為：「會過度抨擊的那些人，雖然也有人格疾患和思覺失調症等疾病的例子，實

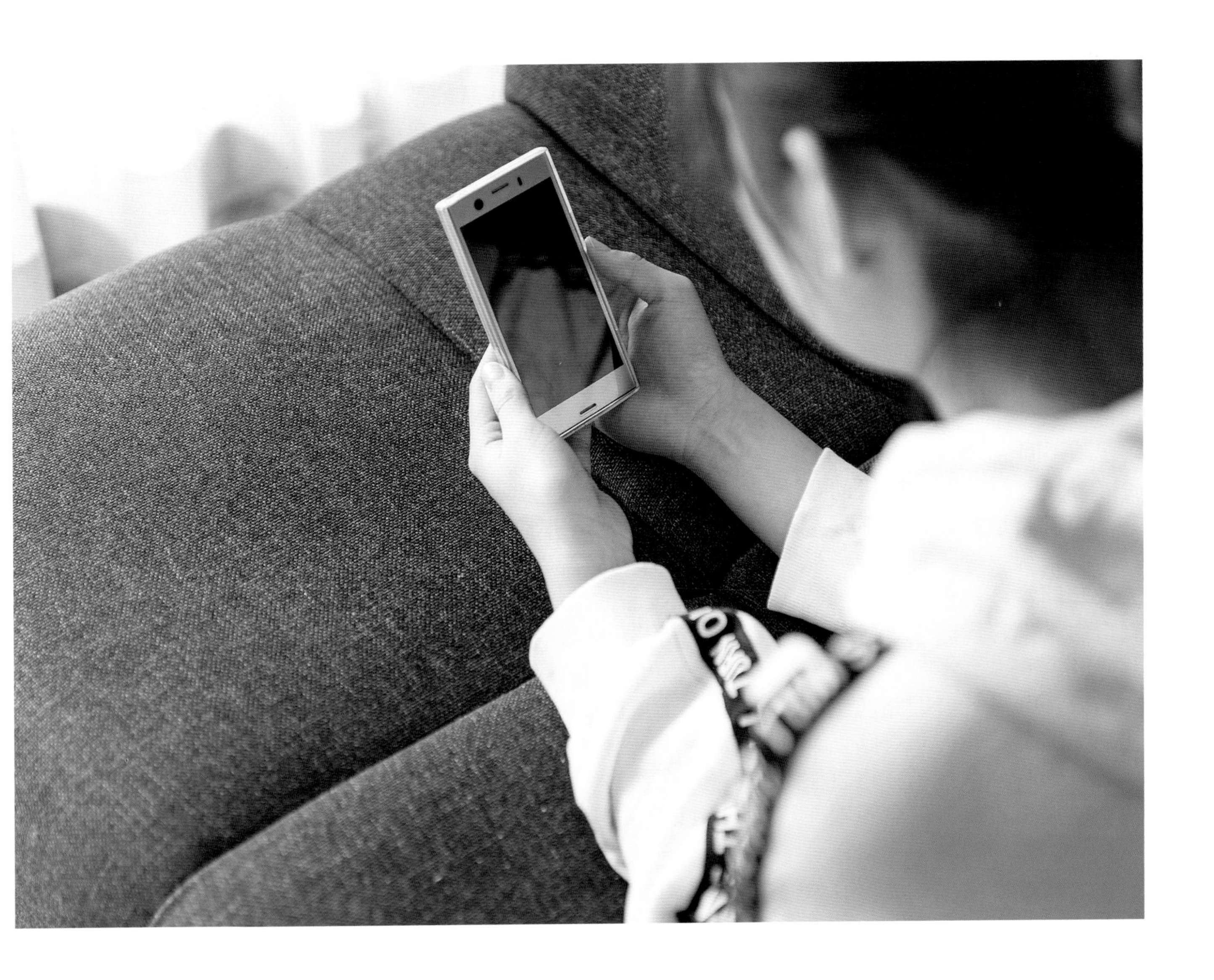

際上比例並不多。不如說，平時身處肩負責任的立場，在社會上較高地位的人，更常在社群網路上過度抨擊他人。」

社群網路疲勞與孤立化

過去和現在，兒童都不容易脫離家庭和學校的環境，與成人相比，會在更狹窄的環境中建立人際關係。兒童建立人際關係的方式，隨著社群網路普及，形式也大幅改變了。

在社群網路上容易與對方產生連結。這個時代的小朋友大半都持有智慧型手機，他們會和好朋友在LINE之類的社群網路上形成群組，透過網路彼此交換訊息。

尤其是高普及率的LINE，在群組內可輕鬆、隨心所欲地傳送訊息，方便好用。不過，這種便利性的另一面，就是要求對傳送訊息立刻反應的「即時回覆」。看過訊息後卻不回覆的「已讀不回」，會給人不好的感覺，很接近無視和忽視的現象，也常有以此為契機發展成霸凌的情況。像這種狀況，個人的時間被社群網路綁住，沒有自由，便容易產生「社群網路疲勞」。

另外，透過社群網路產生的連結，終究只是網際網路上的連結。也有許多孩子在現實生活中的連結變淡，感到孤獨。在網際網路的連結中，難以得知他人的真心話，較難建立實際面對面相處時的關係。生活中必須時常顧慮周圍，注意不要被同伴排擠，便會容易產生壓力，造成身心的不適。岩波院長補充：「尤其是發展障礙、自閉症類群障礙症的兒童不擅長判別真心話。由於這種特質，在許多案例中容易被認為是『不會察言觀色』的人而遭受抨擊，成為被霸凌的對象。」亦可說與成人的世界一樣，兒童的世界中，容易透過社群網路過度批評對方，成為容易發生霸凌的環境。

而且，大人難以注意到孩子在社群網路上被同伴排擠和霸凌。在家長和教師沒注意的情況下，霸凌愈來愈嚴重，當事人也無法找人商量，孤立變嚴重的情況也很常見，必須格外注意。

使用社群網路進行諮詢

在新冠肺炎疫情尚未結束的情況，也在朝增加精神科線上診療機會的方向加速進行。在線上與醫師訴說症狀，能讓醫師判斷症狀是否非常緊急。同時，能找遠方醫院的專科醫師直接商量，也是線上診療的優點。不過，岩波院長表示：「不只社群網路，我不太建議在網路上進行精神科的問診。」

在網路上常見的診療諮詢，是透過留言板商量煩惱。不過，每個人的精神狀態與身體症狀不同，即使面對面談話也不容易化為言語。比如說，感到「心情鬱悶」時，將其程度化作文字傳達是非常困難的。說到底，在網際網路上透過訊息「聊天」，本身就難以深入談話吧。

與他人溝通時，對方目光的移動、聲音高低、肢體語言等資訊都很重要，但只依賴文字交流，這些都會被排除掉。醫師和心理師的話語也容易給人冰冷的印象，即使只是不起眼的話，也有可能成為深深傷害對方內心的凶器。

另外，只在討論區交流的人，不僅限於有正式證照的心理師和醫師，尤其是免費的討論區，具有相同症狀的患者，與身體不適的人產生連結的機率較高。患者彼此產生連結，如果在連結時內心有某塊痛苦的部分被觸碰了，反而有讓症狀惡化的可能性。

也有諮詢成功的情況

但實際上，也有將精神科諮詢列入線上診療的例子。並不是初次見面就做線上診療，較常見的是經過實際診療碰面，建構一定程度的信任關係的狀態後才開始，而且幾次線上診療就必須排入一次實際的診療。不管怎麼樣，在看不見臉（即使能看見臉，卻沒有在同一個現場）的狀態下診療，必須慎重進行。

岩波院長進一步表示：「與患者之間的關係，並不是『醫師－患者』這種個人的接觸，終歸

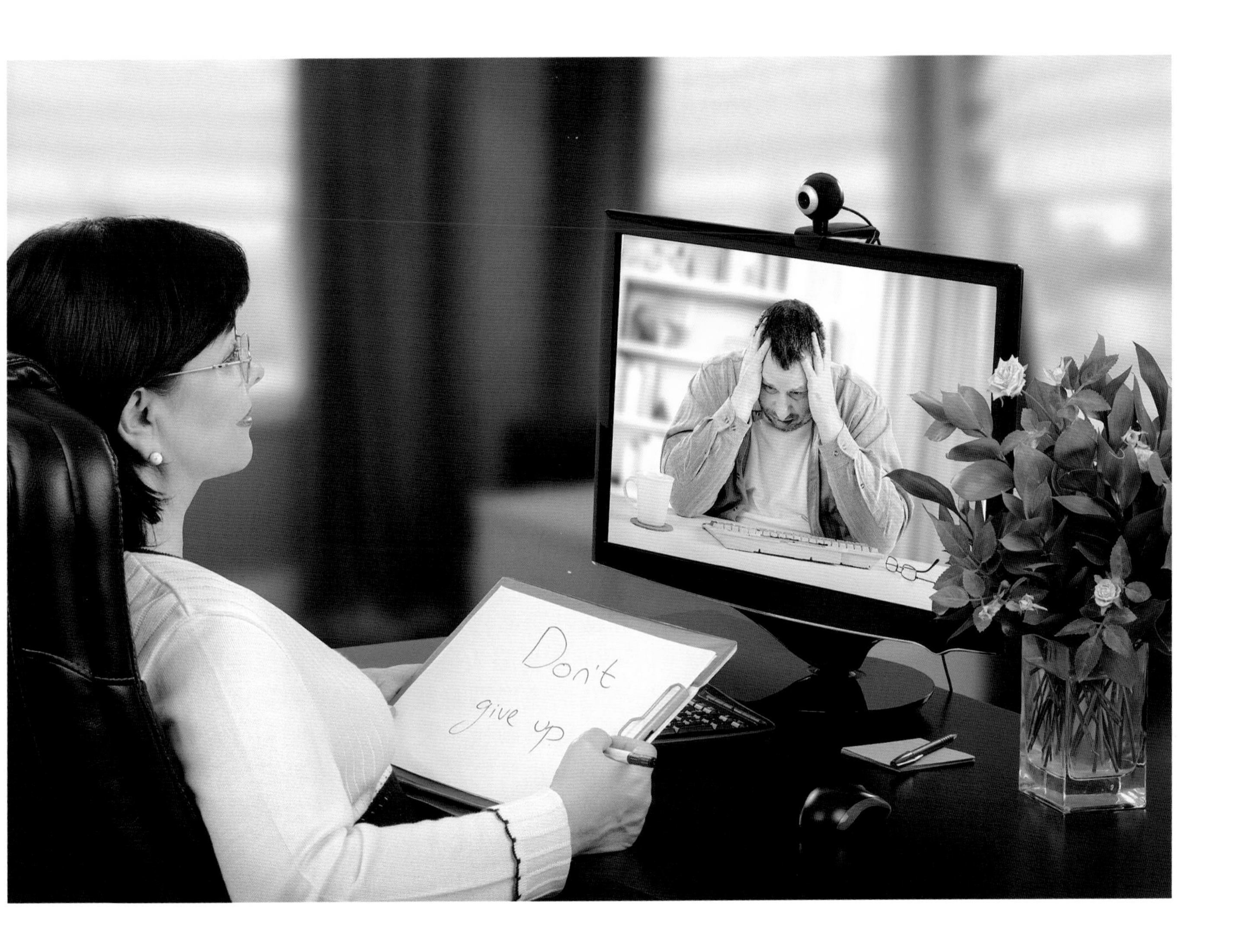

應該視為『醫院－患者』。」醫師與患者的距離，面對面時很清楚，但只在網路上對話，就會難以掌握這種距離。尤其是精神科的諮詢中，若缺乏與對方的信任關係，前來諮詢的人也不會吐露真心話。心理師也需要基於對方的情況，誠懇地回應商量。就像過去的電影《危險療程》（*A Dangerous Method*）※2描述榮格與莎賓娜的外遇，過度誠摯接觸患者的心理師、醫師與患者之間，也有可能從信任關係產生倒錯的戀愛感情。

在做線上諮詢時，這個部分的距離更加難以掌握，為了保護醫師與患者彼此的隱私，盡可能不要有個人之間的接觸，比起實際的診療要更加慎重地進行。

（撰文：藥袋摩耶）

※2電影《危險療程》是柯南伯格（David Cronenberg，1943～）執導，由麥可法斯賓達、維果莫天森、綺拉奈特莉主演的歷史電影，於2011年上映。電影基於真人真事，描述瑞士的精神科醫師兼心理學家榮格（Carl Jung，1875～1961），與自己的患者莎賓娜（Sabina Spielrein，1885～1942），發展成超越醫師與患者關係的故事。其後，莎賓娜入門榮格尊敬的奧地利精神科醫師佛洛伊德（Sigmund Freud，1856～1939），成為精神分析師。電影描述榮格、佛洛伊德、莎賓娜3人之間的故事。

生產的心理問題

隨著懷孕、生產帶來的身心疲勞導致憂鬱

伴隨不孕、懷孕和生產的身心變化，孤獨育兒導致憂鬱。

協助 小野和哉 日本聖瑪莉安娜醫科大學神經精神科學教室特聘教授

日本的結婚年齡與結婚後的生產年齡，每年都逐漸提升。因為這樣，懷上孩子的可能性降低，進行不孕治療的夫妻愈來愈多，尤其是透過需要高度技術的體外受精而誕生的嬰兒，年年都在增加。

體外授精不僅需要高度技術且非健保給付，每次需要花費幾十萬元，而且還不一定會成功。遲遲無法懷孕的情況，導致要花更多錢。

不孕治療不僅在懷孕前對經濟造成負擔，也會大幅造成身體、精神上的負擔。尤其是女性必須服用、注射激素或是排卵藥，或將針刺進卵巢，採取卵子。若承受這些負擔後仍然無法順利懷孕，精神上會非常消沉。

同時，治療需要配合女性排卵的時間，由於必須在前一刻進行，工作上經常需要突然請假。若為了治療而時常請假，在職場中容易引人側目，逐漸變得無地自容。而且，煩惱「這種生活要持續到什麼時候？」會不知不覺間罹患「不孕憂鬱症」。

日本聖瑪莉安娜醫科大學精神科的小野和哉特聘教授如此表示：「因不孕而容易陷入憂鬱的人，首先因為治療導致身體不適，心理狀態變得敏感，長期承受這種壓力，也會對於日後的治療進展感到強烈焦慮。同時，不想讓身邊的人知道自己在進行不孕治療的人，也有較容易罹患不孕憂鬱症的傾向。由於不孕治療是敏感的話題，或許難以向身邊的人開口，不過若跟身邊的人告知正在進行不孕治療，較容易取得協助，罹患憂鬱症的風險也會跟著降低。」

好不容易懷孕後，或許也會憂鬱

那麼，只要順利懷有夢寐以求的孩子，就不會憂鬱了嗎？那倒也未必。懷孕時和生產後，都是容易憂鬱的時期。接下來介紹從懷孕到生產後，女性常見的精神狀態。

懷孕後，隨著腹部逐漸變大，感到胎動，也逐漸有身為母親的心理準備。由於懷孕而戒除菸酒，避免劇烈運動，不勉強自己行動，也可說是對肚子裡的兒童有責任感才有的行為。順利生產後，會獲得莫大的成就感。生產後為了哺乳，必須分割睡眠時間，一整天照顧嬰兒。雖然對身體造成莫大的負擔，不過因為身為母親的責任感，做這些事會愈加熟練。即使生產後約1年半左右沒辦法與孩子有言語上的交流，不過母親經常對孩子笑、抱著孩子，親子間的愛就逐漸形成了。

那為什麼懷孕時和生產後的女性容易罹患憂鬱症呢？如之前所述，女性從懷孕到生產、育兒的過程中，除了身體負擔，也會承受莫大的精神負擔。懷孕時，經常對腹中的孩子感到焦慮，提高戒心，因此對飲食、服藥等攝取進體內的東西，香菸的二手菸和咳嗽、噴嚏的飛沫和灰塵等周圍的環

境，都變得敏感。

隨著生產時間接近，也必須與生產的恐懼戰鬥。生產後，則須時常處在盯著孩子不放的緊張狀態，無法放鬆，因而變得敏感，甚至會因他人無心的一句話受傷。與無法用言語溝通的孩子交流，也會造成精神上的疲勞。由於生產後必須過著24小時隨時以孩子為優先的生活，無法好好睡個覺，也無法泡澡放鬆。

而且，女性激素也會讓人容易變憂鬱。女性在懷孕時，體內會大量分泌女性激素「雌激素」（estrogen）與「黃體激素」（progesterone）。不過生產後，這些激素的分泌量會大幅下降，與此同時，精神容易變得不穩定。明明沒有清楚的原因卻容易流淚，或容易感到煩躁。這種生理現象叫做「產婦憂鬱」（maternity blues），約3～5成生產過的女性都有過經驗。產婦憂鬱的症狀是暫時性的，大多在產後10天左右症狀就會改善，但若症狀拉長，就會轉換成產後憂鬱症。

從懷孕到產後的身心負擔和支持不夠，都會導致憂鬱

小野特聘教授表示，近年來女性比較容易罹患產前、產後憂鬱症。原因可舉出核心家庭變多、晚生小孩和進入職場。

首先，由於核心家庭變多，與過去相比，能夠支持生產後女性的人變少了。女性在生產後明明必須保養受傷的身體，深夜卻頻頻被孩子吵醒，白天還是得做家事，無法好好睡覺。過去同居的婆婆會幫忙做家事或照顧小孩，但在核心家庭中，比較難從早到晚在一旁幫忙。當然，也可以請其他幫手或褓母，不過把嬰兒交給對方前需要做不少準備，「就是現在這個時間點，請幫我照顧小孩10分鐘」，在突發的狀況下難以請託，是實際上會碰到的問題。

同時，隨著晚生小孩，難以恢復因為生產和懷孕而失去的

產前產後自殺的時期

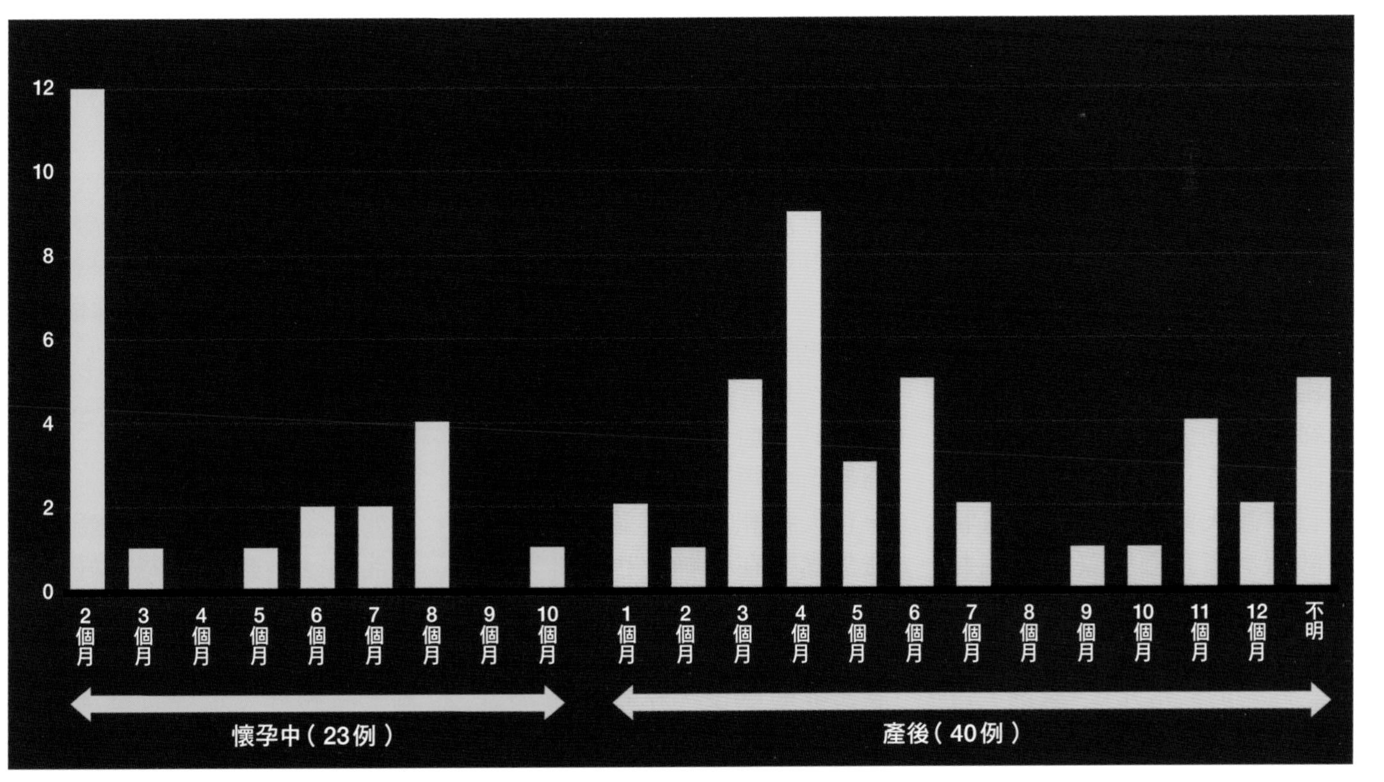

上圖為調查2005～2014年10年間異常死亡的孕婦，與產後未滿1年女性自殺時期的結果。尤其在懷孕2個月與產後3、4個月有較多的傾向。出處：《東京都23區孕婦、產婦突然死亡的實態調查》（順天堂大學 竹田省，東京都監察醫務院 引地和歌子，福永龍繁）

體力，也是個問題。若是高齡生產，其夫妻的雙親也可能是高齡者，別說無法拜託他們支援育兒，甚至還常常需要照護他們。

而這幾年在產前、產後也繼續工作的女性人數變多，也可說是產前、產後憂鬱症增加的原因。懷孕時開始孕吐後身體不適，或生產後為了照顧小孩，女性時常不得不請假，在職場上容易感到無地自容。同時，也常有人認為育兒和工作不同，無法如自己所願。比如說，明明想要打掃，做到一個要緊的地方時，小孩哭了，就必須先去哺乳或換尿布，結果打掃停在一個不上不下的地方，這在育兒過程非常常見。這種事情進展的方式，對於過去一直妥善完成工作的人來說，是一種痛苦。

另外，由於缺乏托兒所，也常常有孩子無法進入托兒所的情況。此時如果無法延長育嬰假就會失業，也無法保證可以找到和以前一樣的工作。因此育兒時還得擔心是否能夠繼續工作。

由於這些理由，罹患產前、產後憂鬱的人變多了，這也造成許多孕婦、產婦自殺。

日本順天堂大學的竹田省特聘教授與東京都監察醫務院共同進行研究，分析2005～2014年10年間在東京23區發生的孕婦、產婦的異常死亡※案例，得知懷孕時有23例，生產後40例，總計63例自殺。這種衝擊性的數字，是東京都因生產出血造成產婦死亡率的2倍以上。而且目前也已知，約4成自殺的孕婦，和約5成的產婦患有憂鬱症等精神疾患。

另外產前、產後憂鬱症不僅對母親，也會對孩子造成負面影響。比如說，有人指出懷孕母親的憂鬱和焦慮症，與幼兒時期兒童的注意力缺失，學童期智商不高和問題行為有關。而且一般認為，由於產後憂鬱等因素讓母親變得不疼愛小孩，虐待和不當育兒導致沒有正常形成與孩子之間的愛，也對兒童的情緒發展造成莫大的影響。

預防產前產後憂鬱

那麼，要注意哪些地方，才能預防產前、產後憂鬱症呢？小野特聘教授表示：「首先，必須優先治癒母親身心的疲憊。與產前相比，事情無法順利進行，無法做到的事增加了，但這也無可奈何，絕對不要責怪自己。」

尤其孩子還小時，容易慢性睡眠不足。如果睡眠不足，腦內物質「血清素」就會不足，容易感到煩躁和壓力。同時，一整天都和孩子度過的生活無法放鬆，在精神上也會非常疲勞。母親沒有餘力，也不會覺得孩子可愛，對於這樣的自己產生罪惡感後，就容易愈來愈消沉。因此睡個好覺，偶爾營造一個人獨處發呆的時間，比任何事都還重要。

因此，增加幫忙育兒的人是不可或缺的。譬如說（1）配偶取得育兒假，或固定時間下班回家，（2）請父母幫忙，不過應該很多人都無法這麼做。這種情況雖然無法解決根本的問題，但（3）參加行政機構主辦的活動，和地區育兒支援中心也是一種方法。外出轉換心情，讓視野變寬廣，或許能讓心情稍微輕鬆一點。另外，讓孩子去玩時，交一些媽媽朋友，找心理師商量育兒問題，都是能夠舒緩育兒不安和壓力的優點。即使這樣依然感到痛苦的話，建議前往行政機構和醫療機構的窗口諮詢。根據情況的不同，可向臨床心理師諮詢，或接受暫時看管孩子的支援服務。

此外，由於知道產前、產後憂鬱症風險之高，學會和國家的研究團隊建議評估「育兒支援確認清單」、「愛丁堡產後憂鬱症量表」、「對嬰兒感覺的量表」，在行政機構和醫療機構有時也會用這些問題進行評估。

為了守護孕婦、產婦的精神狀態，周圍該如何支持呢？

如果家人罹患產前、產後憂鬱症的話，該怎麼做才好呢？最重要的就是對母親展現感同身受的態度。另外，拋棄「母親生產和育兒是理所當然的」這種先入為主的觀念，必須好好溝通，了解該如何具體減少

※日本法醫學會將異常死亡定義為「經確實診斷後，判明為內因性疾患而死亡的屍體以外的所有屍體」。

母親身上的壓力，要如何分擔家務等等。

相對地，「都當母親了要更努力」這種話，和「這麼做不就好了？」這種建議，反而會給予母親壓力。另外，當母親感到焦慮時，避免讓母嬰獨處也很重要。

家人要支持罹患產前、產後憂鬱症的母親並不容易。不要自己把所有事攬下來，請考慮前往醫院接受治療。不過，開始治療產後憂鬱症後，精神藥物可能透過母乳影響孩子。這種情況請牢記，拋棄「不親自哺乳的母親不配當母親」的想法，必須做好放棄親餵的心理準備。

（撰文：今井明子）

這是英國的精神科醫師考克斯（John Cox）為了評估產後憂鬱症而提出的量表。現在全球許多國家都用來評量懷孕時到生產後1年內的女性。關於量表舉出的問題，將過去7天的感受在最為接近的項目中畫○，量表分成4種程度，分別是「能一如往常做到」、「不太能做到」、「顯然無法做到」、「完全無法做到」，最後將答案以分數計分。分數越高，憂鬱症的可能性就越高。不過，除了統計分數以外，觀察回答者的表情，仔細詢問關於分數高的問題，也可以找出回答者的問題，進而進行支援。

愛丁堡產後憂鬱症量表（EPDS）

母親名字＿＿＿＿＿＿＿＿評估日期　年　月　日（產後第　天）

此表用來詢問產後的心情。您和孩子都好嗎？

來確認最近的心情吧。不只是今天，請在**過去7天內**最接近您心情感受的欄位中劃○。10個問題都必須要回答。

1）我能夠笑出來，也知道事情哪裡有趣。
（　）能一如往常做到。
（　）不太能做到。
（　）顯然無法做到。
（　）完全無法做到。

2）對事物抱有期待。
（　）能一如往常做到。
（　）不太能做到。
（　）顯然無法做到。
（　）完全無法做到。

3）事情不順利時，我會過度責怪自己。
（　）對，我經常這麼想。
（　）對，我有時這麼想。
（　）不對，我不太會這麼想。
（　）不對，我完全不會這麼想。

4）雖然沒有具體的原因，仍會感到焦慮、擔心。
（　）不對，我不會這樣想。
（　）我幾乎不會這樣想。
（　）對，我有時這麼想。
（　）對，我時常這麼想。

5）雖然沒有具體的原因，仍會感到害怕。
（　）對，我經常這樣想。
（　）對，我有時這樣想。
（　）不對，我很少這樣想。
（　）不對，我完全不會這樣想。

6）我得處理許多事，很辛苦。
（　）對，我幾乎完全無法處理妥當。
（　）對，我無法像平時一樣處理妥當。
（　）不對，我大致上能處理妥當。
（　）不對，我能一如往常處理妥當。

7）我不開心，難以入眠。
（　）對，我幾乎天天如此。
（　）對，我有時會這樣。
（　）不對，我幾乎不會這樣。
（　）不對，我完全不會這樣。

8）我覺得自己悲哀又悽慘。
（　）對，我一直這麼想。
（　）對，我時常這麼想。
（　）不對，我不太會這麼想。
（　）不對，我完全不會這麼想。

9）我覺得自己不幸，會想哭。
（　）對，我一直這麼想。
（　）對，我時常這麼想。
（　）我不太會這麼想。
（　）不對，我完全不會這麼想。

10）我會浮現想要傷害自己的想法。
（　）對，我一直這麼想。
（　）我時常這麼想。
（　）我不太會這麼想。
（　）我完全不會這麼想。

（由岡野等人於1996年翻譯成日語版）

虐待

家庭中，扭曲之愛的形式

除了身體虐待，尚有精神虐待、性虐待。

撰文 松本俊彥 日本國立精神暨神經醫療研究中心精神保健研究所藥物依賴研究部部長

成人對兒童做出不妥當的干涉行為，就是「虐待兒童」，加害人有可能是父親、母親，或雙親同時虐待的情況。形式大致上分為4種，分別是**「身體虐待」、「心理虐待」、「性虐待」和「忽略」**。

身體虐待如文字所述有毆打、踢踹等暴力行為，用菸頭按在小孩身上，在寒冬把小孩關在外面，把小孩淹在浴缸內等行為；心理虐待有大聲說話恐嚇、說出傷人的話、手足間差別對待等行為。另外，目擊雙親家庭暴力也算是心理虐待的一種；性虐待指逼迫兒童進行性行為，或讓其觀看性行為的過程；忽略指放棄和排斥養育，例如只留下小孩子獨自看家，不給予食物，明明生病了卻不帶他去看醫生等。把孩子遺忘在車內後死亡，也是一種忽略。

若虐待的加害人是母親，很多案例是母親以前也曾遭受過虐待。國立精神暨神經醫療研究中心的松本俊彥部長表示：「就我見過進行施虐的母親，感覺到有不少當事者比常人更嚮往溫暖的家庭，想成為一個好母親。」不過，即使有這種想法，由於自己的母親沒有好好養育自己，因此不曉得該如何好好育兒。在養育時，過去難受的經驗也會瞬間重歷其境。碰到這樣的情況，育兒又不順利的話，母親對自己的評價降低，首先會責怪自己。當把責怪自己的怒氣向孩子發洩，這樣就變成虐待了。

母親若帶著孩子再婚，有時繼父會把跟過來的孩子當成阻礙施予虐待。如果施虐者為親生父親，該父親常有酒精依賴的問題。另外，父親在家庭內被母親或同居的祖父母輕視時，會變得自暴自棄，把孩子當成妻子撒嬌。當親子之間的界線模糊，親生父親對孩子的接觸帶有性意義的結果，就屬性虐待。雖然這種例子不常見，但確實存在。

另外，父親使出暴力而母親沒有出手阻止，只在一旁看著的情況也很常見。其原因也是母親的自尊心低落，對自己沒有自信，認為一個人無法獨自活下去，害怕失去配偶，而無法阻止配偶的暴力行為。碰到這種情況，孩子不僅對實施暴力的父親感到不信任，也會不信任在旁觀看的母親。其他例如父親和母親有思覺失調症等精神疾病的情況，有時也會造成虐待。

孤立伴侶，處於支配下的家庭暴力

家庭暴力指伴侶間的暴力行為。沒有結婚的伴侶家庭暴力稱為「約會家暴」。家庭暴力大致上分為身體暴力、精神暴力、性暴力等三種。

家庭暴力的加害人中，男女的比例為4：1。家庭暴力加害人對被害人（大多為女性）有自卑感，相當貶低自己，為了隱藏這種心態，表面上裝作很偉大。同時，「女性應該輔助男人」這種男尊女卑的思維很強烈，如果說不過女性，就很容易生氣，訴諸暴力，用力量讓對方屈服，以展現「自己是萬能的」。

同時，實施家庭暴力的男性，由於自卑而容易嫉妒也是一種特徵。此人非常在意伴侶的交友關係，會要求對方報告當天的預計行程，或要求對方讓自己看手機的使用紀錄。同時，讓伴侶辭去工作，或不給對方生活費以剝奪其自由，不讓人從自己身邊逃走。

像這樣，伴侶逐漸被孤立，加害人對於伴侶的支配程度愈來愈強大。如果伴侶打算從加害人身邊逃走，加害人會拚死命追上來。若伴侶逃走，加害人將覺得自己喪失了一部分，會拚命取回。

另一方面，許多家庭暴力的被害人無法從加害人身邊逃走。雖然原因之一是被加害人奪走自由，主要的原因是加害人巧妙地操控被害人的心理。

家庭暴力會不斷重複「緊張期」、「爆發期」、「解放期」（蜜月期）這三種時期。加害人對伴侶家暴後，一定會道歉，展現溫柔體貼的舉動。伴侶會因此不忍心，而繼續停留在伴侶身邊。在家庭這種封閉空間，加害人還會不斷說「惹我生氣就是這種下場」，「因為你沒用我才要教育你」等話，伴侶本身也會深深認為「因為自己沒用，才會遭受暴力」，「因為自己無能，離開這個人就無法活下去」，無法使出力氣改變狀況，也變得不會想要主動逃跑。

被虐兒對雙親進行高齡者虐待

隨著社會高齡化，家人虐待高齡者的問題也愈來愈嚴重。松本部長在診間遇到的許多加害人，以前都曾被父母虐待。這種人雖然憎恨雙親，但同時

家庭暴力的循環

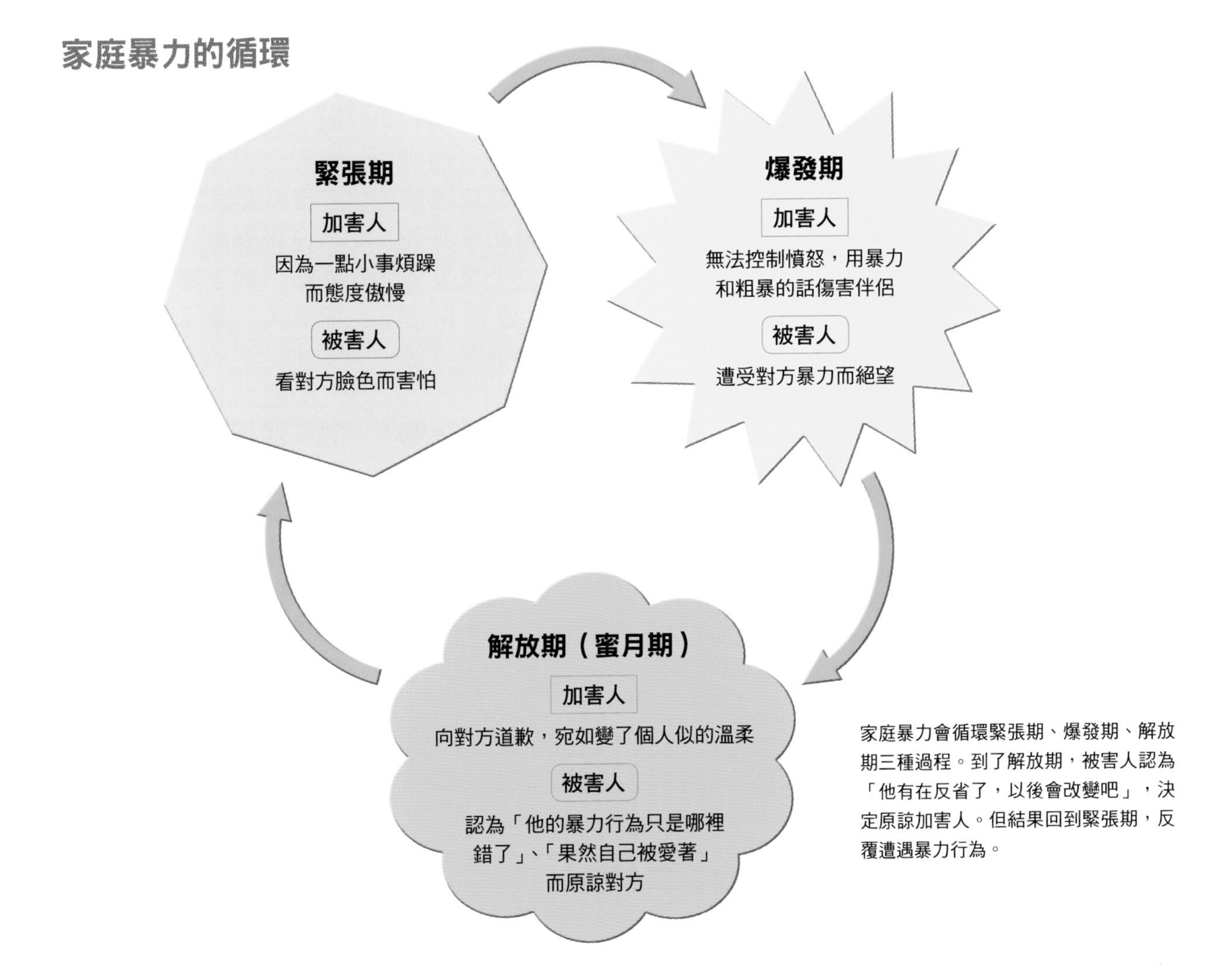

緊張期
加害人
因為一點小事煩躁
而態度傲慢
被害人
看對方臉色而害怕
爆發期
加害人
無法控制憤怒，用暴力
和粗暴的話傷害伴侶
被害人
遭受對方暴力而絕望
解放期（蜜月期）
加害人
向對方道歉，宛如變了個人似的溫柔
被害人
認為「他的暴力行為只是哪裡
錯了」、「果然自己被愛著」
而原諒對方

家庭暴力會循環緊張期、爆發期、解放期三種過程。到了解放期，被害人認為「他有在反省了，以後會改變吧」，決定原諒加害人。但結果回到緊張期，反覆遭遇暴力行為。

也有想被他們認同的心情，因此父母生病倒下後，就會奉獻付出照顧。不過，照護並不會總是很順利。此時對父母不知不覺間累積起來的憤怒無法控制，一不小心就會使出暴力。

另外，即使孩子沒有直接遭受父母的虐待，有時也會虐待父母。譬如，成長過程中看見母親遭受父親或祖父母虐待，孩子心想必須守護母親，為了母親，自己放棄結婚或工作。就像這樣，過去為了雙親犧牲自己人生的人，曾與父母關係良好卻因照護而惡化，痛苦的不滿累積起來，一不小心就訴諸暴力了。

這幾年的虐待被害人有難以振作的傾向

虐童這幾年有何種變遷呢？兒童諮詢所收到的虐待通報件數，每年都有增加的趨勢。只不過，松本部長表示，要從這份資料判斷虐待本身是否增加，最好慎重一點。意思是隨著人們人權意識高漲，也帶來的另一面是，過去被認為是管教的行為，現在被視為虐待、當作虐待的通報件數也隨之增加。不過松本部長提到，「這幾年的環境，讓虐待的被害人愈來愈難振作」。

松本部長認為：「在以前的年代，兄弟姊妹的人數比現在還多，因此家庭內遭受虐待的情況反而會讓手足之間更加團結，從而緩和來自暴力的傷害。同時，由於比現在更容易看見其他家庭的情況，『其他家庭也有遭受同樣對待的孩子。不只有我一個人痛苦』，也能因此而治癒自己的傷痛。相對地，看到其他家庭的情況，也能主動注意到虐待的情形，如『我們家似乎很奇怪』。過去常與親戚和鄰居來往的社會，父親實施暴力時，看不過去的親戚和附近的大人也會偷偷出手幫助。不過隨著這幾年少子化、核心家庭化，也強化了家庭的封閉性。遭受虐待的孩子不容易注意到自己的家庭有問題，也難以對其他遭受虐待的孩子產生團結感。於是周圍沒有可逃離的地方。」

該如何支持虐待被害人？

施予虐待的加害人沒有加害意識，不如說深深認為自己才是受傷的被害人，因此最好先有認知，瞭解這種人不會反省自己的行為，也不會停止虐待。為了不繼續受到傷害，逃離加害人是最好的選擇。

若發生兒童虐待的情況，需要有兒童諮詢所等第三者的介入。不過，進行虐待的父母對別人會抱有強烈的不信任感，日常生活中會常對孩子說：「只有家人能夠相信」、「其他人一定會背叛你」，孩子也對這種說法深信不疑。因此，常有把想保護孩子的支援者當作敵人，不讓孩子離開父母身邊的情況。即使如此，支援者必須承受，不斷對孩子傳達：「你遭遇的狀況是虐待，不是愛。」

另外，讓孩子能夠主動找學校的班導師或學校心理師等容易談話的人商量也很重要。學校方面為了能正確應對，必須傳達關於虐待的正確知識。

由於家庭暴力被害人受到加害人的洗腦，即使他人揭露家暴，一開始也會否認，不過，只要反覆指責，逐漸解除洗腦，此人就能夠注意到自己是家庭暴力被害人。

等注意到之後，重要的是連繫上政府和民間支援團體等支援者。為了讓被害人在不被加害人懷疑的情況下聯繫支援窗口，在加害人被認可的少數外出地點如超市，貼上支援窗口聯絡方式的海報，或在加害人因工作外出的平日白天，準備能安心打電話的窗口，這樣的支援方式很重要。

仔細保護逃離的被害人也是要點。前來尋找逃離被害人的加害人，為了找回他，會說出乍聽之下的正經話，說服被害人的朋友和家人。最不可以做的，就是不小心告知被害人的地點，或說服被害人回到加害人的身邊。被帶回去的被害人會遭受加害人更進一步的暴力，有時甚至危及性命。

為了讓被害人和加害人徹底斬斷關係，暫時接受婦女諮詢所的家暴庇護也是一種方式。婦女諮詢所也能幫忙用假名辦理住院手續。一般而言，女性沒有離婚就無法接受生活保護，但家庭暴力的情況，即使

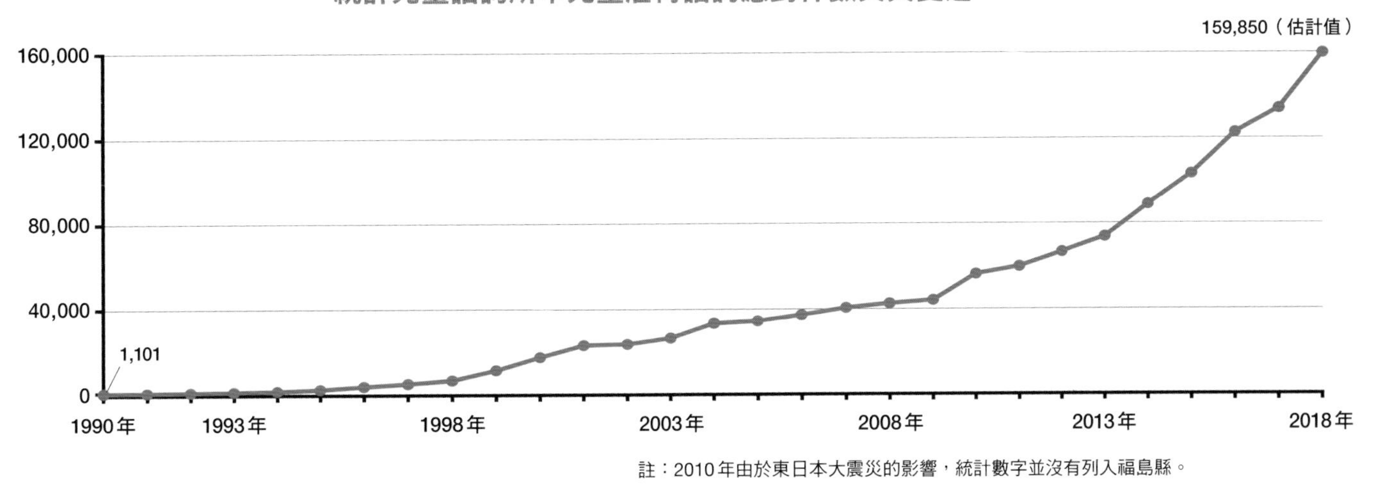

註：2010年由於東日本大震災的影響，統計數字並沒有列入福島縣。

上圖為日本全國兒童諮詢所接受兒童虐待諮詢的應對件數。近幾年精神虐待的件數有增加的趨勢。尤其是從2017年到2018年，詢問兒童虐待諮詢應對件數大幅增加的地區，結果得到的回答指出，由警察通報家庭暴力的次數增加了。

出自：厚生勞動省《關於兒童虐待造成死亡事例等檢證結果（第15次報告）及兒童諮詢所中的兒童虐待諮詢應對件數》

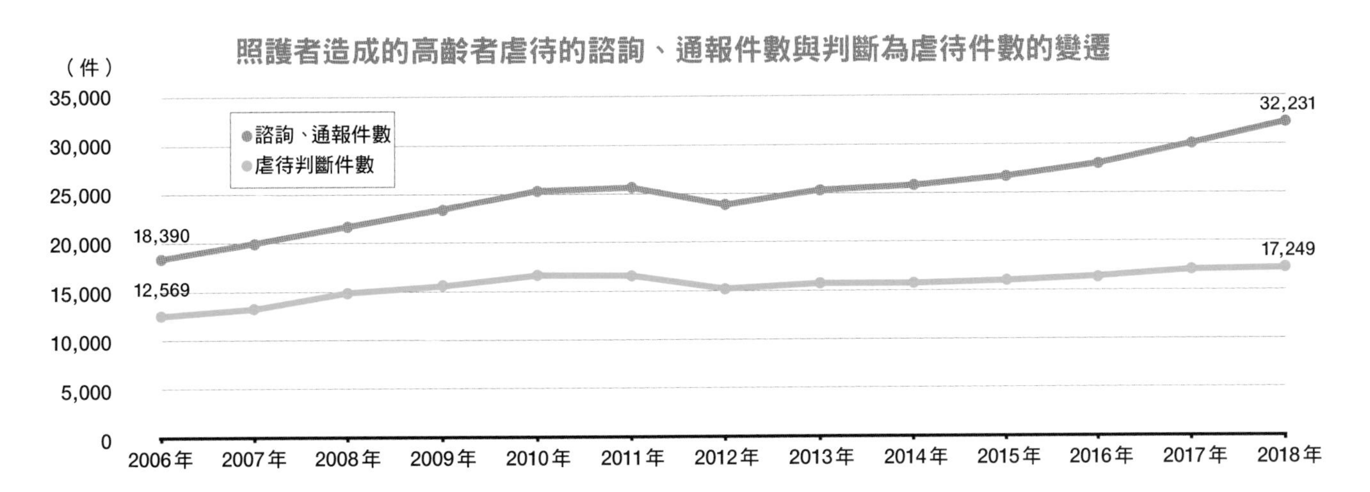

上圖為照顧高齡者的家人、親戚、同居人等造成高齡者虐待件數的變遷。虐待判斷件數，指各鄉鎮資料中判斷為虐待的件數；諮詢、通報件數指各鄉鎮受理諮詢、通報案件的件數。這部分也有增加的趨勢。虐待的加害人大半是被害人的丈夫或兒子，與被害人2個人同居，虐待的主因為照護疲勞或加害人的障礙、疾病等。

出處：厚生勞動省基於《2018年『高齡者虐待的防止，對於高齡者的照護人支援等相關法律』應對狀況等調查結果》

維持婚姻關係也能接受生活保護。若覺得「因為沒有經濟能力，所以無法獨自過活」，不要放棄，找人商量是很重要的。

高齡者虐待的情況，若幫手注意到虐待的情形，依據老人虐待防制法，有通報的義務。只是，由於虐待的加害人經常是負責照顧的人，外部人士在沒有充分準備就打算採取虐待防止策略的話，就沒有人負責照顧了。因此，難以掌握通報的時期。

（撰文：今井明子）

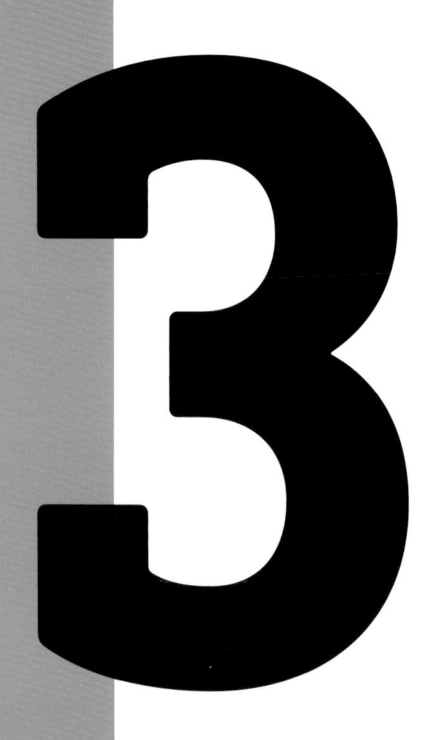

心理疾病—治療方法

分為心理學上的「心理治療」，以及直接對神經元作用的「藥物治療」。

監修　假屋暢聰
Maynds Tower Mental Clinic院長

心理疾病的治療方法大致上分為兩種。一種是「心理治療」，即透過面對面對談，於患者精神層面產生作用，這種心理學的治療方法已行之有年。另一種是「藥物治療」，讓患者服用直接對腦神經元產生作用的藥劑，在微觀世界戰勝疾病，隨著生命科學研究的進步，也在發展之中。本章將讓讀者詳細了解這些治療方法。另外，也將介紹患者身處醫療體制的變遷。

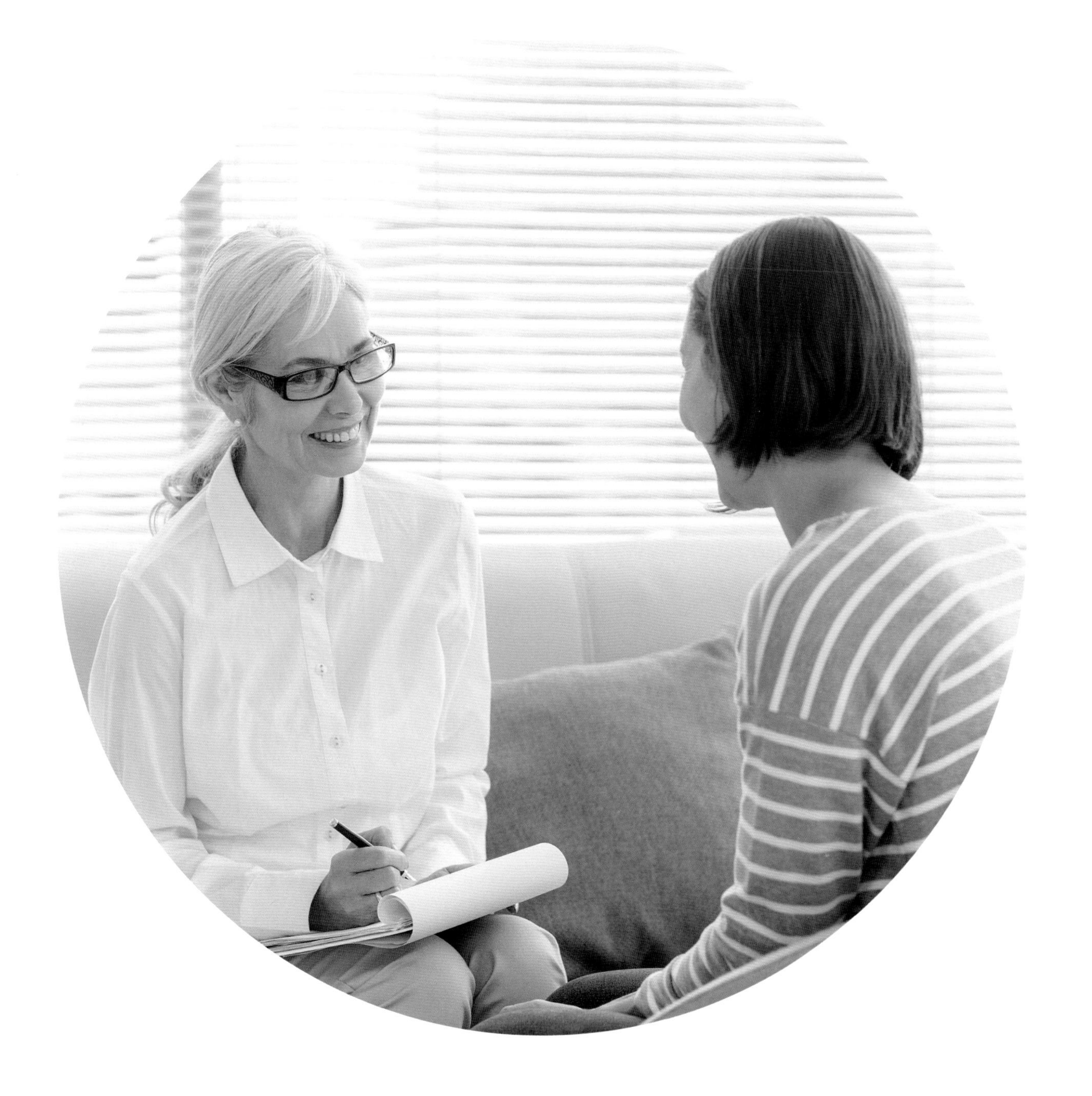

個人中心治療

尊重當事人性格和生存方式的諮詢服務

心理治療中最常見的治療是諮詢（訪談）。為現代諮詢方法帶來重大影響的美國心理學家羅傑斯（Carl Rogers，1902～1987），提倡要重視諮詢的態度：「專注聆聽患者的話，對患者感同身受。」這種想法基於患者才最曉得問題所在，具備解決其問題的力量，因此醫療人員不需要任何指示，貼近患者的經驗予以尊重才是最重要的。而且，引導出恢復能力正是醫療人員的職責，於是對患者產生感同身受的理解、無條件的肯定，坦率面對患者的態度備受重視。這種方法叫做「個人中心治療」（person-centered therapy）或「當事人（案主）中心治療法」（client-centered therapy）。

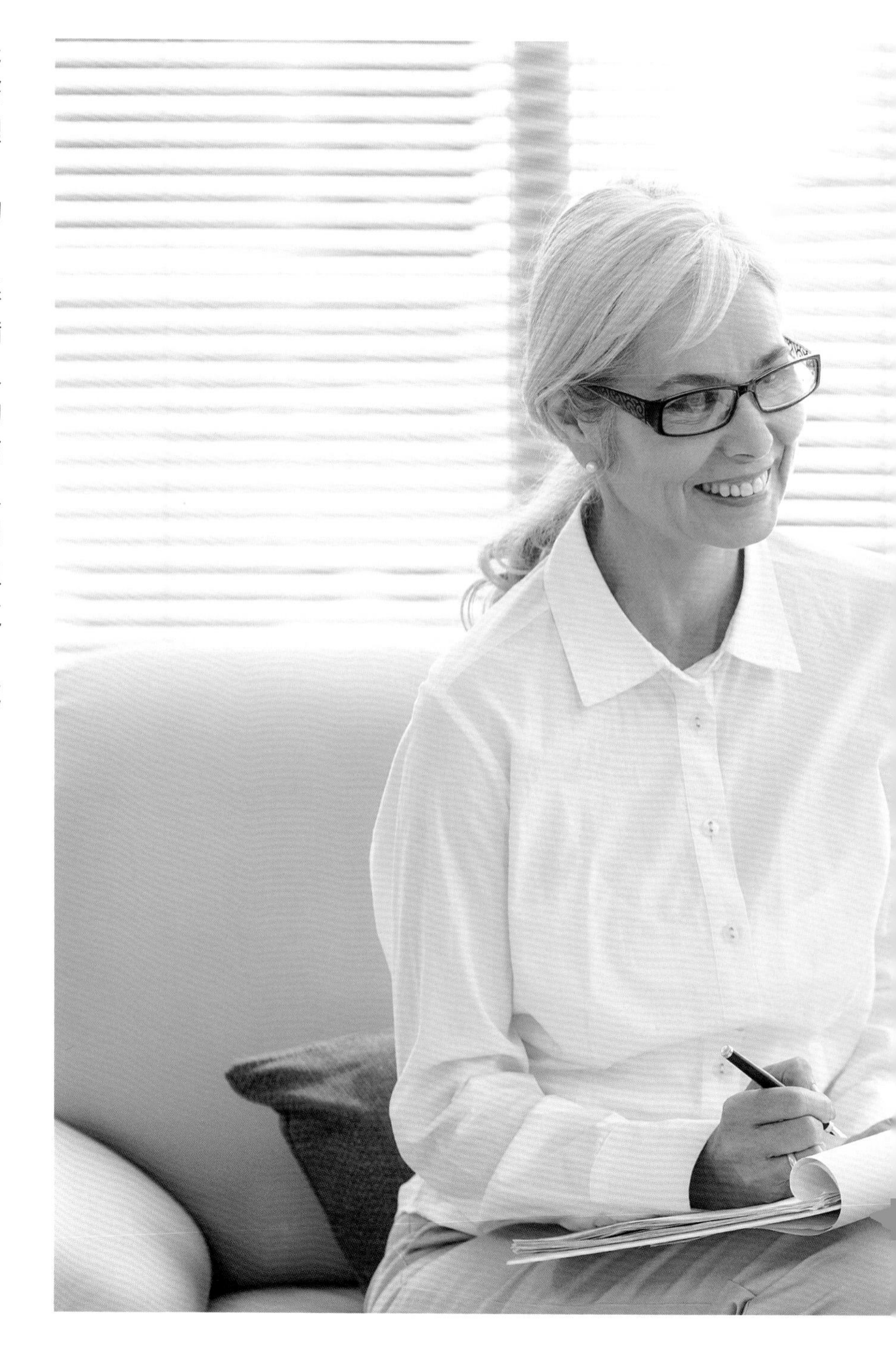

協助　**松田 修**　日本上智大學綜合人間科學部心理學科教授

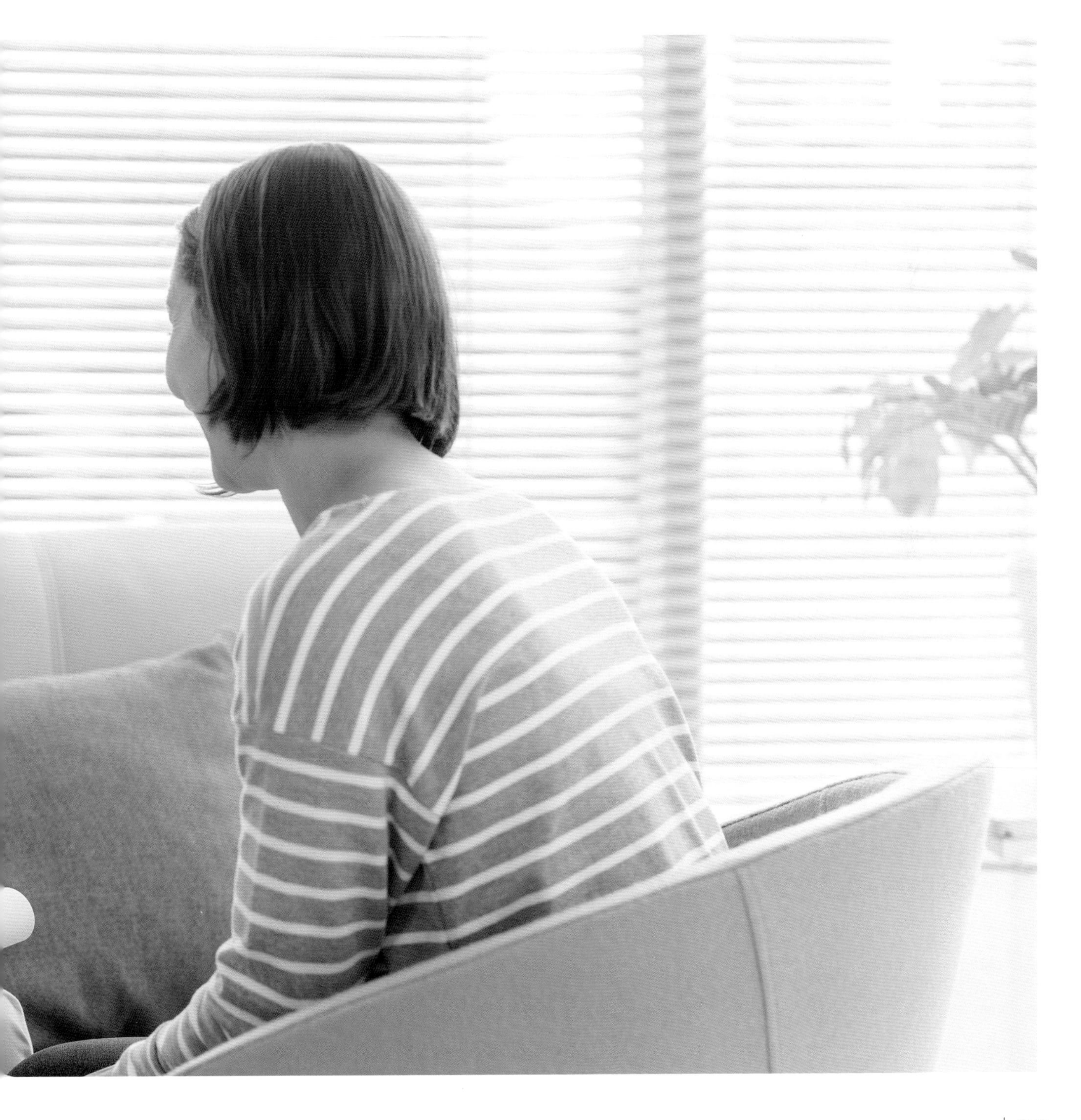

精神分析法

處理患者潛意識狀態的心理治療

另一方面，也有一種心理治療是醫療人員找機會對患者解釋其狀態。這是奧地利的精神科醫師佛洛伊德發明的「精神分析法」，這個方法著重在人類潛意識。佛洛伊德認為，「幼兒期經驗到的事和人際關係等堆疊在潛意識中，這些影響會展現在成人後的行為與思想方面」。

患者對醫療人員聊各種不同的話題。在這之中，患者逐漸注意到隱藏在潛意識之中的記憶。醫療人員分析其記憶對患者現在的狀況造成何種影響，將結果告知患者，患者本人就會注意到造成現在這種狀況的根源。

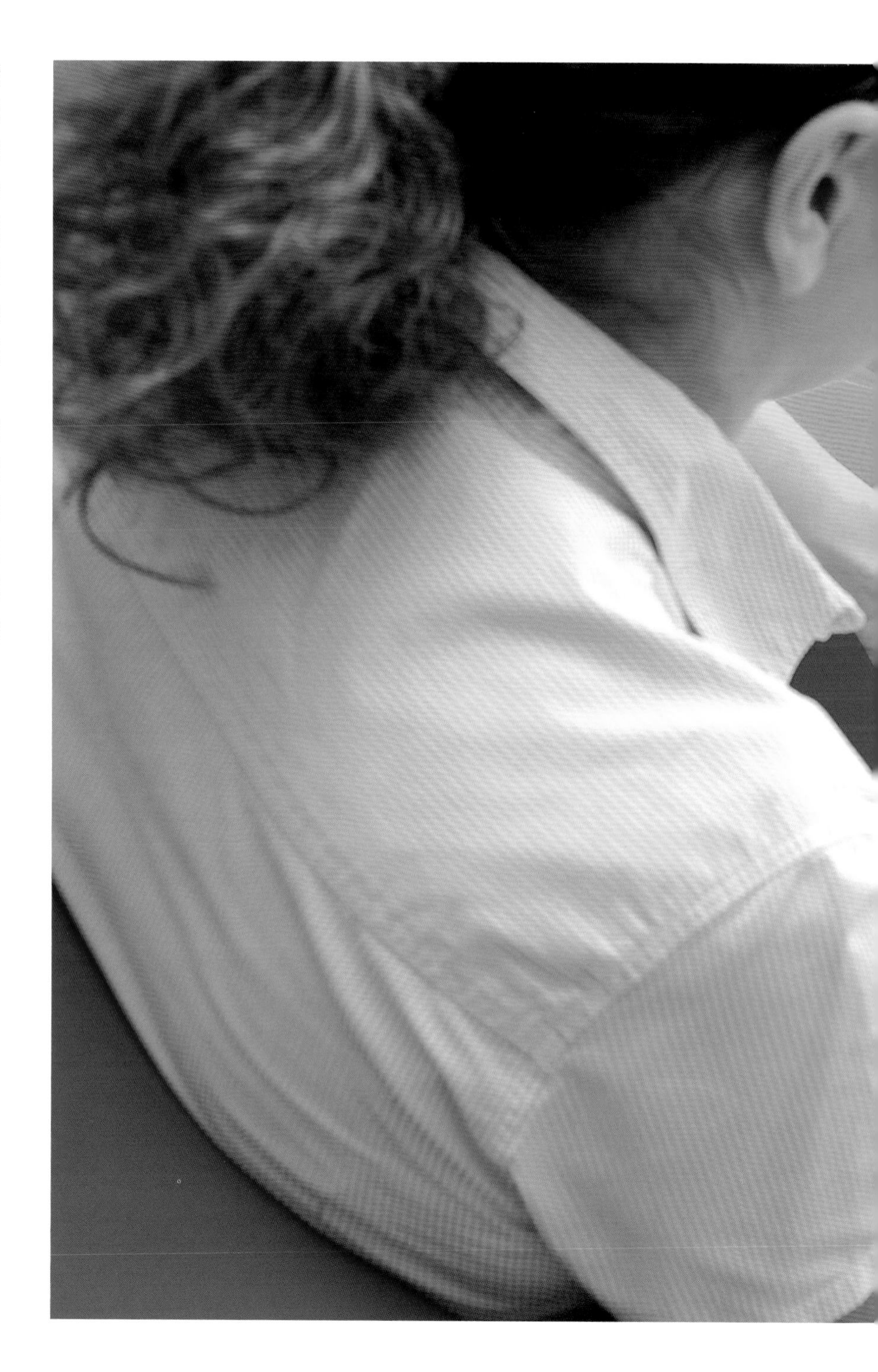

協助 松田 修 日本上智大學綜合人間科學部心理學科教授

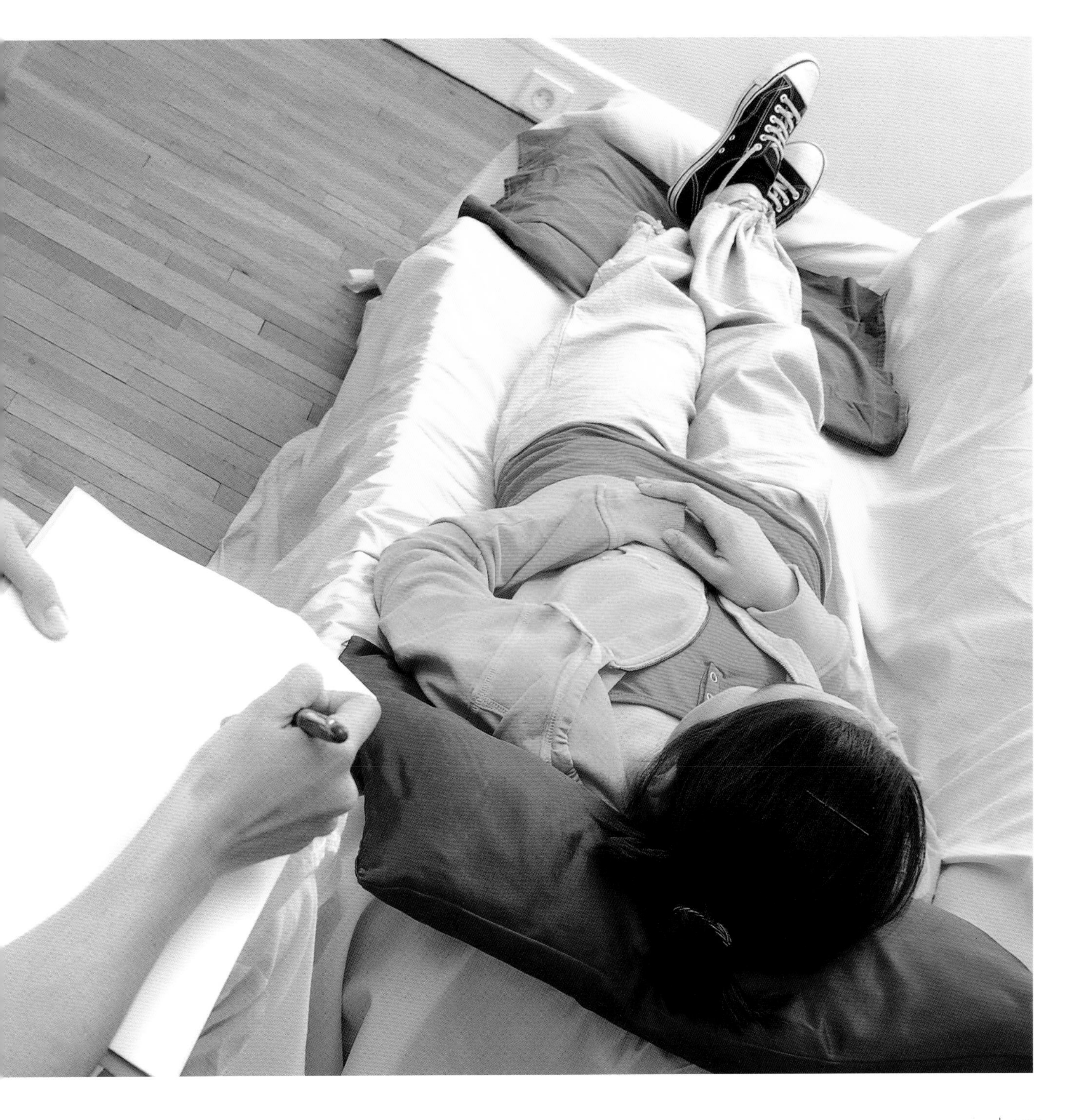

行為治療

聚焦於矯正造成問題的行為

行為治療是1950年代結束後逐漸開發出的治療方法。一般認為，在電梯、人群中等處感到異常懼怕，訴諸暴力，沉迷賭博等患者的問題行為，是歷經錯誤學習的結果，最後變成習慣。因此，為了讓患者學習正確的行為，發明出各種不同的治療法。接著舉其中兩種例子。

「洪水法」(flooding)指讓患者長時間暴露在引起焦慮、恐懼反應的刺激下，透過習慣化，使患者減少焦慮、恐懼。而基於使焦慮、恐懼產生的刺激，從最強烈到最微弱的順序排列表(焦慮階層表)，從最弱的刺激階段性，進展到強烈的刺激的方法，稱作(漸進式)暴露法。

「系統減敏法」(systematic desensitization)是讓患者學習解除焦慮、恐懼的放鬆法。基於這種做法，讓患者想像焦慮階層表中最微弱的刺激，產生焦慮的時候，就透過放鬆解除這種感受，重複執行，讓患者想像在這種刺激下，克服焦慮和恐懼。依同樣的順序，消除焦慮階層表的每一個階段，直到最強的刺激為止，以克服焦慮和恐懼。

現在的行為治療，有納入重視認知層面作用的認知治療(第158頁)等趨勢。不過，重視經矯正後實際展現出行為的精神，是不會改變的。

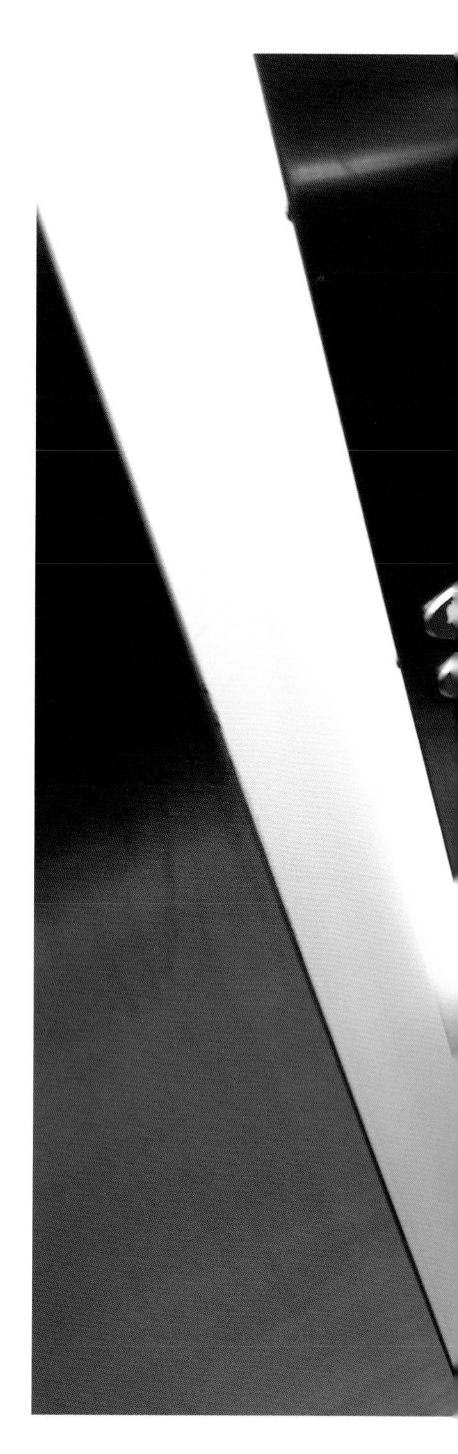

協助 松田 修 日本上智大學綜合人間科學部心理學科教授

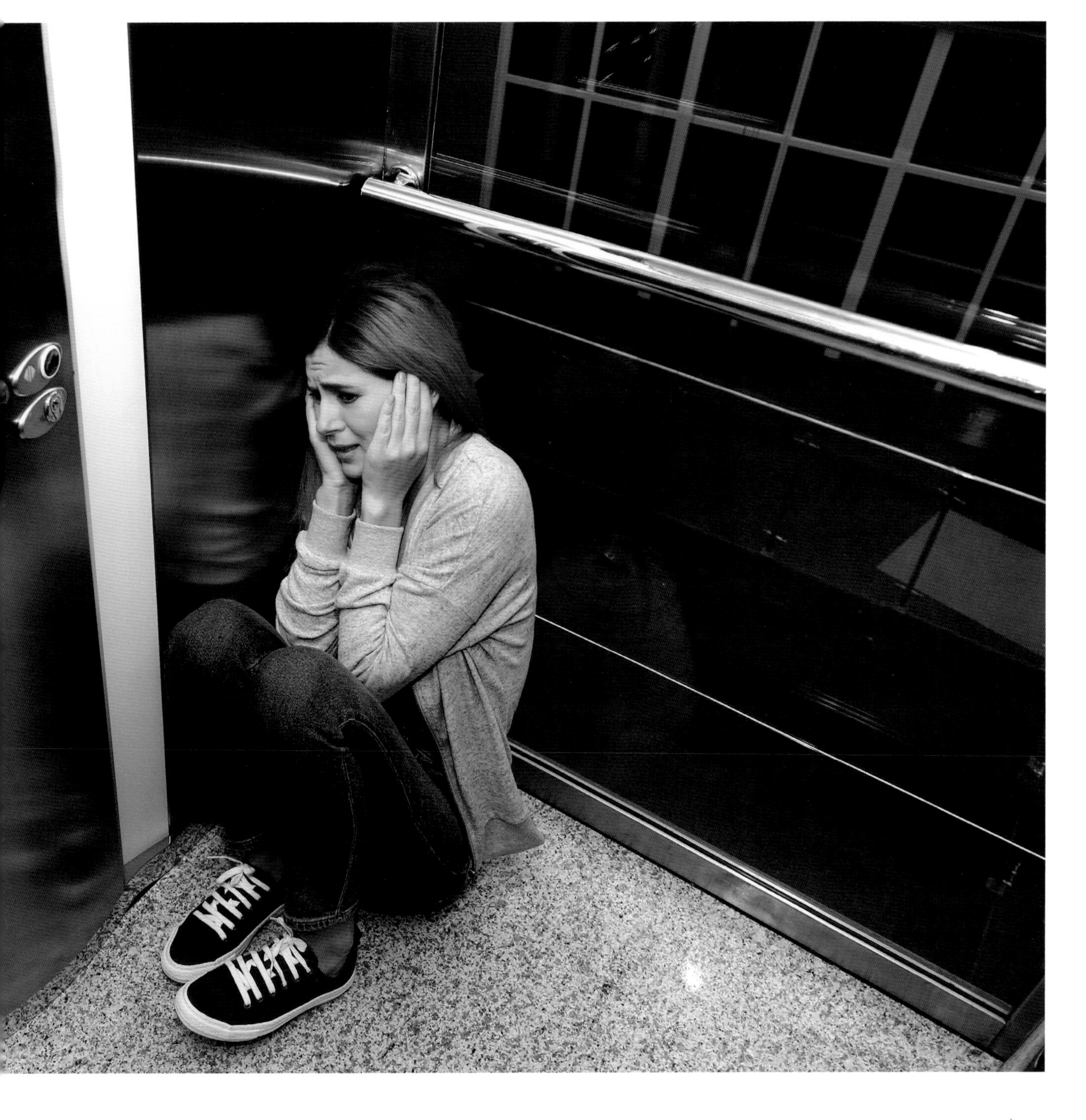

認知行為治療
矯正患者扭曲認知的治療方法

協助 松田 修 日本上智大學綜合人間科學部心理學科教授

人類的行為、認知、身體變化、情緒與外在環境彼此影響，若各自的要素出現負面狀態，也會對其他要素造成負面影響，產生負面循環。下圖是罹患憂鬱症男性的行為、認知、身體變化、情緒的例子。

如上一頁所介紹，以前只注重患者的行為，進行治療的目的都是改變這種行為。不過，愈來愈多人認為，這種問題行

作為認知行為治療的具體案例，左頁是勤奮工作的年齡層因為工作上的煩惱而罹患典型憂鬱症的症狀，右頁是其對策。

對於壓力的想法

負面思考　如果事情進展不順利，就會悲觀看待未來發展。「無論做什麼都不順利，我已經不行了」
黑白思考　將所有事情極端分類成好或不好。「我做事不完美，是個沒用的人」
無根據的推論　逕自認為對方有這種想法。「我肯定被下屬瞧不起」
過度低估　只關注不順利的事。「自己的決策是錯的」

壓力原因

雖然升職成課長，但是與其他公司的競爭變激烈，導致銷售降低了。這種情況造成工作量增加，每天不斷加班。於是疲勞累積，工作效率也降低。感覺自己可能會失去下屬和長官的信任。

身體對於壓力的變化

睡眠變化
睡不好、失眠。相對地，有些人則是整天都在睡覺，睡太多。
慾望減退
沒心情吃早餐，對原本喜愛的事物失去興趣。
疲勞累積
早上起床，疲勞仍沒有消除，總是感覺倦怠。

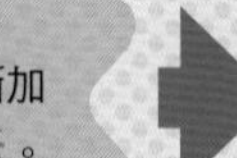

對於壓力的行為

支配
遷怒於下屬、配偶、孩子等身邊的人。
逃避
不想起床。
越接近公司，腳步越沉重。
遲到、早退、請假次數增加。
依賴
沉迷於酒精和賭博。
愈來愈常衝動購物。

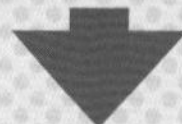

對於壓力的情緒

憤怒，覺得工作無法如自己所願
悲傷，覺得失去公司的信任
焦慮、擔憂，不知道未來會怎麼樣
恐懼，是否會遭受懲罰、減薪
空虛，工作無法如期做好
笨拙，自己沒做好工作
孤寂、羞恥，覺得自己沒有被認同

為中，患者的認知（也就是想法）也有影響。將認知作為治療的對象，愈來愈備受注目。

比如說，許多憂鬱症患者原本就有偏差的認知，如對未來悲觀的負面想法，只關注不順遂的過低評價等。這種思維成為習慣後，想法自然而然就變得悲觀。這種現象會產生更悲觀的想法，引起惡性循環。此時，就要試圖矯正這種扭曲的認知。

假設碰到「會議的簡報失敗」這種情況，讓患者把感受與強度化為數字寫下來，並將產生這種情緒的思緒與其確信的強度以數字記下來。之後，與事實對照，確認這種思維方式是否正確，是否有其他種替代想法，以引導此人做出合理的想法，讓其正確程度化作數字。最後，在這些程序進行完畢的當下，讓患者寫出這些情緒與強度後，悲觀情緒的強度就會減輕。矯正這種認知扭曲的方法叫做「認知再建構」。

透過這種治療體驗，患者能夠客觀認知到自己扭曲的認知，同時，注意到自己容易陷入的思考習慣，理解到其實有更為合理的思考方式。

接著介紹認知治療，不過認知行為治療這種方法，除了認知，也會對行為、身體變化、情緒、環境進行治療。

治療對於壓力的想法

認知再建構

將自然浮現出的負面想法（自動化思考）具體寫出，探討該想法是否有佐證，矯正思考方式的偏差。具體而言：

・聚焦在感到強大壓力的狀況和場面
（升遷後公司的業績變差）

・寫出當時的想法、情緒、行為、身體變化
（想法：由於工作能力不佳，為公司帶來損失　情緒：擔心
行動：請假身體變化：睡不著等）

・重新思考這種想法是否鑽牛角尖，查看情緒反應
（公司提拔我，表示讚賞我的才能）
（其他公司業績增加的時期與自己升遷的時期，只是剛好重疊而已。不需要過度覺得是自己的責任）→變輕鬆。

治療對於壓力的身體變化

放鬆

有意識地放鬆肌肉，透過腹式呼吸法進行深呼吸，用這些方法舒緩緊張，讓心情冷靜下來。

嚴重憂鬱症的情況，要適當服用抗憂鬱藥物、情緒穩定劑、助眠藥物等。

排除壓力因素

・寫出不擅長的工作領域，詢問看看關於該工作是否能請其他同事做

・也要考慮調單位、換工作，並做出行動。

・嚴重的情況，申請長假。

治療對於壓力的行為

暴露治療

是種對於本來迴避的事，從微小的行動開始，逐漸習慣的治療。
例：無法上班。
→首先試著前往公司附近的公園。

問題解決治療

具體細分煩惱，列舉許多解決方式，思考每種方法的優點、缺點，找出最佳的方法，是面對問題的手法。

治療對於壓力的情緒

去中心化（正念認知治療法等）

將煩惱一度排出意識，以客觀看待，找尋從憤怒和悲傷等負面情緒脫離的方法。
例：「工作無法如心所願」
→「自己有『煩躁』的情緒」
並非認為「不可以生氣」而去否定、壓抑憤怒的情緒，而是平淡地接受原本的模樣，能夠斷絕負面情緒成為連鎖，陷入泥沼的狀況。

社交技巧訓練
學習社會生活適應力的治療方法

在認知行為治療當中，有種方法叫做社交技巧訓練（social skills training），讓患者學會在日常生活中所需的社會技能，處理人際關係技能。在人際關係中訓練三種內容，分別是確實掌握狀況，判斷該如何處理，和基於判斷做出有成效的反應給對方。

接著介紹其中一種訓練的例子。訓練以團體的形式進行，其中會有1～2名醫療人員。當一名患者表示「買東西付錢時會緊張，手會發抖」，提出想要克服的課題，接著實際在團體面前扮演其模樣。之後，團體成員互相提出意見，指出可以改善何種地方。最後，從其中採用最佳的方法，並由一位團體成員或醫療人員扮演其改善後的過程。提出問題者看一遍後，也同樣扮演看看。然後在提出問題者扮演時，要稱讚此人表現佳的地方。做到這一步後，接著當作功課，讓提出問題者實際在外出購物時，實踐改善後的方法。

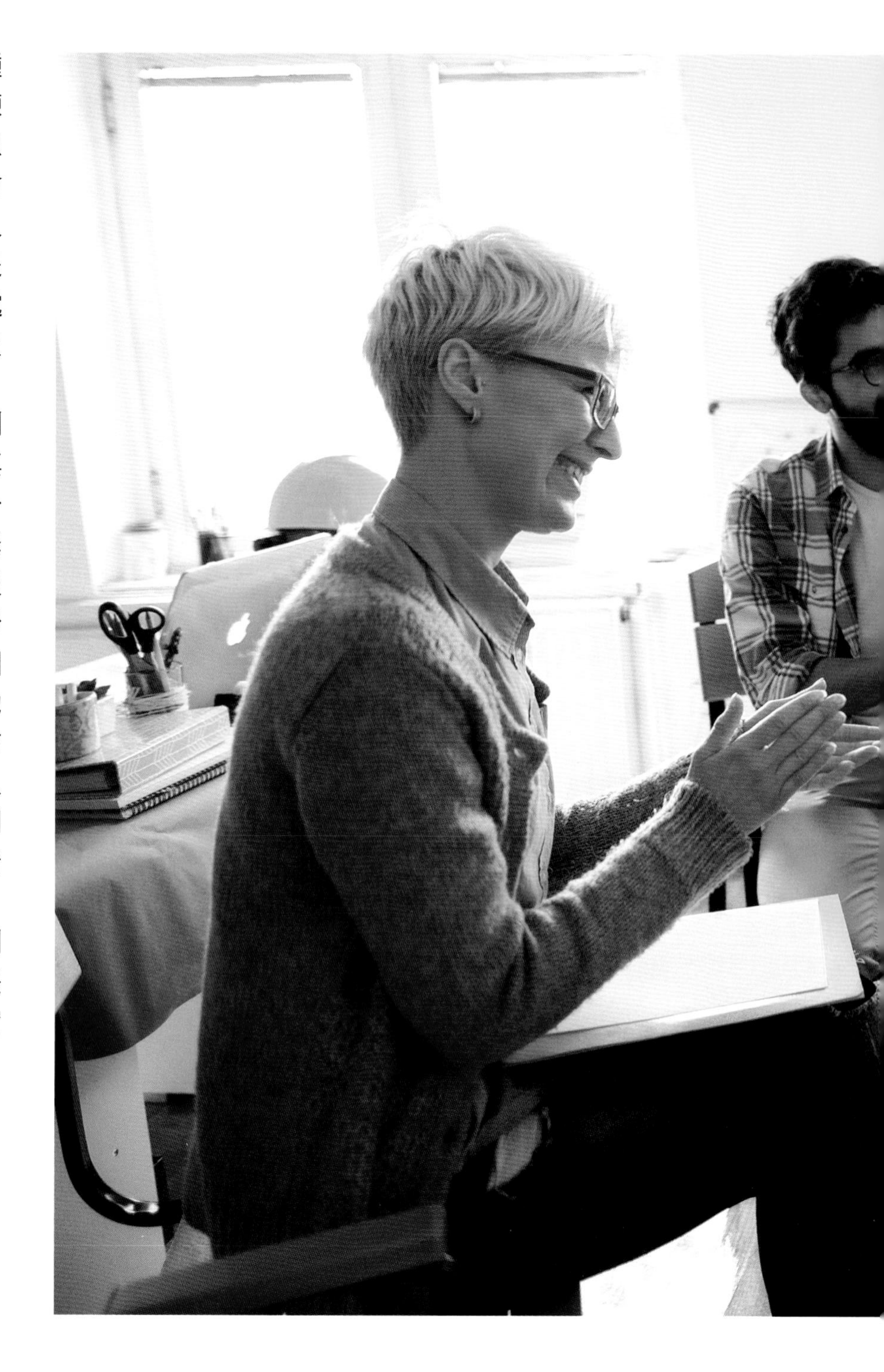

協助 松田 修 日本上智大學綜合人間科學部心理學科教授

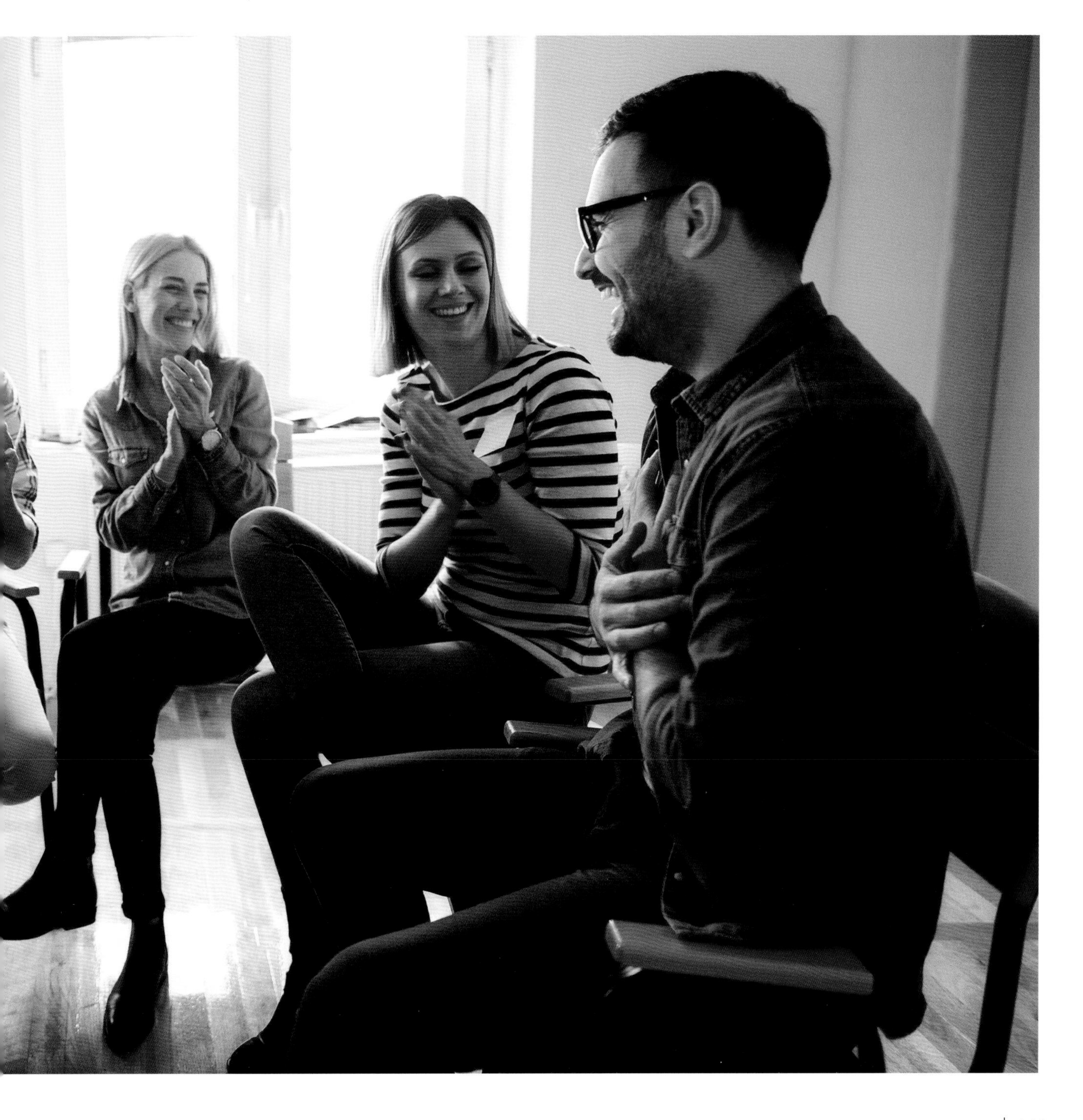

內觀與森田療法

接受自己原本的情緒和思想的治療方法

第158頁介紹的認知行為治療，經常用來治療憂鬱症。認識和改變自己的認知扭曲的任務，對憂鬱症患者來說可能是非常沈重的負擔。因此，最近嶄新的認知行為治療方法備受矚目。那就是納入「內觀」(mindfulness)，此方法也稱「正念」。

內觀是指接受佛教和禪的流動，「接納這個瞬間感受到的思想和情緒，將內心專注在察覺到的事情上，並與其保持一段距離後觀察」。

就像這樣，為了不否定自己的情緒和思想，接受其原本的樣子，邊度過日常生活邊逐漸改變行為，這種治療方法愈來愈常被採納。持續度過這種生活，認知的扭曲就會自然而然消失。

不否定自己情緒和思想的治療方法，尚有「森田療法」。這種方法是日本的精神科醫師森田正馬（1874～1938）所發明的方法，用於治療焦慮症和恐懼症的患者。方法是讓患者處於焦慮和恐懼的情緒下，在不勉強的範圍內，讓此人進行因症狀而無法做到的日常事務和行為。透過這種方法，將過去朝著自己的注意力和關注力朝向外部，就是森田療法。但這是由於為了排除焦慮和恐懼，而將注意力集中於這些情緒上，反而會造成反效果。

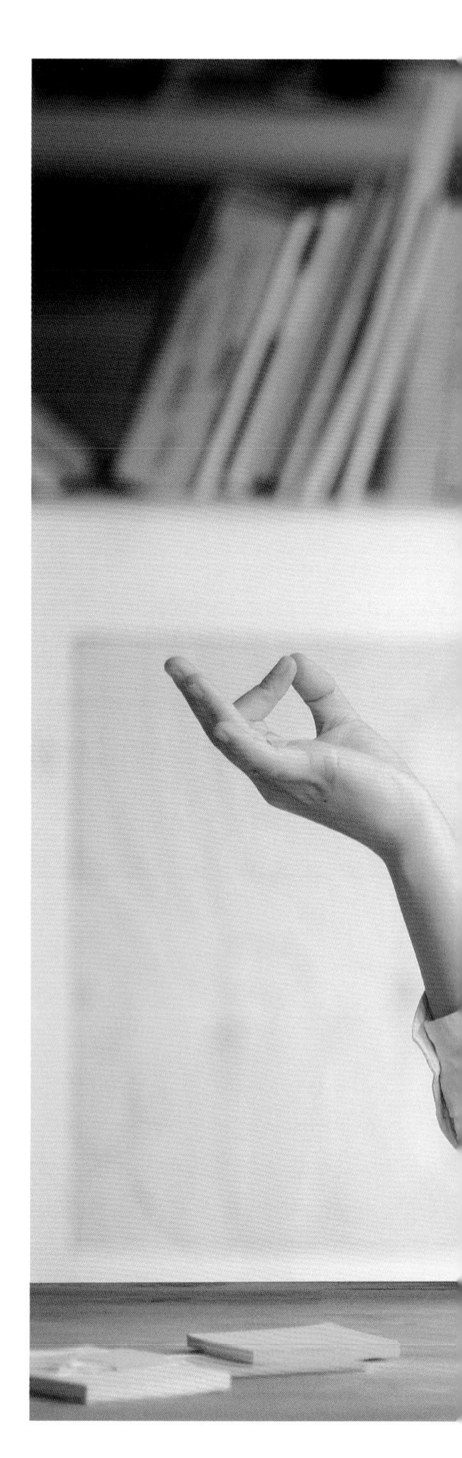

協助 松田 修 日本上智大學綜合人間科學部心理學科教授

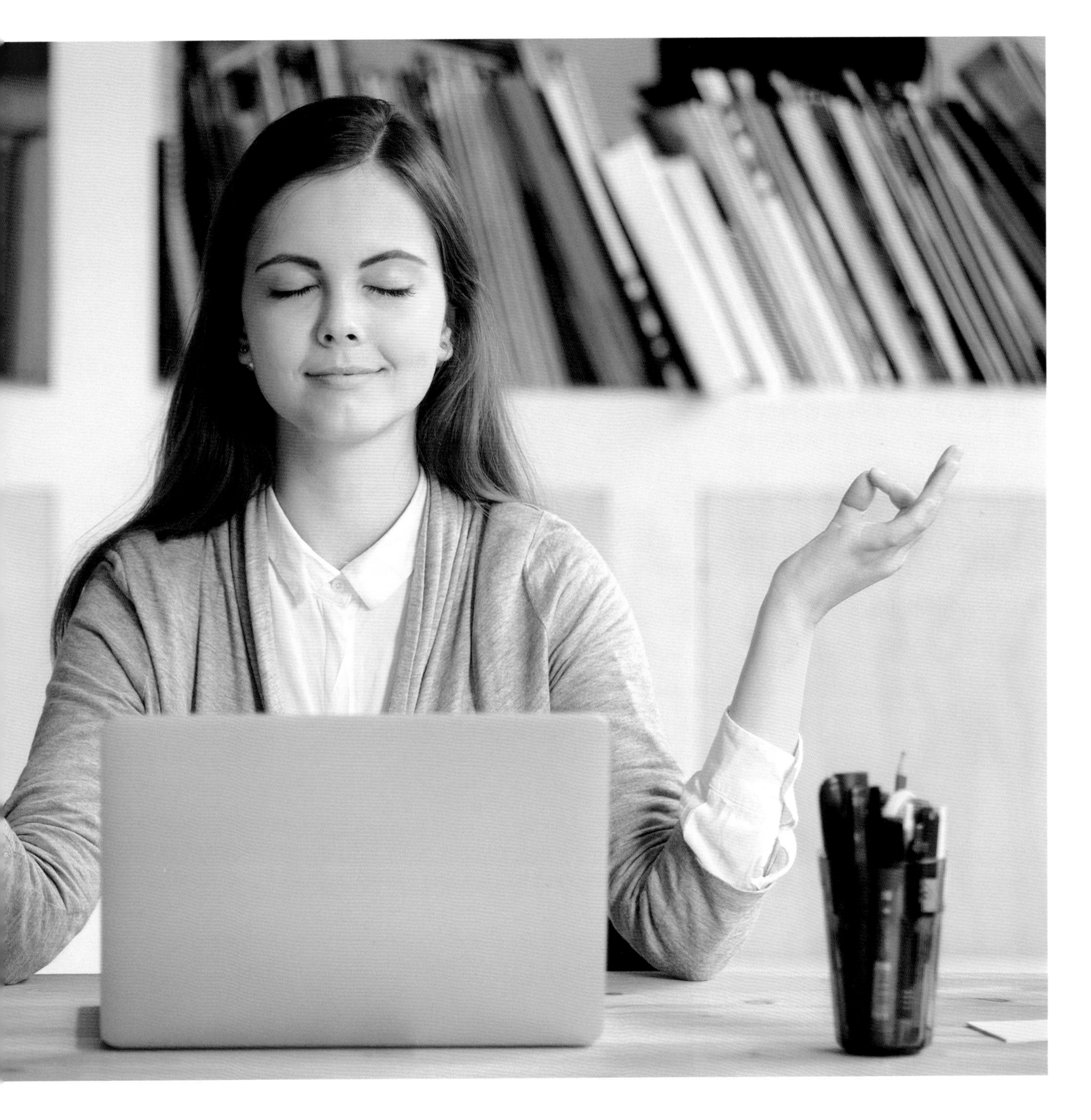

團體治療

活用團體具有之療癒效果的治療方法

團體治療指為了治療而將一群人聚集在一起進行的心理治療。透過醫療人員與成員，或者成員與成員之間的交流和團體的力量，以改善參加者的人格和行為。這種治療方法是以解決人際關係困難為目標，重視團體內此時此刻發生的事。端看治療理論和方法，分為精神分析的團體治療、談話性大型團體會議以及社交技巧訓練。

這種治療中，參與者會有被團體接納的經驗。同時，藉由表達內心累積的情緒而獲得解放感和暢快感，透過理解其他參與者的情緒和行為，察覺到不只有自己在煩惱，或者能夠從其他參與者身上學習嶄新的適應行為。

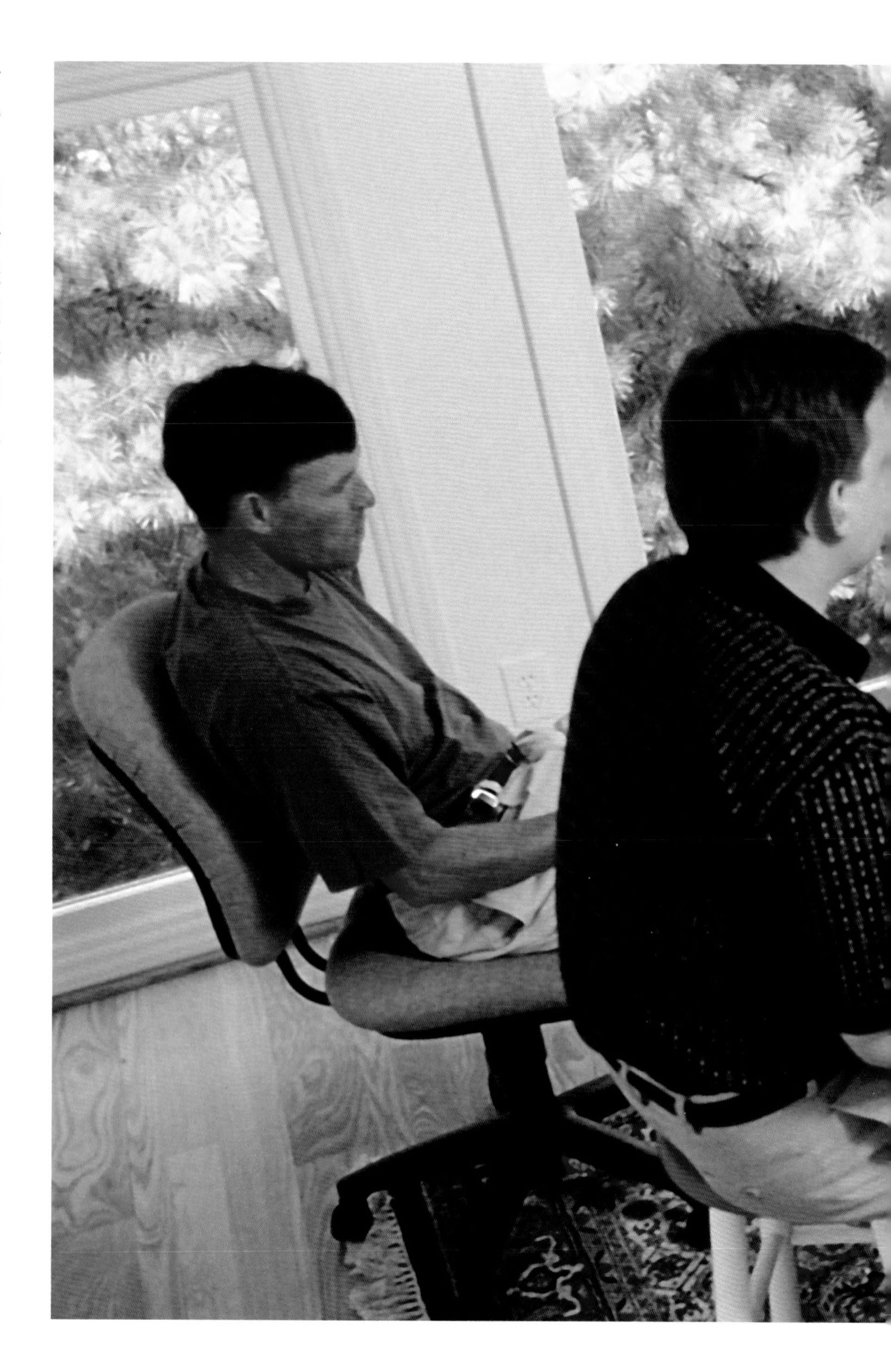

協助 松田 修 日本上智大學綜合人間科學部心理學科教授

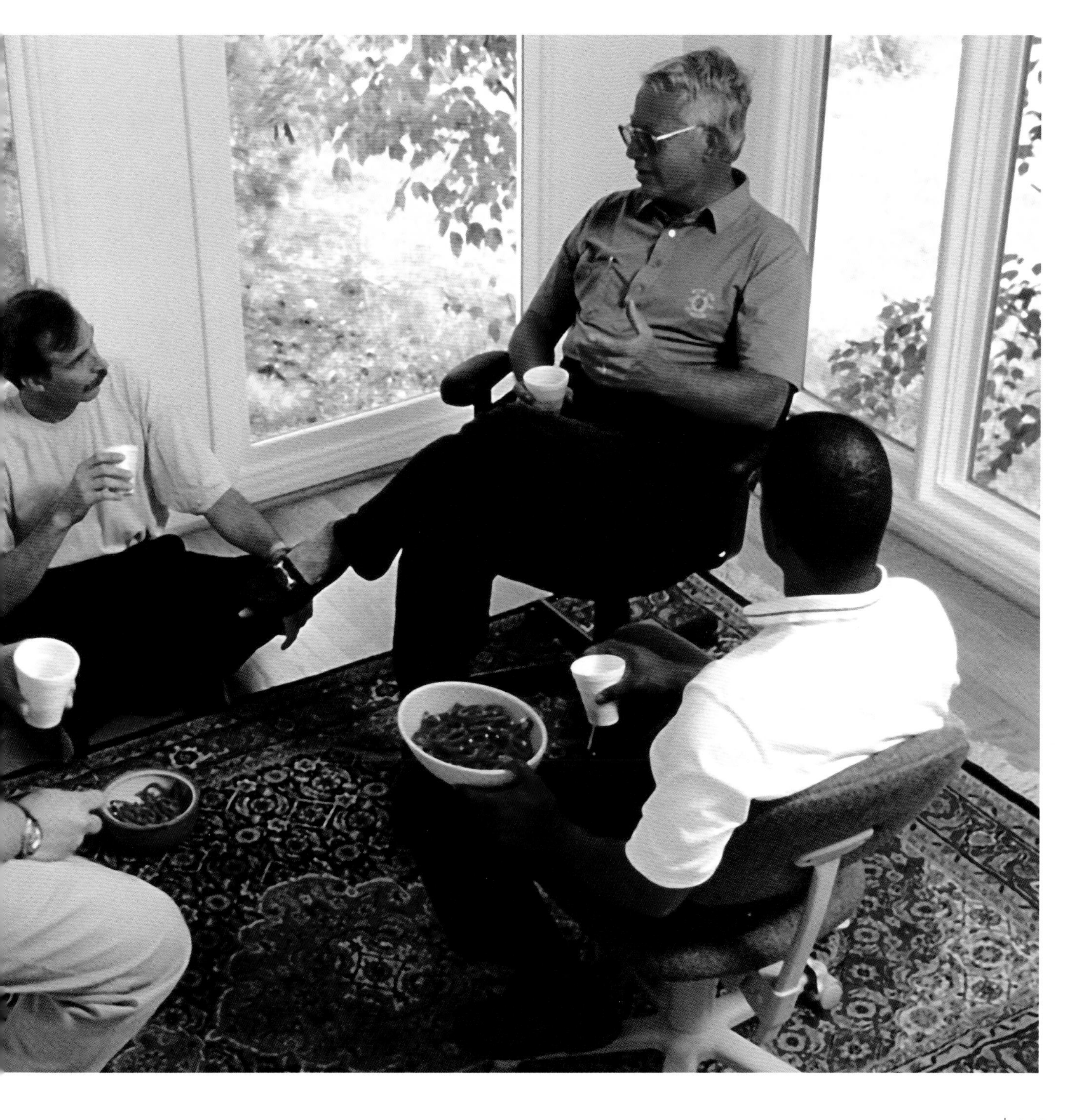

藝術治療

透過繪畫、音樂等藝術活動以恢復身心

「藝術治療」指藉由醫療人員與患者一起創造各式各樣的藝術作品，以恢復身心健康的心理治療。

有繪畫治療（人物畫、風景畫、家族畫等，自由描繪特定的主題）、音樂治療（不只是被動聆聽，以各種形式演奏或創作）、詩歌治療（俳句、短歌、詩等文學創作）、沙遊治療（在只有沙子的盒子內，用小人和模型進行創作）、陶藝治療（製作陶藝）或舞蹈治療（配合音樂動身體）等。

透過藝術活動，展現自己的內在，期待可以從內部的糾結中解放，或從表現潛意識獲得治療的線索。藝術治療分為個人治療與團體治療。

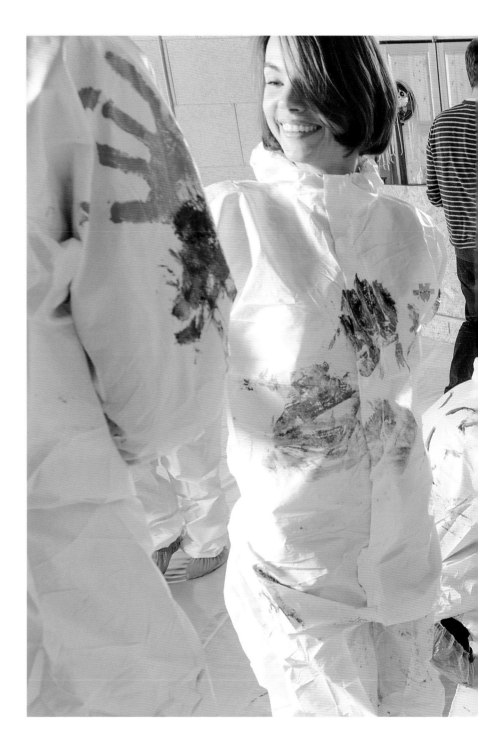

協助 松田 修 日本上智大學綜合人間科學部心理學科教授

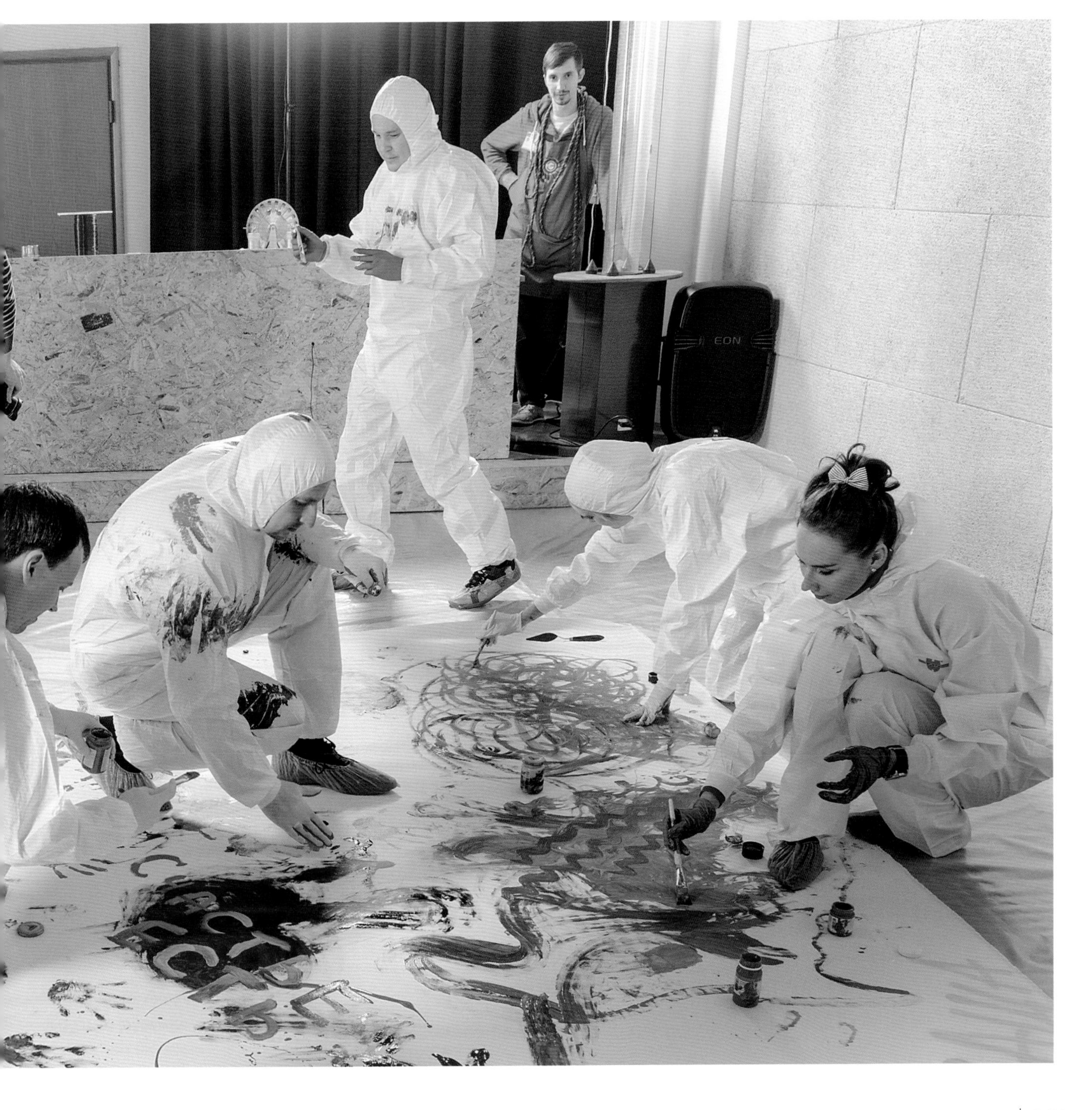

藥物治療

將體內機制以分子等級作用治療

心理治療是利用人際關係為基礎的治療方法。另一方面，藥物治療是以分子等級對體內的機制作用，產生極大效果的治療方法。精神疾患的藥物雖然有許多種，不過本節將介紹較新種類的抗憂鬱藥物、安眠藥、戒酒藥。

■ 抗憂鬱藥物

提升特定神經元的功能

抗憂鬱藥物能夠改善憂鬱狀態的多種症狀。意即改善情緒，舒緩焦慮和焦躁，提升動機，改善睡眠疾患和食慾不振等作用。

抗憂鬱藥有許多種。一般而言，新開發出的抗憂鬱藥物，副作用會比早期的三環抗憂鬱劑（tricyclic antidepressant）更少。

雖然對抗憂鬱症藥物的機轉尚未十分明瞭，但一般認為具有阻礙血清素與正腎上腺素這種屬於單胺類之神經傳導物質將血清素再回收的效果。

一般認為這種物質，藉由阻礙神經元突觸間隙釋放的神經傳導物質被神經元末梢回收，使突觸間隙的神經傳導物質濃度上升，以增加神經元的功能。因此能改善由於神經元功能下降而產生的憂鬱症。

過去，抗憂鬱症藥物分為正腎上腺素再回收抑制劑為主的伊米帕明（imipramine），和有強烈血清素再回收抑制作用的氯米帕明（clomipramine）等，每種藥物的藥理學特性並不一樣。

另外，不同的抗憂鬱藥物其臨床特性不同也廣為人知，如阿米普林（amitriptyline）有強烈的鎮靜作用，而伊米帕明則有強烈促進動機的作用。

抗憂鬱藥物在服用後至產生效果為止，需要好幾天到一週的時間，因此，這段期間不可以認為沒有藥效而放棄。抗焦慮藥物和抗精神病藥物會在初期就顯現出鎮靜作用和抗焦慮作用，常常在治療初期併用。

抗憂鬱藥物的副作用有口渴、鼻塞、排尿困難、視力調節不順、便祕等。其他尚有意識障礙、影響調節心臟跳動的電訊號（傳導障礙）。

以低副作用為優點而推出的，就是選擇性血清素再回收抑制劑（SSRI）。尚有選擇性血清素及正腎上腺素再回收抑制劑（SNRI）、正腎上腺素及專一性血清素促效抗憂鬱劑（NaSSA），最近還有血清素再回收抑制劑、血清素受體調節劑（S-RIM）上市。

不過，SSRI、SNRI、NaSSA等藥物有抗憂鬱藥物的停藥症候群、體重增加等新的問題，因此必須謹慎用藥。

■ 安眠藥

改善失眠症狀

安眠藥一般是用在有失眠症狀的精神疾患上。除了失眠嚴重的情況，另有讓興奮的患者快速入眠，以靜脈注射的安眠藥。副作用有肌肉鬆弛、想睡、藥物依賴性等。

最近，開始使用新的安眠藥種類。我們的身體在白天時會分泌「下視丘泌素（orexin，食慾激素）」以維持清醒。到了夜晚則會分泌「褪黑激素」（melatonin）以促進睡眠，眼睛照射到早晨光線就會停止分泌褪黑激素，使整個人清醒。

column

什麼是臨床試驗？

日本從前就有人指出，與歐美相比，醫療器材、醫藥品的市場供給太慢。也稱作「器材上市延遲」（device lag）、「新藥上市延遲」（medical drug lag）等，日本醫療制度的慢動作，有追不上先進國家的危機感。最近，新冠肺炎（COVID-19）大爆發，暴增許多死亡的感染者，也令人重新檢討臨床試驗的制度。一般而言疫苗的研發製造需要花費10年以上，而現在各國通過批准後，約1年內就可以使用了。

依過去的常識，精神科領域的藥物從研發到上市，需要10年以上。進行臨床試驗時，必須遵守國家「關於醫藥品臨床試驗實施基準的規範」（GCP）的規定。此規定是以歐美各國為首，受到國際上的認可。臨床試驗分成三個階段。

「第一期臨床試驗（臨床藥理試驗）」是對少人數的健康成人，逐漸增加「新藥」的用藥量，調查安全性；「第二期臨床試驗（摸索試驗）」，是針對預期「新藥」效果的相對少數患者，端就疾病的程度，調查藥物發揮何種效用（有效性）、副作用多嚴重（安全性）和何種投藥方式（用藥量、間隔、期間等）較佳。調查效用和使用方式時，通常會加入安慰劑（不具藥效的藥）；「第三期臨床試驗（檢證試驗）」是對多數患者，從第二期試驗的結果做有效性、安全性、使用方法最後一步的確認。而要如何確認呢？若有正在使用的標準用藥，則與其進行比較；若沒有標準藥物，則與安慰劑比較。同時，也要確認長期服藥的安全性。在第二期試驗、第三期試驗中，若與安慰劑沒有出現有意義的差距，就不會作為治療藥受到批准。

在精神科領域方面，還有很多在歐美可普遍當作處方，日本卻無法當作處方的藥物。希望透過相關人士的努力，能盡早讓患者使用。

一般人只要過著規律的生活，晝夜節律就會很規律，但是若要治療晝夜節律性睡眠疾患，投與「下視丘泌素」和「褪黑激素」，有望改善症狀。「suvorexant」（商品名：Belsomra）、「lemborexant」（商品名：Dayvigo）可抑制「下視丘泌素」的分泌。「Ramelteon」（商品名：柔速瑞）、「兒童褪黑素」（商品名：Melatobel）可以促進「褪黑激素」的分泌。褪黑激素也有抗老化作用，是一種備受矚目的激素。

■ 戒酒藥

飲酒時會噁心或暈眩

戒酒藥有「氰胺」（商品名：cyanamide）和「戒酒硫」（disulfiram，商品名：安塔布司），有抑制酒精代謝的作用。

飲酒時，這些藥物會使體內乙醛堆積，而產生臉部潮紅，或噁心和頭暈等不舒服身體症狀。因此透過服用這些藥物，酒精依賴症的患者戒酒的意志能夠變強。

不過，併用含酒精食品和飲料的話，當然會出現前述的不舒服副作用。有時也會出現皮膚症狀。

藥物可對酒精依賴症患者腦部的獎賞系統（reward system）產生作用，因此抑制飲酒慾望本身的藥物愈來愈常被使用。2013年開始上市「阿坎酸」（商品名：坎普拉爾）。而最近，比起阿坎酸成效更佳而備受期待的「鹽酸納美芬」（商品名：Selincro tablets）上市了。

日本精神醫療歷史與醫療制度的變遷

從長期住院治療，轉變成在社區定期回診治療

協助 齋藤正彥 日本東京都立松澤醫院院長

日本精神醫療的歷史，從11世紀後半開始。據說後三条天皇的第三皇女佳子內親王罹患精神病，飲用位於京都岩倉大雲寺的井水後，該疾病就治好了。聽聞這種說法的精神病患者聚集到岩倉，附近的農家和茶屋等便開始長期看護。話雖如此，這些患者並沒有特別接受任何治療。到了明治時期（1868～1912），一般人認為精神病是「被怪物附身」，主要的治療方法是加持祈禱。另外，由於大眾認為精神病會傳染，因此患者的基本處置方式是隔離。一般都會採取「自宅監禁」制度，將患者監禁在自家的一個房間或土地的倉庫內。

明治時代開始心理治療

日本在明治初期1875年，成立了第一間公立的精神醫院。在京都南禪寺的方丈成立作為公立精神醫院的京都癲狂院（即精神病院），開始收容聚集於京都岩倉的精神病患者。

其後，曾前往德國留學的東京大學吳秀山教授，提議自宅監禁制度。吳教授在都立松澤醫院對精神病患者進行醫療行為，讓患者一邊從事務農等活動一邊療養。雖然松澤醫院的周圍也有圍牆，但與監禁目的並不同。

接著適逢19世紀後半到20世紀前半，這個時代出現各種不同精神病治療法。首先，19世紀後半，佛洛伊德發明精神分析法，基於「精神病的原因來自幼兒時期的經驗，因此調查其經驗並妥善處理的話，便可改善」的想法，以心理治療為主，在歐洲廣為流傳。精神分析對焦慮症、憂鬱疾患和PTSD等有成效。不過缺點是需要專業的手法，進行治療並不容易。在日本有時候不會被列為保險診療的對象，現在依然不普及。

20世紀初期，出現電擊痙攣治療法、胰島素休克治療（insulin shock therapy）和腦葉切除術（lobotomy）。這些治療方法，是對患者身體施加物理性的刺激，或將手術刀切進腦的外科手術。不過胰島素休克治療與腦葉切除術的副作用蔚為問題，自1950年代以氯普麻（chlorpromazine）為首的抗精神病藥物普及後，逐漸變成以藥物治療為主。

隔離為主流的精神醫療政策

而到近代的精神醫療政策，對於日漸增加的精神病患者，採取的方針是快速增建醫院，將患者收容於此。而像這樣在戰前增設的精神醫院，因為第二次世界大戰沒有餘力經營，一時之間大量關閉。此時，許多被醫院趕出門的精神病患者都餓死了。不過，戰後又因為政府的政策，醫院的數量快速增加。

不過精神病患者與肺結核和痲瘋的患者一樣，依舊被家人隔離。國家制定「精神科特例」，醫院設立在土地便宜的郊外，相對於患者人數，醫師和護理師等醫療人員的人數不多也無所謂。意即設定成比起在家照顧患者，讓患者住院更省錢。因此，日本精神病患者的住院人數和住院天數與國外相

日本精神疾患的歷史

～1870年代前半	不特別治療精神病患者，採取隔離或自宅監禁。
1875年	成立第一間公立精神醫院「京都癲狂院」。
1878年	批准第一間私立精神醫院「加藤瘋癲醫院」。
1879年	醫療機構可教授精神醫學。成立公立的東京府癲狂院（日後改稱東京府巢鴨醫院）。
1880年	愛知醫學校設置第一所醫學校的精神病棟。
1884年	由於相馬事件※1，社會對於精神病患的關注提升。
1886年	帝國大學醫科大學設置精神病學教室。第一任教授是榊俶。佛洛伊德開始精神分析。
1897年	吳秀三成為帝國大學醫科大學精神病學教室的教授，近代精神醫學的基礎穩定。
1900年	施行「精神病者監護法」※2。
1919年	通過「精神病院法」※3。東京府巢鴨醫院遷至世田谷區，改名東京府立松澤醫院（其後改名為東京都立松澤醫院）。
1926年	成立日本精神衛生會。
1933年	胰島素休克治療※4問世。
1935年	首次進行腦葉切除術※5。
1938年	電擊痙攣治療※6問世。成立厚生省（現厚生勞動省）。
1940年	精神病的病床數增加至25000床。
1945年	由於第二次世界大戰，精神病的病床數減少至約4000床。
1950年	施行「精神衛生法」※7。
1952年	成立國立精神衛生研究所。進行關於精神保健綜合性的調查研究。從這個時期，以氯普麻為首的抗精神病藥物之藥物治療開始普及。
1954年	修訂「精神衛生法」，開始大幅增加精神醫院的數量。
1956年	厚生省公眾衛生局新成立精神衛生課，進一步強化精神保健行政業務。
1964年	發生賴世和事件※8。
1965年	修訂精神衛生法。意圖推動社區精神保健活動，從住院醫療中心的治療體制轉變為社區照護中心的體制。
1984年	發生宇都宮事件※9。
1988年	修訂精神衛生法，成為「精神保健法」※10。考量精神障礙者的人權，批准患者自主住院。
1991年	聯合國採用「擁有精神疾患者的保護及心理健康照護的改善之各原則」。
1993年	成立障礙者基本法。精神病患者被視為「無法正常過著日常生活和社會生活的障礙者」。病床數約36萬床，迎向高峰。其後病床數逐漸減少。
2004年	修正診療報酬。以避免長期住院的方向。
2006年	施行障礙者自立支援法。趨勢成為促進以各鄉鎮為中心支援障礙者的自立生活。
2016年	發生相模原障礙者設施殺傷事件※11。

※1 相馬事件：舊相馬藩主相馬誠胤精神疾病發病，被父親光胤監禁在自宅，住進東京府癲狂院。舊藩士錦織剛清認為這是起陰謀，便入侵醫院，讓住在院中的誠胤逃跑，但在逃跑途中卻被捉住了。錦織將這起過程投稿報社，受到社會大眾矚目。接著1892年誠胤死亡，錦織主張死因是毒殺，對相馬家好幾個人與主治醫師的東京府癲狂院院長提告。結果沒有找到毒殺的證據，錦織被判有罪。當時日本的媒體擁護錦織，海外則報導「日本的精神病患者處在不受保護的狀態」。

※2 獲得地方長官（即現在的都道府縣知事）批准，監護的責任者（主要是精神障礙者的家人）能夠將精神障礙者監禁在自宅的法律。

※3 關於自宅監禁，是吳秀三提出批判性報告而出現的。雖然這條法律可在道府縣設立精神醫院，雖然國家預算不足，自宅監禁仍持續下去，因此實際上道府縣的醫院設置幾乎沒有進展。

※4 這是波蘭的精神醫學家賽克爾（Manfred Sakel，1900～1957）發明的精神病治療方法。透過大量投與胰島素，人為引起低血糖休克，以治療精神病患者。常出現死亡例，於1950年代廢除。

※5 葡萄牙的神經科醫師莫尼斯（António Moniz，1874～1955）首次進行，其後由美國的神經科醫師弗利曼二世（Walter J. Freeman II，1895～1972）與瓦茨（James W. Watts，1904～1994）改良的手術。透過物理上切斷腦部前額葉與視丘相連的神經纖維束，有抑制精神病帶來的亢奮和緊張狀態的效果。由於這種手術，莫尼斯在1949年獲得諾貝爾生理醫學獎，手術爆發性地傳開。不過，現在已闡明接受手術的患者會出現注意力缺失、失去動機、對人生失去興趣的副作用。藥物治療成為主流之後，幾乎沒有人在做腦葉切除術了。

※6 用電擊刺激頭部，誘發腦部痙攣，以恢復因精神疾患而受損的腦部功能。對思覺失調症和有自殺危險的憂鬱症患者有成效。現在，醫院仍有以麻醉醫執行抑制身體痛楚和痙攣的修正型電擊痙攣治療。

※7 禁止精神障礙者的自宅監禁，各都道府縣有設置公立精神醫院的義務。同時，也成立「強制住院」制度以收容有自殘和傷害他人風險的精神障礙者，以及「同意住院」制度，需要保護義務者的同意。而且，也成立決定是否拘束精神障礙者的精神衛生鑑定制度。為預防精神疾患的發生與國民精神健康的維持及提升，於各都道府縣設置精神衛生諮詢所。

※8 這起事件中，駐日美國大使賴世和（Edwin O. Reischauer，1910～1990）被罹患思覺失調症的少年襲擊負傷。對於精神障礙者不充分的醫療成為社會問題。

※9 這起事件中，栃木縣宇都宮市的宇都宮醫院發生對患者處以私刑。不僅醫院工作人員對患者使出暴力行為，甚至爆出無證照者進行醫療行為，和非必要的住院。以這起事件為契機，全世界對於日本的精神病醫療的批判聲浪增加。

※10 這條法律旨在保護精神障礙者的人權，促進精神障礙者回到社會。成立基於當事人同意，明確住院的意志，基於患者同意能夠住院的「自主住院」制度。

※11 這起事件中，神奈川縣立的智能障礙者福祉設施「津久井山百合園」的前職員植松勝入侵，主張「重度障礙者最好安樂死」，持利刃大量殺傷設施中的居民。被告過去曾強制住進精神醫院，這起事件對精神障礙者回歸社會的方式引起軒然大波。

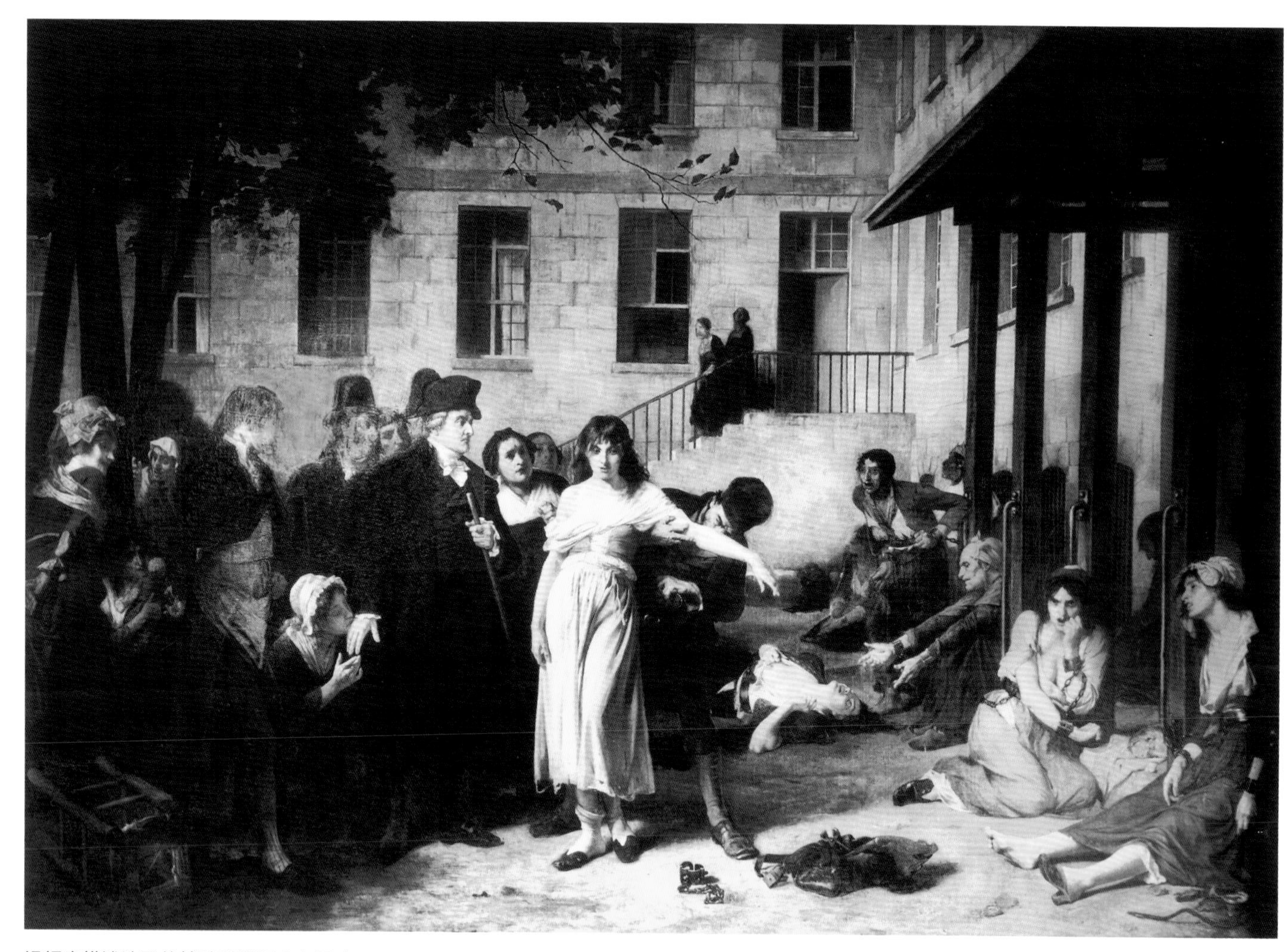

這幅畫描述法國的精神科醫師皮內爾（Philippe Pinel，1745～1826）將精神疾患患者從封閉的醫院大樓中解放而出。這是法國畫家弗洛里（Tony Robert-Fleury，1837～1911）的作品。

皮內爾當時所生存的歐洲，將精神疾患患者視為惡魔般厭惡、忌諱。而且會被關在人煙稀少的醫院中，銬上鎖鏈。皮內爾將精神疾患視為內科等其他疾病同樣的疾病，將患者從封閉的環境中釋放出來。他這種行為，可說是人道對待精神疾患患者的先驅。

比，數字龐大。

精神醫療從醫院走向社區

不過人力不足的醫療體制，也造成患者生活品質降低。1984年發生宇都宮事件，揭露對院內的患者進行私刑、由沒有證照的人進行醫療行為。由於這起事件，精神病患者的人權依然受到侵害的情況蔚為問題，也由於世界衛生組織（WHO）的勸告，日本精神醫療政策逐漸轉變成為盡可能不讓精神病患者住院，而在社區生活。

話雖如此，由於這樣造成費用增加，有許多已經成立的精神醫院反對，住院患者的人數一時之間沒有減少。接著在2004年以後，醫療報酬體系轉變成若患者長期住院的話，醫院便會虧損之後，病床終於有減少的趨勢。同時也因為推出副作用較少的藥，患者不需要住院了，因此社會趨勢變成「從醫院走向社區」。現在患者在3個月以內出院，其後需要照護的高齡者移居到養老院等處，年輕人則住在當地邊定期回診。

醫療體制從醫院轉變成社區時，日本參考了國外的事例。

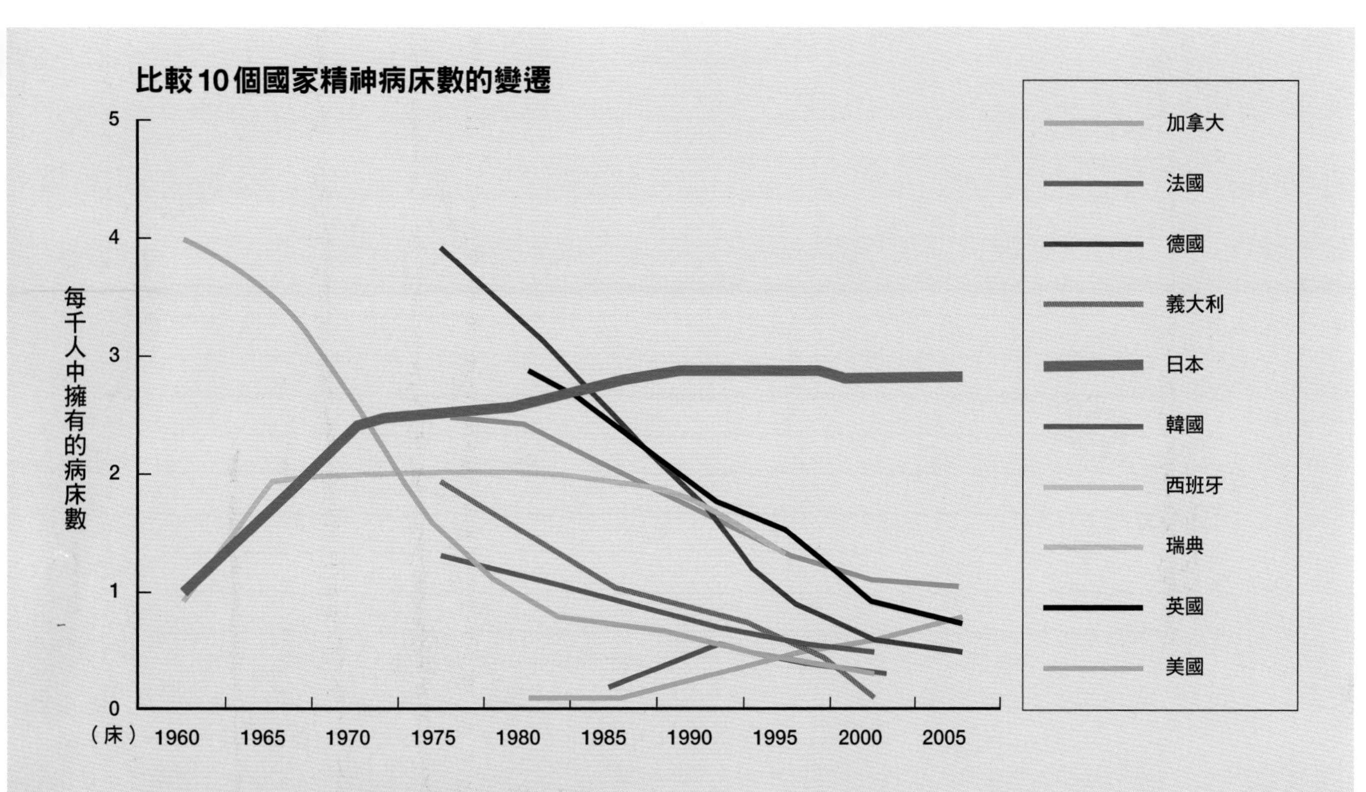

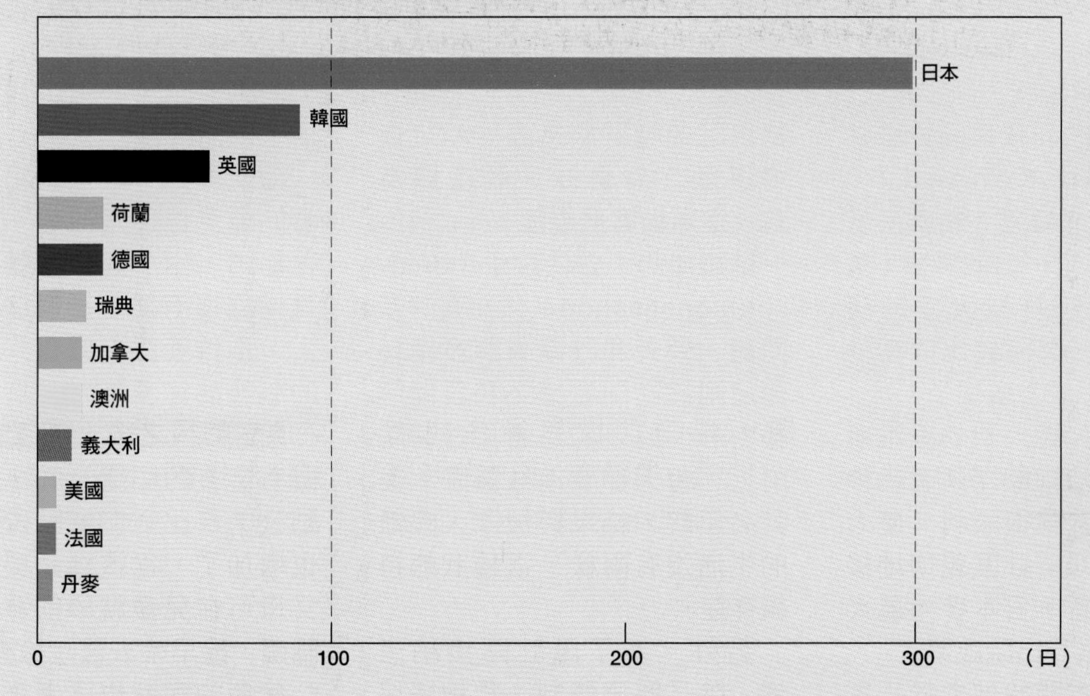

本頁圖為日本與其他國家精神病床數（上）和平均住院天數（下）的比較。診療報酬改變前及改變後的日本，與其他國家相比，精神病床數量壓倒性的多。另外，住院天數與海外相比較長，也是特徵。而且幾乎都是不需要住院，卻因為家庭因素和拒絕接收，而在醫院生活，意即「社會性住院」的狀態。可窺探出過去的醫療方式，也就是將精神病患者從地區社會隔離開來。

出處：2005年診斷分類別精神及行為的障礙（OECD Health Date 2008），日本的資料來自厚生勞動省「患者調查」出院者的平均住院天數

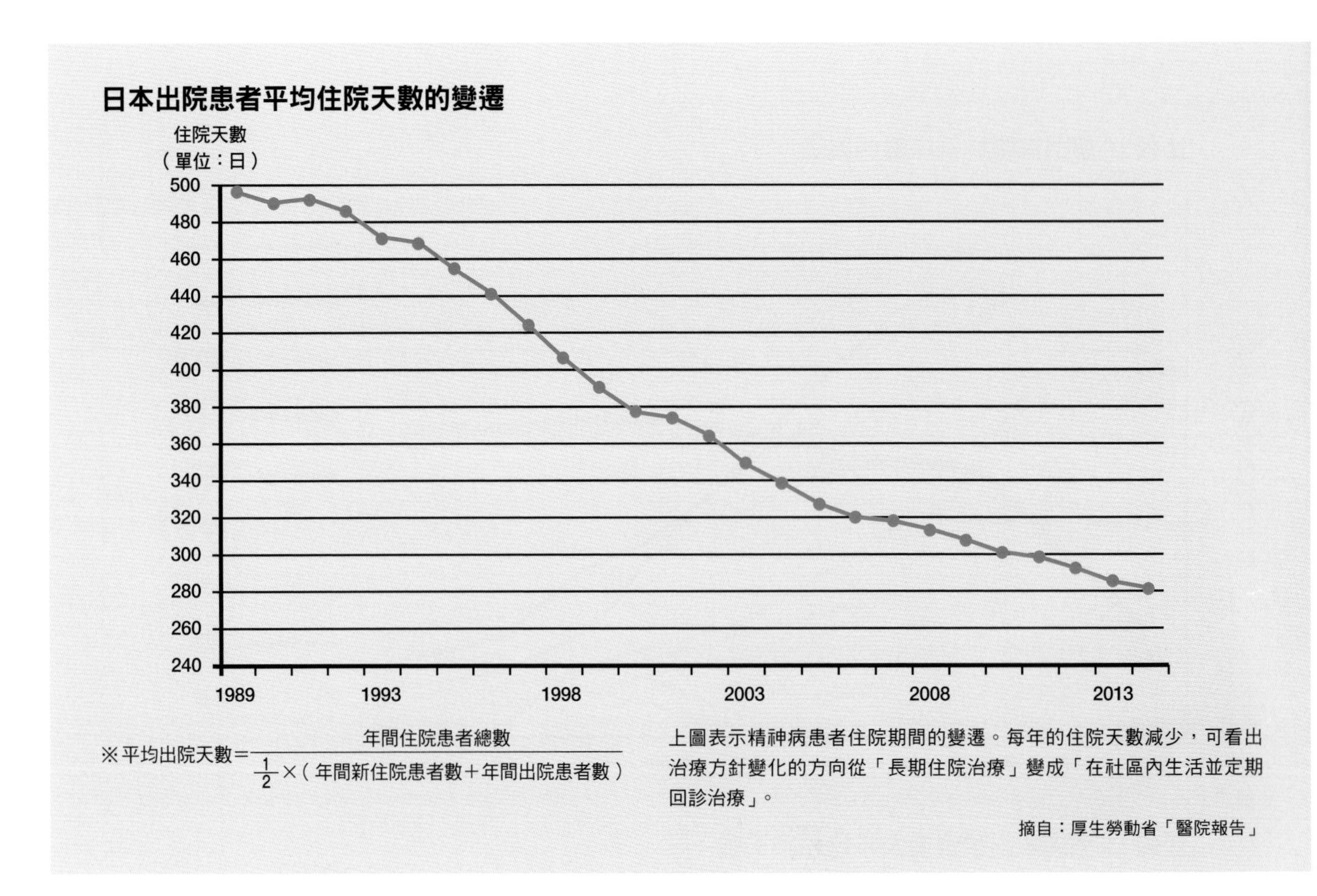

比如說，1960年代美國總統甘迺迪（John Kennedy，1917～1963）宣言「精神病患者去住院化」，一口氣減少1萬床州立醫院精神科大樓的病床。然而，被醫院趕出的精神病患者，幾乎成為遊民了。

另一方面，義大利的里雅斯德雖然在40年前關閉所有精神醫院，不過過程很順利。義大利與美國不同，社區親切地接納出院的患者。日本參考義大利的案例，推行出院政策。

最近在日本開始致力於「主動式社區治療」（assertive community treatment，ACT），以到府護理師為中心，加上各都道府縣精神福祉中心的精神科醫師，組成團隊，支持出院的精神病患者。ACT以埼玉縣、廣島縣、岡山縣為首，逐漸推廣至全國。

話雖如此，去住院化（deinstitutionalization）依然有許多問題。郊外和社區有許多精神醫療附設訪問看護站和日間照護中心。許多的患者住在醫院附近，每天都要前往醫院，美其名出院，結果與被家人隔離的生活沒有兩樣，這種狀態持續存在。

另外，為了讓社區接納患者，除了醫療體制，當地居民的觀念也必須改變。從前對精神病患者就有偏見，手足結婚和找工作時遇到阻礙也不足為奇。然而會有這種偏見，精神病患者被隔離、遠離我們的生活，也是原因之一。

即使如此，最近對精神病患者的偏見也逐漸改變。近幾年在都市，由於過勞和職場上的職權騷擾而罹患憂鬱症的年輕人，抱持著跟看感冒同樣輕鬆的心態前往精神科看病，成為一種趨勢。也在推動對發展障礙有更多的認識，知名人士主動公開自己有發展障礙的例子也增加了。從這種趨勢來看，父母可在兒童就學前發現發展障礙，盡早帶去醫院檢查。

疾病的症狀也逐漸變化。比如說，思覺失調症的患者發出怪聲或錯亂的「瘋子」形象深植人心，但最近也確立有成效的治療方法，出現這類症狀的人愈來愈少了。

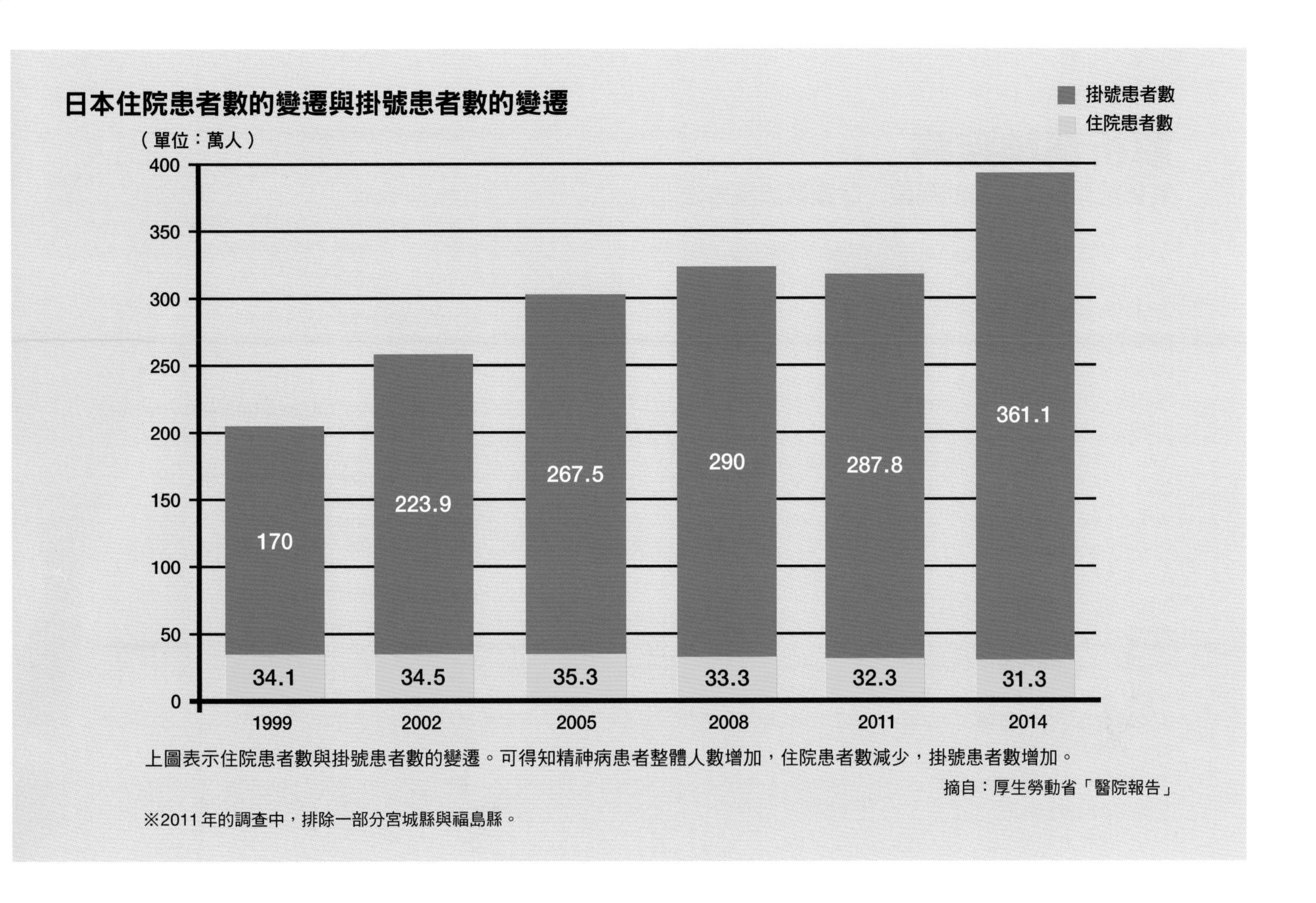

上圖表示住院患者數與掛號患者數的變遷。可得知精神病患者整體人數增加，住院患者數減少，掛號患者數增加。

摘自：厚生勞動省「醫院報告」

※2011年的調查中，排除一部分宮城縣與福島縣。

像這樣，我們愈來愈瞭解精神病，或由於症狀減弱，對於精神病的偏見也逐漸改善了。

隨著事件轉變的精神醫療政策

然而，「讓精神病患者出院沒關係嗎？」這種謹慎的意見依然存在。近幾年成為問題，是2016年發生的相模原障礙者設施殺傷事件※11。

引發這起事件的植松聖被告，在犯罪前曾被「強制住院」，出院後犯下罪行，蔚為話題。強制住院，指由於精神異常，傷害他人、破壞物品、傷害自己等事實或做出類似舉動，未經當事人同意也能夠強制他住進精神科醫院的措施。住院時，透過警察負責通報，由市長判斷，經2位以上精神保健指定醫師診察患者，若結果一致便能夠住院。而出院時，需要1位精神保健指定醫師的判斷。

在這起事件中，明明警告過院方該病人出院後會犯罪，但院方並沒有認真看待，讓此人出院了。而日後，在厚生勞動省的調查中，發現這些醫師取得精神保健指定醫師證照時曾有舞弊行為，也得知舞弊的其中一位醫師，與相模原事件被告的強制入院有關。因此，為了讓強制住院的診察與出院判斷能夠妥善進行，開始推動法條的修正。

過去精神醫療的歷史，無法不說與大型事件有所關聯。1884年的相馬事件，讓社會對於精神病患者的關注增加，1964年的賴世和事件，精神醫療不充分的事實成為問題。接著，1984年宇都宮事件，問題在於相較於住院患者，醫療人力不充分，其後施行提倡保護人權的精神保健法。雖然不引發事件就不會改變，讓人非常不甘心，但是即使緩慢，這個社會會逐漸變成能夠保護患者人權，也能夠提供治療的環境。

（第170～175頁撰文：今井明子）

【人人伽利略系列 34】

解析精神疾病

解析常見精神疾病的病因、診斷與治療方法

作者／日本Newton Press
特約主編／王原賢
審訂／蘇益賢
翻譯／黃品玟
編輯／林庭安
發行人／周元白
出版者／人人出版股份有限公司
地址／231028 新北市新店區寶橋路235巷6弄6號7樓
電話／(02)2918-3366(代表號)
傳真／(02)2914-0000
網址／www.jjp.com.tw
郵政劃撥帳號／16402311 人人出版股份有限公司
製版印刷／長城製版印刷股份有限公司
電話／(02)2918-3366(代表號)
經銷商／聯合發行股份有限公司
電話／(02)2917-8022
香港經銷商／一代匯集
電話／(852)2783-8102
第一版第一刷／2023年1月
定價／新台幣500元
港幣167元

國家圖書館出版品預行編目(CIP)資料

解析精神疾病：解析常見精神疾病的病因、診斷與治療方法
日本Newton Press作；黃品玟翻譯. -- 第一版. -- 新北市：人人出版股份有限公司, 2023.01
面；公分. —（人人伽利略系列；34）
ISBN 978-986-461-317-5（平裝）
1.CST：精神病學 2.CST：心理治療
415.95 111018806

Staff

Editorial Management	木村直之
Design Format	米倉英弘（細山田デザイン事務所）
Editorial Staff	遠津早紀子
Writer	薬袋摩耶（134～141），今井明子（142～149、170～175）

Photograph

2	buritora/stock.adobe.com, Sergey Mironov/shutterstock.com
3	Pixel-Shot/shutterstock.com, Photographee.eu/shutterstock.com, show999/stock.adobe.com, WavebreakmediaMicro/stock.adobe.com
7	Sergey Mironov/shutterstock.com
17～18	合記圖書《DSM-5 精神疾病診斷準則手冊》
19	Shutterstock
27	Evgeny Pylayev/shutterstock.com
32	PRESSLAB/shutterstock.com
39	akg-images/アフロ
55	zephyr_p/stock.adobe.com
58～59	sezer66/shutterstock.com
61	久里浜医療センター
66～67	Sergey Mironov/shutterstock.com
77	Leon Rafael/shutterstock.com
101～104	合記圖書《DSM-5 精神疾病診斷準則手冊》
109	MNStudio/shutterstock.com
113	合記圖書《DSM-5 精神疾病診斷準則手冊》
116～117	Photographee.eu/shutterstock.com
120～121	Motortion Films/shutterstock.com
122	Dmytro Zinkevych/shutterstock.com
126～127	RonTech3000/shutterstock.com
133	show999/stock.adobe.com
135	Monster Ztudio/stock.adobe.com
137	buritora/stock.adobe.com
139	show999/stock.adobe.com
141	verbaska/stock.adobe.com
151～153	WavebreakmediaMicro/shutterstock.com
154～155	ajpfilm/AGE/PPS
156～157	Pixel-Shot/shutterstock.com
160～161	Dusan Petkovic/shutterstock.com
162～163	fizkes/shutterstock.com
164～165	Science Source/PPS
166～167	Alamy/PPS
172	Science Source/PPS

Illustration

Cover Design	宮川愛理（イラスト：Newton Press）
1～2	Newton Press
4～5	Newton Press
9	Newton Press
12～13	Newton Press
22	Newton Press
29	Newton Press
49	木下真一郎
50～51	Newton Press
56～57	Newton Press
62～63	Newton Press
69	Newton Press
76	Newton Press
80～81	Newton Press
83	Newton Press
87	Newton Press
105～106	weed.manaf
110	Newton Press
124～125	Newton Press
131	Newton Press
143	制作室 岡田悠梨乃
147	制作室 岡田悠梨乃
149	制作室 岡田悠梨乃
158～159	Newton Press
173～175	Newton Press